麻酔の
コツとポイント

東京逓信病院麻酔科部長　芦沢直文　著

改訂第4版

克誠堂出版

第4版の改訂にあたって

筆者が臨床麻酔に携わるようになってから丸37年が経過しましたが，この間に"麻酔も随分変わったな"という思いと，"基本的にはほとんど何も変わっていないな"という思いが交錯します。この間の画期的な出来事としては，昭和40年代後半に静脈内留置針が開発されたこと，ならびに麻酔中の循環管理に心電図モニタリングが施行されるようになったこと，昭和50年代に入って大部分の麻酔器に人工呼吸器が装備されるようになったこと，昭和60年代から平成に入って自動血圧計，パルスオキシメータ，カプノメータ，気管支ファイバースコープ，ラリンジアルマスクなどが研究・開発され，その使用が普及したこと，などが印象に残っています。無論，セボフルラン，ベクロニウム，ブピバカイン，プロポフォール，種々のカルシウム拮抗薬などの有用な薬剤が開発されたことも見逃すことはできません。

最近つくづく思うに，麻酔を実施するうえで最も大切なことは，当たり前のことかも知れませんが，"医療事故（麻酔事故）だけは絶対に起こしてはならない"ということです。そして，そのためにはまず第一に麻酔を実施する医師の技能力を高めること，第二に麻酔に係る作業環境を整備し適正な労務管理体制を構築すること，第三に麻酔に係るインフォームド・コンセントを充実させること，第四に事故防止の基本である警戒・確認・留意を怠らないこと，などが大切です。このような意味合いからも，麻酔初心者はまず第1章と第7章に目を通していただきたいと思っています。

21世紀の医療の必須要件のひとつとして，"患者中心の安全で安心できる医療"が挙げられています。麻酔も患者を中心として，医療側と患者側とが互いに手を携えて安全・確実に実践していくことが求められています。

2001年10月

著　者

序　文

麻酔を行なう場合，麻酔をする医師にとっても，また患者にとってももっとも重要なことは安全な麻酔を行なうことである。それには医師にとっては呼吸・循環の生理をはじめ，麻酔器の取り扱い方，麻酔薬の薬理作用，筋弛緩薬などの基礎的知識を必要とすると同時に，麻酔をかけるときの技術の習得も不可欠のことである。これはあたかも自動車の運転はいくら理論をよく知っていても技術の習得がなければ不可能であるのと同じであろう。

本書は題名にも示すように麻酔を実際にかけるときのコツとポイントをわかり易く示したもので，この点他の類書に見ないユニークなものである。これは著者の序文にもあるように決して麻酔の教科書ではない。麻酔の教科書としては不完全この上もないものであるが，教科書を一通り読んだ人が実際に麻酔をやるときの指導書としてはすばらしい本である。

本書の著者である芦沢君は私の教室で勉強した後，ニュージーランドに留学して更に麻酔の研鑽をつみ，再び教室に戻り若い教室員の指導にあたった人である。現在は東京逓信病院の麻酔科医長として活躍しているが，私の教室にいた頃から麻酔の技術は抜群で，教室員も麻酔で困ったことに出合うとすぐに芦沢君をよんで助けを求めたものであった。

本書はまさにそのような体験をもとにして書いたものとも思われ，これはおわりの質疑応答にもよくあらわれている。これらのものは頭で考えたものではなくて，人にきかれたり，自分でどうしたらよいかと迷ったものから生れたもので，それだけに麻酔を実施する人々にとってはまことに有益なよみものとなろう。

芦沢君は昔から絵にも堪能であり，本書にかかれた絵はほとんど同君の筆になるものの由であるが，これも本書の大きな魅力であろう。

本書が麻酔の臨床にたずさわる人々によまれることによって，より安全な麻酔が普及することを願うものである。

1979年1月

山　村　秀　夫

序

本小冊子は臨床麻酔初心者を対象として，麻酔に係る医師の心構え，個々の麻酔手技のコツやポイント，麻酔事故，実戦に必要な応用知識など，正規の麻酔学教科書にはあまり詳しく記載されていないような事柄を中心に記述したものであり，学問的な事柄は一切記述されていないが，これは麻酔学教科書としてはすでに数多くの秀れた書物が出版されており，同じような内容のものを書いても意味が無いと考えたからである。本書の内容は断片的で，且つ筆者の偏見と独善に満ち，説教好きの年寄りの繰言めいた箇所が少なくないが，いってみれば医局の先輩達が後輩連中にビールでも飲みながら雑談的に話して聞かせるような内容の事柄を活字にしたようなものと思っていただければよいであろう。学問的な記述は皆無であるため，本書を読む際にはまず麻酔学教科書をどれか1冊は精読し，麻酔に必要な基礎的な生理学，薬理学，解剖学などを一通り勉強してからにしてほしい。己れの浅学菲才をもかえりみず，筆者が敢てペンを取った理由は，唯々麻酔に係る医師達が，患者および自分自身のために，安全・確実な麻酔をかけてくれる事を心から願っているからに他ならない。本書が臨床麻酔初段を目指す医師達の実戦に少しでもお役に立つ事があれば幸である。

本書に挿入した図は大部分筆者自身で描いたが，一部近藤郁子嬢（東京逓信病院看護部）に描いて戴いた。また，図を描くに当り参考にした写真は平石守先生（東大病院第2外科）に撮影して戴いた。お二人に心から感謝すると同時に，恩師・東京大学医学部麻酔科山村秀夫教授をはじめ医局の諸先輩，諸先生方，東京逓信病院麻酔科河口太平部長，医局員の先生方に深く感謝の意を表する次第である。

1979年1月

著　者

目　　　次

第1章　麻酔をかける時の心構え ……………………………… *1*

1. 「麻酔」という医療行為の特異性を認識せよ！ ………………… *1*
2. 麻酔科医の立場で患者を診察せよ！ ……………………………… *1*
3. 病気全体の流れの中で「麻酔」というものを考えよう！ ……… *2*
4. 麻酔のリズムにうまく乗っかろう！ ……………………………… *2*
5. 麻酔操作の手順をしっかり頭に入れておこう！ ………………… *2*
6. 「受け」に強くなろう！ …………………………………………… *3*
7. 麻酔科医は野球でいえば投手でなく捕手である！ ……………… *4*
8. いかなる場合も最善手を見い出すべく努力しよう！ …………… *4*
9. 麻酔をかける目的は単に疼痛を取り除くためだけではない！ … *5*
10. 「上手な麻酔」よりも「安全な麻酔」を！ ……………………… *5*
11. 手術室にも「七禁」あり！ ………………………………………… *6*
12. 麻酔科医の旗印は「風林火山」と心得よ！ ……………………… *6*

第2章　術前回診 ……………………………………………………… *9*

1. 麻酔は術前回診した時から始まっている！ ……………………… *10*
2. 診察時は相手（患者）もこちら（医師）を観察している！ …… *11*
3. 術前回診は患者のためのみにするのではなく，

ii 目　次

　　　　　麻酔科医のためにするものでもある！ ………………………… *11*
　4．術前回診はまずカルテと検温表をよく読むことから始めよ！ ……… *11*
　5．既往歴のチェックポイント！ ……………………………………… *12*
　6．血縁者に術中または術後間もなく死亡した人がいないかどうか
　　　チェックせよ！ ………………………………………………… *13*
　7．検査データはまずそのデータが何月何日に検査されたものであるかを
　　　チェックせよ！ ………………………………………………… *13*
　8．検温表からはいろいろな情報が得られる！ ……………………… *13*
　9．患者を診察する時は必ず開口させてみよ！ ……………………… *14*
　10．患者の手術危険度は既往歴や現在の全身状態だけからは
　　　判定できない！ ………………………………………………… *14*
　11．麻酔方法の選択は麻酔科医が決定せよ！ ………………………… *15*
　12．術前に経口摂取を制限する理由を説明せよ！ …………………… *16*
　13．小児には精神的外傷を与えぬように努力せよ！ ………………… *17*
　14．前投薬の投与量を体重や年齢だけから機械的に計算するのは
　　　危険である！ …………………………………………………… *17*
　15．他の患者のいるところでは話しにくいこともある！ …………… *18*

第3章　全身麻酔の導入 ……………………………………………… *19*

麻酔の導入 ……………………………………………………………… *19*
　1．成人の導入 ……………………………………………………… *19*
　2．小児の導入 ……………………………………………………… *21*
　3．rapid induction, slow induction, crush induction ……………… *23*

第4章　全身麻酔の維持と麻酔中の患者管理 …………………… *25*

　1．全身麻酔の維持 ………………………………………………… *25*
　2．麻酔中の患者管理 ……………………………………………… *27*

第5章　全身麻酔からの覚醒 …… 37

麻酔の覚醒 …… 37
1. 覚醒させる以前に考慮すべきこと …… 37
2. 覚醒に影響を及ぼす因子 …… 38
3. 抜管に必要な一般的条件 …… 38
4. 覚醒操作の実施 …… 39

第6章　麻酔主要手技 …… 43

第1項　静脈穿刺 …… 44
1. 静脈穿刺に成功するためのポイント …… 44
2. 穿刺に最適の静脈はどこか？ …… 45
3. 静脈穿刺の実際 …… 47

第2項　マスクとバッグによる人工呼吸法 …… 51
1. 頭の姿位 …… 51
2. マスクの持ち方 …… 51
3. エアウェイの挿入方法 …… 57
4. バッグの押し方 …… 59
5. マスクとバッグによる用手人工呼吸 …… 60

第3項　気管挿管 …… 61
1. 気管挿管の種類 …… 61
2. 気管挿管の手技（通常の経口挿管） …… 62
3. 経鼻挿管 …… 79
4. 意識下挿管（awake intubation） …… 81
5. 気管挿管が著しく困難な場合の挿管法 …… 83

第4項　脊椎麻酔 …… 88

第5項　硬膜外麻酔 …… 102
1. 腰部硬膜外穿刺法（正中法） …… 103
2. 胸部硬膜外穿刺法（旁正中法） …… 109

第6項　腋窩部腕神経叢ブロック ……………………………………113
第7項　動脈カニュレーション ………………………………………117

第7章　麻酔の偶発・合併症，事故 …………………………121

第1項　麻酔の基本的要素 ………………………………………………122
第2項　麻酔の特異性・危険性 …………………………………………123
第3項　麻酔事故の特異性 ………………………………………………124
第4項　麻酔事故，偶発・合併症 ………………………………………125
　1．麻酔器，気化器，酸素およびガス麻酔薬のボンベに関連したもの
　　 ……………………………………………………………………125
　2．気管挿管時の挿管操作に関連したもの ………………………128
　3．気管チューブに関連したもの …………………………………132
　4．静脈穿刺，動脈穿刺(動脈内留置カテーテル挿入)に関連したもの
　　 ……………………………………………………………………136
　5．薬剤に関連したもの ……………………………………………138
　6．特殊な体位や体位変換に関連したもの ………………………139
　7．輸血，輸液に関連したもの ……………………………………140
　8．レスピレータに関連したもの …………………………………143
　9．脊椎麻酔，硬膜外麻酔に関連したもの ………………………143
　10．その他の合併症，偶発症，実例 ………………………………145
第5項　麻酔事故防止対策 ………………………………………………150

第8章　質疑応答 ……………………………………………………155

第9章　できればマスターしておきたい手技，麻酔法 …179

第1項　中心静脈路の確保と中心静脈圧 (CVP) の測定 ……………179
　1．中心静脈カテーテルの挿入手技 ………………………………181
　2．中心静脈圧 (CVP) 測定 ………………………………………192
第2項　Swan-Ganz カテーテルの挿入・留置 ………………………194

第3項　斜角筋間ブロック（interscalene block） ……………………*201*

第4項　静脈内局所麻酔（intravenous regional anesthesia）………*206*

第5項　仙骨部硬膜外麻酔（caudal anesthesia） ……………………*209*

第10章　最近よく使用される薬剤，モニター，手技，麻酔法 ……………*213*

第1項　吸入麻酔薬，筋弛緩薬，鎮静薬，Ca^{++}拮抗薬，
　　　その他の薬剤 ………………………………………………*214*

1. イソフルラン（フォーレン®） ……………………………*214*
2. セボフルラン（セボフレン®） ……………………………*214*
3. ベクロニウム（マスキュラックス®） ……………………*216*
4. ミダゾラム（ドルミカム®） ………………………………*217*
5. カルシウムイオン拮抗薬（Ca^{++}拮抗薬） ………………*217*
6. プロスタグランジンE_1（プロスタンディン®500） ……*218*
7. ナロキソン …………………………………………………*219*
8. フルマゼニル（アネキセート®） …………………………*219*
9. 脊椎麻酔用0.5％塩酸ブピバカイン（マーカイン®） ……*220*
10. プロポフォール（ディプリバン®） ………………………*221*

第2項　モニター ……………………………………………………*223*

1. 酸素化のモニタリング ……………………………………*223*
2. 換気のモニタリング ………………………………………*224*
3. 循環のモニタリング ………………………………………*225*
4. 体温のモニタリング ………………………………………*227*
5. 麻酔ガス濃度の測定 ………………………………………*227*

第3項　手技，麻酔法 ………………………………………………*228*

1. 気管支ファイバースコープ使用による気管挿管法 ……*228*
2. 分離肺換気（ダブルルーメンチューブの使用） ………*231*
3. ラリンジアルマスク（Laryngeal Mask：LM） ………*236*
4. 気管挿管困難症例に対して使用する特殊な器具，挿管法 ……*240*

第 11 章　麻酔いろは歌 ……………………………………………………… *245*
付　　録　—各種合併症，その他の知識の整理— ……………………… *257*
　　　　　　　—脊椎麻酔の安全指針— ………………………………… *275*
索　　引 ……………………………………………………………………… *297*

第1章
麻酔をかける時の心構え

1. 「麻酔」という医療行為の特異性を認識せよ／
「麻酔」という医療行為（例えば意識を消失させる，呼吸を止める，筋を弛緩させる，反射を抑制する，知覚運動神経を麻痺させるなど）は，結果として一時的にせよ生来人間が具備している生理的状態のバランスを著しく崩すものであり，例えば検査データから診断を下すとか，X線写真を撮るとか，関節鏡で関節腔内を見るとかいった医療行為とは当然のことながらまったく異質の行為である。麻酔に関わる医師はまずこの麻酔行為の特異性を十分認識して麻酔業務に従事することが肝要である。

2. 麻酔科医の立場で患者を診察せよ／
各科にはおのおのの科に特有の患者の診察方法あるいは診察上の習慣のようなものがあり，自分達に興味のあることは熱心に観察するが，それ以外のことにはあまり注意を向けない傾向があることは否めない。麻酔科医は「自分がこの患者に麻酔をする」ということをしっかりと念頭において麻酔科医の立場で患者を診察しなければならない。術前から例えば狭心症や喘息などの合併症を有する場合，

受持医は内科や小児科の専門医に麻酔や手術が安全に施行できるか否か相談することがある。それに対して「血圧下降やハイポキシアを起こさなければ大丈夫でしょう」とか,「喘息発作を起こさないよう注意すれば全身麻酔は可能です」といったコメントがなされることが少なくないが,このようなコメントは実際に麻酔をかける医師にとっては片腹どころか両腹痛いナンセンスなコメントである。麻酔中にトラブルが発生しても内科医や小児科医が助けてくれるわけではないし,ましてや麻酔により重篤な結果を招いた時に,「小児科の専門医が全身麻酔は可能でしょうと言ったから大丈夫だと思って麻酔をかけたんです」などと,くどくど弁解しても誰も納得してはくれない。自分がかけた麻酔の責任は自分自身で取らなければならないのである。

3. 病気全体の流れの中で「麻酔」というものを考えよう！

患者にとって麻酔というものは長い闘病生活の間にほんの短時間だけ登場するものである。したがって,術前から術後にかけての「病気全体の流れ」を明確にとらえた上で,麻酔というものを大局観に基づいて理解する必要がある。舞台俳優は自分の出る幕がほんの一幕であってもストーリー全体を理解していなければ自分の役作りがうまくできないものである。麻酔前後の景色を絶えずながめたり,想像しながら麻酔をすることが大切である。

4. 麻酔のリズムにうまく乗っかろう！

音楽やスポーツには一定のリズムがあり,このリズムが一度狂ってしまうともうだめである。麻酔や手術にもおのおののリズムあるいは動作の流れのようなものがあり,上手な医師ほどリズムに乗るのが上手だし,逆にリズムをつくり出すのが上手である。静脈穿刺を繰り返し失敗するようであれば,麻酔のリズムは初めから狂ってしまう。

5. 麻酔操作の手順をしっかり頭に入れておこう！

麻酔のリズムにうまく乗るためには,術前回診をも含めた麻酔操作の手順をしっかり頭に入れておく必要がある。**表1**は通常の気管麻酔の操作手順を記載したものである。一方,麻酔の仕事は手順通りに進行しないことも少なくないが,いか

表 1 気管麻酔の操作手順

1. 術前回診（手術前日）
2. 前投薬投与（手術前夜，手術当日）
3. 術前に必要な処置を行なう（手術当日）：例えば輸液，浣腸，胃カテーテル挿入，投薬，X線写真撮影，その他の検査。義歯，アクセサリーは前投薬投与前にはずす
4. 患者を手術室に搬送，手術室の温度調節
5. 前投薬の効果判定，経口摂取制限の確認
6. 気管挿管前の準備
   ① 麻酔器具，レスピレータ，薬剤の点検
   ② 血圧計，心電図，パルスオキシメータその他のモニター類の装着，必要あればブランケット装着
   ③ 血圧測定，心電図チェック，体温チェック
   ④ 静脈確保（必要あれば2～3本）
   ⑤ 必要あれば静脈切開，動脈内留置カテーテル，CVPカテーテル，バルンカテーテル挿入
7. 気管挿管の実施
   ① マスクで純酸素を3分間吸入（一般状態が良ければ省略することもある）
   ② 静脈麻酔薬注入
   ③ 筋弛緩薬注入
   ④ マスクとバッグによる調節呼吸で100％酸素を吸入。ときに吸入麻酔薬を混ぜる場合もある。必要に応じて気管支ファイバースコープにより確認
   ⑤ 開口，喉頭展開
   ⑥ 気管チューブの挿入
   ⑦ 挿管確認（左右肺聴診，チューブより息を吹き込む）
   ⑧ バイトブロック挿入，各器具接続，酸素の加圧吸入
   ⑨ カフを膨らませ，チューブを固定
   ⑩ 再度挿管確認，ET_{CO_2}の値と波形の確認
8. 麻酔維持
9. 麻酔よりの覚醒，気管チューブ抜管
10. 回復室に収容。意識，筋力，呼吸・循環系，輸血・液と尿量チェック
11. 病室へ患者を搬送。呼吸・循環・意識などの監視

なる場合も冷静沈着に判断行動し，あらゆる場面にも臨機応変に対処できる柔軟性が必要である。

6. 「受け」に強くなろう！

将棋の故大山永世名人は「受け」の名人であった。元横綱北の湖も「受け」を覚えてから一段と強くなったという。どんな仕事にも「攻め」と「受け」の要素が

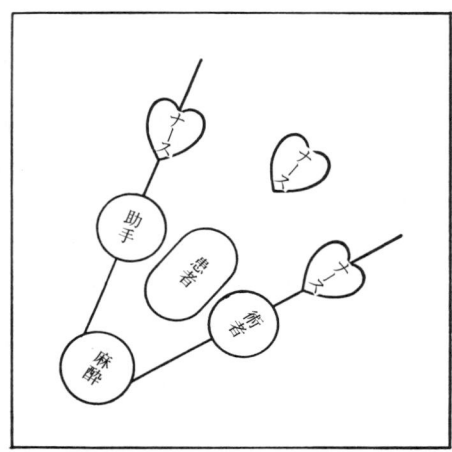

図 1　麻酔科医は扇の要にいる捕手

あり，両者のバランスが取れていなければ一流にはなれない。麻酔の仕事はどちらかといえば「受け」の要素が強い。「受け」は「守り」に通じるものであるが，ただ守っているだけではなく，必要があれば「攻め」に転ずることも大切である。「受け」に必要なのは忍耐である。短気を起こしたら「受け」はできない。麻酔の仕事は絶対短気を起こしてはならない。

7. 麻酔科医は野球でいえば投手でなく捕手である／

捕手は扇の要の位置にいるので，投手をはじめ全野手の動きやランナーの動きが一番よくわかる。ベテランの捕手は投手をうまくリードし，全野手に必要な指示を与える。麻酔科医も患者の状態や術者・ナースの動きが一番よくわかるものである（図1）。必要な指示は遠慮せず大きな声ではっきりと言う習慣をつけよう。また術者やナースの言った事に対してはっきりした返事をするようにしよう。

8. いかなる場合も最善手を見い出すべく努力しよう／

麻酔は所詮人間のすることである。うまくいく時は良いが，だめな時は何をやってもだめで，失敗の連続という時もある。このような時は何となく気も滅入って

しまい，仕事もなげやりになって無責任になりがちである。しかし，ここでくさってしまっては負けである。勝負事はあきらめたら終りである。どんなに形勢不利であっても最後まで最善手を見い出すべく努力すれば，逆転勝利を得ることもある。プロのゴルファーはトラブルショットからの脱出がアマに比べて格段に上手である。麻酔は勝負事ではないが，しかし失敗した時こそ奮起して頑張らねばならないところは同じである。わずかな失敗でくさったり，いじけたり，責任逃れの弁解をくどくど言うようでは一人前の麻酔科医にはなれないであろう。

9. 麻酔をかける目的は単に疼痛を取り除くためだけではない／

麻酔をかける目的を列挙すると
1) **患者の生命を守ること**
① 術中の呼吸・循環系管理
② 輸血・輸液管理
③ 手術に伴う合併症や事故の予防と管理
2) **患者の肉体的および精神的苦痛を取り除くこと。すなわち，無痛状態および意識レベルの低下ないしは無意識状態とすること**
3) **外科手術のやり易い条件をつくり出すこと**
① 体動停止
② 十分な筋弛緩

以上の目的の中では無論患者の生命の安全を守ることが第一であり，「手術はやり易かったが心臓は止まってしまった」のでは麻酔をかけた意味がない。患者の状態によっては，手術時間の短縮や手術の中止を術者に要請する必要が生じる場合もあるが，術者も麻酔科医も互いに相手の立場を理解・尊重し，一致協力して本来の手術の目的を達成すべく努力しなければならない。

10. 「上手な麻酔」よりも「安全な麻酔」を／

1,000例の麻酔で999例素晴らしい麻酔をかけても，残る1例で致命的な事故を起こしたのでは麻酔科医としては失格である。麻酔科医として周囲から一応信頼されるのには最低5年はかかるが，信用を失うのには5分もあれば十分である。初心の間はまず「安全な麻酔」を心懸るべきであり，「上手な麻酔」をかける必

要はない。外科医の上手と下手では天地の差があるが，麻酔の場合は事故さえ起こさなければ上手でも下手でも大勢に影響はないのが普通である（ただし極端に下手な場合は別）。また，特別な名人芸を必要とするような麻酔方法は，一般的にいって良い麻酔方法とはいい難い。誰がやっても安全・確実にできる方法がより秀れているといえよう。

11. 手術室にも「七禁」あり／

蜀の軍師諸葛亮孔明は，軽，慢，盗，欺，背，乱，誤，をもって軍における七禁としたが，これらの「禁」は手術室で働く場合にも通用するものが少なくない。手術室における「七禁」とはさしずめ次のようなことであろう。

① 軽：慎重さを欠いた軽卒な行動
② 慢：己れの知識や技術を慢心し，周囲の諫言を聞かず，患者に対しては傲慢な態度で接するさま
③ 乱：チームワークを乱すような勝手な言動
④ 惰：怠惰。体を動かすことをきらい，少しでも楽をしようとする怠け心
⑤ 散：気が散って，神経が集中できないさま
⑥ 慌：平常心を失い，慌てふためくさま
⑦ 昂：些細なことに激昂し，あるいは短気を起こして周囲の人と口論したり，原則を無視して無茶をするさま

以上のほかに無責任，非常識，不誠実，不道徳，不快な言動などは厳に慎まなければならない。

12. 麻酔科医の旗印は「風林火山」と心得よ／

麻酔科医は急ぐ必要がある時は急がなければならないが，常に冷静・沈着にして，どっしりと構えていなければならない。立ったり座ったり，手術室の中をウロウロと動きまわったり，手術室を出たり入ったりすることのないように注意する。

〈参　考〉

以上のような心構え以外に，筆者が日頃より若い麻酔科医達に繰り返しアドバイスしていることに次のようなものがある。

(1) 麻酔科医う臨床医として一般的な常識と雑学を身につけよ！　知識は浅く広く！

近年医学はますます細分化・専門化され，浅く広い知識よりは深く狭い知識が強く要求される傾向にあるといえる。それはそれで当然メリットがあるであろうが，半面デメリットがないわけではない。麻酔科医は手術室で働く場合は無論のこと，ICUや救急室などでもあらゆる科の老若男女を対象として働かねばならず，当然のことながら麻酔科学以外の知識も浅く広く要求されることが多い。日頃より他科の知識も積極的に取り入れる努力が必要である。また，麻酔科医も医師として，ごくありふれた病気（例えば感冒，下痢，胃痛，頭痛など）に対する処置，投薬ぐらいは常識として覚えておくべきである。このようなことを敢えて書く理由は，風邪薬の成分をほとんど知らない麻酔科医がいるからである。麻酔科医が医師として働く場所はなにも全科の医師がそろった大病院とは限らない。路上でも旅行中の車内でも医師として患者を診る場合があるであろう。常識と共に大切なのは教科書には記載されていないようないわゆる雑学である。常識と雑学を身につけていれば，たとえ何科の患者が来ても，自分の専門領域以外の患者であるという理由で患者の顔も見ずに診察を断り，患者をタライ回しにするようなことはないであろう。

(2) 手術室内では学者よりも職人であれ！

通常の麻酔では極端に専門的な知識を必要とすることはごくまれであり，一般の麻酔科学教科書に記載されている程度のことを知っていればまずは十分である。高邁な理論を滔々と弁じても技術が伴わなければ麻酔はできない。知識と技術は車の両輪のごときものであり，どちらが欠けても車は満足に走らないが，手術室内では学者としての頭脳よりは職人としての腕が必要な場合が少なくない。才子は策に陥り巧者は技に溺れる傾向があることは否めないが，臨床医としてはどちらか一方に傾くことは避けなければならない。文武両道に秀でることは至難の技であるが，両者のバランスがよくとれていることが重要である。

(3) 麻酔科医にとって最も安易な麻酔方法が，患者にとって最良の麻酔とは限らない！

前述のごとく麻酔は「安全第一」ではあるが，安全だからといって例えばGOS-ベクロニウムの麻酔ばかりでは能がない。術後のことまで考慮すれば，気管麻酔

よりもマスク麻酔や硬膜外麻酔の方が患者の苦痛が少ない場合も多い。患者にとって最良の麻酔が安全にかけられるのが麻酔のプロである。

(4) 動物的な第6感を養え！

将棋の故升田名人によれば，人間の直感というものはあまり狂わないそうである。患者の顔を見た瞬間「この患者には麻酔をかけたくないな」と感じる事があるが，このような場合はよほど注意しないと悪い予感が的中することが少なくない。医師として働く上に動物的な第6感を養うことも全く無駄ではなかろう。

第2章
術前回診

術前回診は通常手術前日に，麻酔科医が病棟を訪れるか，あるいは患者を麻酔科診察室に呼んで行なうが，特殊疾患や重篤な合併症を有するような場合は1～2週間前から受持医，術者らと綿密な連絡を取り，十分な術前準備を行なう必要がある。そして，なによりもまず，インフォームド・コンセント（IC）の重要性をしっかりと認識することが肝要である。ICとは，患者が医療行為を受ける時に，「十分に説明を受けたうえでの同意・承諾」のことであり，医師と患者との相互信頼関係を築くうえでの大切な原則であるとされている。ICを行なう際には，「ICは患者のためのものであり，医師の責任逃れや過失を許すためのものではない」ということを理解・認識する必要がある。医師がICを訴訟の防衛手段として考えてしまうと，ICが形骸化してしまう恐れがある。ICを実施する際には，①専門用語やわかりにくい外来語は避け，口頭で説明しにくい事柄については図やパンフレットを用いてわかり易く説明する，②一方的・高圧的・杓子定規な説明は避け，相手の理解度を把握しながら順次説明するように心掛ける，③疑問な点や不明な点は，繰り返し説明する，④特に危険を伴うことが予測される場合には，複数の医師・看護職員と家族の同席が望ましい，⑤必要に応じて，患者

側に説明した内容をカルテに記載し,説明した証拠を作成しておくことがすすめられる,⑥緊急手術などの際は十分なICを行うことができない場合もあるが,できる限りの努力をする,などが大切である。術前回診時に患者あるいはその家族に説明する内容としては,

1)麻酔方法の選択理由
2)その麻酔方法の利点と欠点,起こりうる合併症
3)その麻酔方法が成功しなかった場合や,手術中途でその麻酔の効果が不十分となった場合の対処方法
4)術前,術後に患者が注意・留意すること
5)術中,術後の全身管理

なお,術前から特に問題のある患者(例えば麻酔のリスクが著しく高い場合,重篤な偶発・合併症が発生する確率が高い場合,輸血を拒否する場合,特定の麻酔方法以外の麻酔方法を強く拒否する場合,著しい医療不信に陥っている場合,不安感が著しく強い場合など)に対しては,ゆっくり時間をかけて丁寧に説明する必要がある。どんなことがあっても,患者と口論したり,患者を威嚇するようなことを言ってはならない。近年,手術承諾書とは別に麻酔承諾書を取り付ける施設が増えている。まだ麻酔承諾書を取り付けていない施設では,早急に取り付けることがすすめられる。

1. 麻酔は術前回診した時から始まっている/

昔,武芸者が真剣勝負をする場合,勝負は刃を交える以前から始まっていたといわれる。プロの将棋指しも勝負は駒を動かし始める前から始まっている。麻酔も同様でチオペンタールを注入する以前から始まっている。すなわち,麻酔は術前回診時あるいはそれ以前から始まっていると考えてよい。術前回診時に重大な合併症を見落としたり,不適当な前投薬を指示したり,患者に不信感を抱かせたりすると,結局良い麻酔をかけることができない。相手(患者)を十分研究(観察)しておかねば思いがけない不覚を取ることがあるのはすべての勝負・仕事に共通していえることである。

2. 診察時は相手（患者）もこちら（医者）を観察している／

術前診察では医者だけが患者を観察しているのではなく，患者やその家族もまた医者を観察しているのである。服装が著しく乱れていたり，言葉使いが乱暴だったり，手の爪が汚れていたり，態度が横柄であったり，アルコールの臭いがしたりすると，手術を明日にひかえて神経質になっている患者や家族達はそれだけで麻酔科医に対する信頼感を失う恐れもある。初対面の第一印象が重要なのは男女の仲だけではない。術前回診時にはきちんと白衣を着用し，患者に面会したらまず「麻酔科の○○です」とはっきり名乗り，「明日の麻酔は私が担当します」と伝えよう。回診前にビールを飲んだら少し醒めるまでは回診をひかえよう。アルコール臭のする赤い顔で診察されるのは不快であろう。

3. 術前回診は患者のためのみにするのではなく，麻酔科医のためにするものでもある／

手術を明日にひかえた患者は理屈ぬきでとにかく不安で仕方がないものである。手術がうまくいくだろうか？　麻酔が効くだろうか？　麻酔が途中で切れて痛み出すのではないだろうか？　必ず目が醒めるだろうか？　などなど。一方，麻酔科医の方も不安が多い。挿管できるだろうか？　術中合併症が起こらないだろうか？　ルンバールできるだろうか？　などなど。したがって術前回診ではまず患者が漠然と抱いている手術や麻酔に対する恐怖感，不安感を少しでも取り除き，安心して手術が受けられるようなムードをつくり出すことが重要であり，また麻酔科医も自信を持って麻酔をかけるためには一度は患者の顔を見ておくことが絶対に必要である。一度でも顔を見たことがあるのとないのとでは雲泥の差がある。術前回診は患者と医者の両者の不安，恐怖感を取り除くためにするものであり，術前回診をおろそかにするのは結局自分が損をする結果となる。

4. 術前回診はまずカルテと検温表をよく読むことから始めよ／

自分が麻酔を担当する手術が決定されたならば，受持医から提出された麻酔申し込み用紙に目を通した後，病棟を訪れる。病棟における回診は次の順序で行なうのがよい。
① カルテと検温表をよく読み，既往歴，現病歴，家族歴，現在の一般状態と現

在行われている治療，諸検査データなどをチェックする。

② 患者を診察し，患者または家族に麻酔について説明する。経口摂取については，術前に禁食とする理由をわかり易く説明し，厳守するように念をおす。

③ どうしても必要な検査や処置が抜けている場合，poor risk で麻酔をかけること自体が著しく危険と判断された場合などはただちに受持医に連絡し，手術を中止すべきか否か，局所浸潤麻酔や周囲ブロックで手術が可能か否か，などについて慎重に検討する。

④ 麻酔前投薬および経口摂取についての指示を出す。また必要があれば手術当日の前投薬以外の投薬や輸液などの指示を受持医の了解のもとに指示する。

⑤ 手術危険度を判定し，麻酔方法を決定する。

5. 既往歴のチェックポイント

表2は既往歴のチェックポイントである。もしこれらの疾患，外傷の既往がある

表 2 既往歴のチェックポイント

神　経　系	てんかん，分裂病，躁うつ病，知覚・運動麻痺
血　液　系	貧血，出血性疾患
呼　吸　器　系	喘息，慢性気管支炎，肺気腫，気管支拡張症，気胸
循　環　系	先天性心疾患，狭心症，心筋梗塞，高血圧，弁膜症，脳血管障害，血栓性静脈炎，不整脈
消　化　器　系	胃・十二指腸潰瘍，肝炎，肝硬変，食道静脈瘤，膵炎，黄疸
泌　尿　器　系	腎炎，尿毒症，尿路結石症，前立腺肥大症
内　分　泌　系	バセドウ病，褐色細胞腫，クッシング病
代　謝　系	糖尿病，痛風，ポルフィリン症
感　染　症	結核，血清肝炎，梅毒
膠　原　病	リウマチ性疾患，SLE，多発性筋炎
アレルギー性疾患	特に薬物アレルギー（ピリン系薬剤，抗生物質，消毒薬，止血薬，絆創膏，血管造影剤，局麻薬など）
手術および麻酔経験の有無	手術および麻酔の種類，合併症の有無
重篤外傷の有無	特に頭部外傷，骨折
輸血された経験の有無	
そ　の　他	失神発作，痙攣，頭痛，腰痛，難聴，視力障害，嗄声，骨の変形性疾患，扁桃腺肥大，奇形
長期間服用している薬剤の有無	特に強心薬，降圧薬，副腎皮質ホルモン，抗甲状腺薬，MAO阻害薬，抗てんかん薬，ピリン系薬剤，抗生物質，抗凝固薬

場合にはその持続日数，重症度，経過，入院したか否か，手術を受けたか否か，などについて詳しく聴取する。特に手術を受けた経験がある場合は手術の種類，麻酔の種類や効果の程度，術後経過，術中術後の偶発症やショックの有無，輸血の有無などをチェックする。麻酔チャートが病院内に保存してある場合はできるだけチェックする。長期間服用している薬剤についてはその期間，投与量，副作用などをチェックする。

6. 血縁者に術中または術後間もなく死亡した人がいないかどうかチェックせよ／

家族歴では遺伝性疾患，遺伝はしないが，その疾患に罹患しやすい体質が遺伝するといわれている疾患（例えば高血圧，結核，糖尿病など）の有無，血縁者に手術や麻酔を受けた人がいる場合，術中あるいは術後間もなく死亡した人の有無（特に原因不明または高熱を出して死亡した人の有無）を必ずチェックする。

7. 検査データはまずそのデータが何月何日に検査されたものであるかをチェックせよ／

表3は諸検査データのチェックポイントである。この他特異的な疾患にはおのおのに特有の検査があるはずであり，それらのデータも詳細にチェックする。当然のことながら古いデータは無意味である場合が多く，検査が行なわれた年月日をまずチェックする習慣をつけよう。血色素量，ヘマトクリット，血清電解質，動脈血ガス分析値，胸部X線写真像などは24時間で著しく変化する場合があるため，必要ならば手術当日の早朝に再検査をするようにする。

8. 検温表からはいろいろな情報が得られる／

検温表には血圧，心拍数，体温以外にもいろいろな事柄が記載されているのが普通であり，この検温表をチェックして現在の患者の一般状態を知ることも重要である。病院によって多少の違いはあるが，一般に検温表には血圧，心拍数，体温，呼吸数以外に，体重，身長，経口摂取，睡眠，排尿排便，輸血液，投薬，検査，嘔吐，下痢，入浴，生理，外出外泊などに関する記載がなされているものが多く，一般状態を知る上にはなはだ有用である。

表 3 検査データのチェックポイント

1.	血 液 検 査：	赤血球と白血球，血色素量，ヘマトクリット，出血時間，凝固時間，プロトロンビン時間，血小板数，血液型，その他
2.	循 環 機 能：	血圧，心拍数，中心静脈圧，心拍出量，肺動脈圧，肺動脈楔入圧，その他
3.	肺 機 能：	肺活量，時間肺活量，機能的残気量，残気率，1回換気量，分時換気量，1秒量，1秒率，その他
4.	腎 機 能：	尿検査（糖，蛋白，比重，量），PSP，残余窒素，クレアチニン，その他
5.	肝 機 能：	総蛋白，A/G比，BSP，GOT，GPT，LDH，黄疸指数，ビリルビン，γ-GTP，CPK，その他
6.	血 清 電 解 質：	Na, Cl, K, Ca, Mg, その他
7.	心 電 図：	（負荷心電図）
8.	胸部X線写真	
9.	動脈血ガス分析：	Po_2, Pco_2, pH, BE, HCO_3^-, SO_2
10.	血 糖 値	
11.	基 礎 代 謝 率	
12.	ワッセルマン反応，TBC菌，HB抗原，HCV，HIV	

9. 患者を診察する時は必ず開口させてみよ！

表4は患者診察時のチェックポイントである。特に麻酔手技上障害となる要因の有無をチェックすることが重要である。脊椎麻酔を予定している場合でも必ず開口させ，いざという時はただちに気管挿管が行なえることを確認しておく。いざとなって開口不能に気付いてももはや手遅れである。

10. 患者の手術危険度は既往歴や現在の全身状態だけからは判定できない！

術前回診では患者がどの程度の麻酔や手術侵襲に耐えられるかだいたい見当つけることが大切である。手術危険度（surgical risk）に関与する因子としては

① 患者の身体的状態（既往歴，現症，麻酔手技上障害となる解剖学的事項の有無
② 手術や麻酔の侵襲の大きさ，手術部位，手術時間
③ 術者，麻酔科医，看護婦などの能力，チームワークの良否
④ 手術室，回復室，ICUなどの設備，人員，機器の保守・点検の状況

表 4 患者診察時のチェックポイント

1. 意識および精神状態,会話状況,知能程度
2. 体格,栄養状態,姿勢,腹部膨隆の有無
3. 呼吸器系の状態(呼吸困難やチアノーゼの有無,呼吸の回数・型式・深さ,胸廓の形と動き,呼吸音聴取),wet case か否か
4. 循環器系の状態(血圧,心拍数,不整脈の有無)
5. 脱水,浮腫,貧血,黄疸,出血傾向,発汗,発熱の有無
6. 現在の食欲,睡眠,排尿・排ガス・排便状況,嘔気・嘔吐・疼痛の有無,下痢,便秘,生理の有無
7. 酒,タバコ,常用薬剤
8. 現在の活動状況(例えば寝たきりか,身のまわりのこと位は自分でできるか,階段は昇れるかなど)
9. 麻酔手技上障害となる解剖学的事項の有無
   ① 十分開口できるか?
   ② 歯がグラグラしてないか? 挿管の邪魔になるような歯がないか?
   ③ 挿管困難を示唆する所見(例えば著しい出歯,肥満,猪首,小顎,口腔・咽喉頭の腫瘍,頸部・上胸部の腫瘍,気管の狭窄・偏位,脊椎の運動制限,先天性奇型,熱傷瘢痕など)はないか? 扁桃腺肥大はないか?
   ④ 手術体位はとれるか?
   ⑤ 腰椎穿刺,硬膜外穿刺のための体位はとれるか? 穿刺の障害となるような腫瘤,炎症,脊椎の変形・靱帯の石灰化骨はないか?
   ⑥ 静脈穿刺に適当な静脈はあるか? 静脈切開の必要はあるか? 橈骨動脈・足背動脈はよく触知できるか?
   ⑦ 著しい肥満,腹部巨大腫瘤はないか?
10. 特殊体位が予定されている場合は,その体位をとらせて血圧を測定してみる。
11. wet case では喀痰が排出できるか否かチェックすると共に,排出訓練をするように指示する。

⑤ 手術室の作業システム,労務管理
⑥ 病棟における患者管理体制

などが挙げられる。これらの因子の中では③の因子が最重要(?)と広言してはばからないベテラン医師もいる。われわれ臨床医は心すべきことである。

11. 麻酔方法の選択は麻酔科医が決定せよ /

麻酔方法を決定するうえに考慮すべき因子としては

① 患者の年齢
② 患者の身体的,精神的状態(特に意識状態)

③ 手術の種類，部位，侵襲の大きさ，予定時間
④ 手術体位
⑤ 麻酔科医，術者のなれ，能力
⑥ 患者や術者の希望
⑦ 術後の患者管理体制
⑧ 手術室の設備
⑨ 緊急手術か否か（特に full stomach か否か）

などがある。これらの中では特に患者の心肺機能，意識状態，年齢，手術の種類，full stomach か否か，麻酔科医のなれ，などが重要である。患者や術者の希望も十分考慮する必要があるが，最終的には麻酔科医自身が決定すべきである。なぜならば，当然のことながら，麻酔に関する最終的な責任は麻酔科医が取らなければならないからである。

12. 術前に経口摂取を制限する理由を説明せよ．

成人では手術前日の夕食（P.M. 4：00〜6：00 位の間にすませる。消化のよいものを普段より少しひかえめに食べるのがよい）以後は禁食とする。ただし水分のみは術前 8 時間までは飲んでよい（できれば少量に止める）。乳幼児では麻酔開始 6 時間前まではミルクを与えてよいが，それ以後はミルクを与えてはならない。糖水は麻酔開始 4 時間前まで与えてよい。ただし最後に与える糖水の量は 50〜100 ml に止める。経口摂取を制限する理由がわかっていないと，「つい喉が乾いたので水を飲んでしまった」とか，「子供があまり欲しがるのでこっそり飲ませてしまった」などということが起こるため，胃に内容物が貯溜しているとなぜ危険であるかを説明しておいた方がよい。もし誤って手術開始直前に経口摂取をした場合は手術を中止せざるをえない場合があることを申し渡しておくのがよい。

緊急手術を除いて，胃内が確実に空虚であることが確認できない場合は，最低限 6 時間は麻酔を開始しないのが原則である。必要に応じて胃カテーテルを挿入する。

タバコは手術当日は禁止する。ヘビースモーカーの場合は手術 2〜3 週間前から節煙ないし禁煙するように説得するのがよい。

女性では手術当日の化粧，マニキュアは禁ずる。

13. 小児には精神的外傷を与えぬように努力せよ．

小児は病気自体の苦痛以外に，親から離れてなれない環境で生活する事が非常なストレスになっている。したがって麻酔科医は小児の精神的保護に極力留意しなければならない。そのためにはまず両親に麻酔についてよく説明し，患児と「仲良し」になるよう努力すべきである。

14. 前投薬の投与量を体重や年齢だけから機械的に計算するのは危険である．

麻酔前投薬は患者の不安の除去，鎮静，疼痛閾値の上昇，分泌抑制，有害反射抑制などを目的として投与する。使用する薬剤としてはベラドンナ剤（アトロピン，スコポラミン），睡眠薬（バルビツレート），鎮痛薬（モルフィン，ペチジン，ペンタゾシン），鎮静薬（ジアゼパム，ヒドロキシジン，プロメタジン，ミダゾラム）などがあり，これらの薬剤を種々の組み合せで投与するが，投与量はあくまでも患者を診察した上で決定すべきであり，患者を診ずに体重や年齢だけから投与量を決めるのははなはだ危険である。年齢や体重以外に手術の種類，全身状態，意識状態，麻酔方法，術後管理体制などを考慮する必要がある。

前投薬指示の一般的な注意としては，

① 麻酔時間の長短に関係なく投与する。
② 過量となるよりは過小の方が安全である。
③ 高齢者は少量でよい。高齢者にスコポラミンは使用しない。
④ 緊急手術ではベラドンナ剤のみでよい場合が多い。
⑤ 基礎代謝亢進時（例えばバセドー氏病），発熱時，眼圧上昇時，頻脈を起こすと危険な心疾患がある時などは，アトロピンは減量するか，代わりにスコポラミンを使用した方がよい。ベラドンナ剤は使用しない場合もある。
⑥ 慢性肺疾患があり，喀痰の量が多い場合にベラドンナ剤を投与すると喀痰が粘稠となり術後喀痰排泄に苦労することがあるため，同剤は投与しない方が術後管理の面ではよい場合もある。
⑦ 体重5kg以下の乳児はベラドンナ剤のみでよい。新生児では前投薬は必要な

⑧ 1歳未満では麻薬は投与しない。鎮静薬も投与しない方が無難である。
⑨ 麻酔開始時間が著しく遅れて前投薬の効果が切れた場合は適宜追加する。
⑩ 前投薬投与後の意識状態，呼吸状態，血圧，嘔気・嘔吐などに注意する。また投与後は歩行（例えばトイレに行く）を禁ずる。
⑪ 義歯やアクセサリーは前投薬投与前にはずしておく。
⑫ 前投薬の処方例を2～3挙げてみる。薬剤は麻酔開始1時間前に筋注する。

成人の場合

① $\begin{cases} \text{アトロピン 0.5 mg} \\ \text{ヒドロキシジン 25～50 mg またはプロメタジン 25 mg，またはミダゾラム 2 mg} \end{cases}$

② $\begin{cases} \text{ペチジン 1 mg/kg} \\ \text{スコポラミン 0.4 mg} \end{cases}$

③ ヒドロキシジン 0.5～1 mg/kg のみ

小児の場合

① $\begin{cases} \text{アトロピン 0.01～0.02 mg/kg} \\ \text{ジアゼパムシロップ（経口）0.5 mg/kg} \end{cases}$

② $\begin{cases} \text{アトロピン 0.01～0.02 mg/kg} \\ \text{ヒドロキシジン 1 mg/kg} \end{cases}$

⑬ 脊椎麻酔あるいは硬膜外麻酔のみで麻酔を施行する場合，ベラドンナ剤の投与は行わない場合もある（口渇感が強く，術中これに悩まされることが少なくないため）。術中ベラドンナ剤投与の必要があれば，側管より静注すればよい。

15. 他の患者のいるところでは話しにくいこともある／

既往歴や家族歴を聴取する場合，他の患者や，内容によっては夫あるいは妻にも聞かれたくないことだってある。したがって，もしそのような気配が感じられた時は患者を医師診察室に呼び出して聴取するべきである。絶対的弱者の立場にある患者に対しては「思いやり」が必要である。

第3章
全身麻酔の導入

麻酔の導入
「導入」とは「主麻酔の開始」をもって導入とするため、脊椎麻酔でも硬膜外麻酔でもその開始は「導入」であるが、一般的には全身麻酔時に患者の意識レベルを著しく低下もしくは消失させ、気管麻酔であれば挿管操作が終了するまでを「導入」と呼ぶのが普通である。ここでは気管麻酔の導入について記載する。なお、気管挿管の手技に関しては別章で述べる。

1. 成人の導入
導入方法には使用する薬剤の組み合せや投与方法により幾通りもの方法があるが、患者の全身状態、疾患の種類と程度、麻酔科医の好み、患者の希望、挿管が困難か否か、などを考慮し、最も適当な導入方法を選ぶ必要がある。以下代表的な導入方法のいくつかを具体的に示す。なお、吸入麻酔薬を除き全ての薬剤は点滴のゴム管より静脈内投与とする。
① チオペンタール 4~6 mg/kg をゆっくり（20~60秒かけて）投与し、次いでスキサメトニウム 1 mg/kg を投与する。スキサメトニウムの代りにベクロニ

ウム 0.1〜0.3 mg/kg を投与してもよい。純酸素で確実に人工呼吸を行ない筋弛緩が十分得られたところで気管挿管を施行する。

② ジアゼパム 0.2〜0.3 mg/kg をゆっくり投与し，2〜5 分位経過を観察する。完全に就眠していなければチオペンタール 1〜2 mg/kg を投与し，次いでスキサメトニウム 1 mg/kg を投与する。以下 ① に同じ。

③ フェンタニル 1.0 μg/kg を投与し，次いでチオペンタール 4 mg/kg とベクロニウム 0.15 mg/kg を投与し，3 分間純酸素または純酸素にセボフルラン 0.5〜5% を混じて人工呼吸を行なった後気管挿管を施行する。チオペンタールにベクロニウムが混じると白濁して凝固し，点滴セットや静脈内留置針がつまってしまうことがあるので注意する。

④ プロポフォール 2 mg/kg を 40〜60 秒かけて投与し，次いでスキサメトニウム 1 mg/kg を投与する。以下 ① に同じ。

⑤ モルフィン 0.5〜1 mg/kg を 10〜20 分かけてゆっくり投与する。必要があればさらにチオペンタール 1〜2 mg/kg を投与し完全に就眠したならばスキサメトニウム 1 mg/kg を投与する。以下 ① に同じ。

⑥ チオペンタール 1 mg/kg を投与し，次いでケタミン 1 mg/kg を投与する。就眠したならばスキサメトニウム 1 mg/kg を投与する。以下 ① に同じ。

⑦ 亜酸化窒素 8 l/min，酸素 2 l/min の混合気体を約 1 分間吸入させた後，亜酸化窒素 4 l，酸素 2 l とし，これにハロタン 0.5% を混じゆっくり吸入させる。ハロタン濃度を次第に濃くしてゆき 2〜3 分間で 3% まで濃度を上げる。完全に就眠した後スキサメトニウム 1 mg/kg を投与する。以下 ① に同じ。ハロタンの代りにセボフルラン 0.5〜5% を使用してもよい。

⑧ 酸素 6 l を流し，これに 0.5% セボフルランを混じる。セボフルラン濃度を次第に濃くしてゆき 5% まであげる。完全に就眠した後スキサメトニウム 1 mg/kg を投与する。以下 ① に同じ。

〈参　考〉

① 導入期は覚醒期と並んで最も偶発事故が起こり易い時である。いかなる偶発事故にもただちに対処できるよう万全の準備が必要である。

② 静脈麻酔薬や麻薬の投与量は無論適宜増減する必要がある。

③ 上記以外にフェンタニル，ドロペリドール，ペンタゾシン，ペチジン，ミダ

ゾラムなどを用いた導入方法もある。

④ 導入時に使用する筋弛緩薬としては以前はスキサメトニウムが一般的であったが，スキサメトニウムによる筋攣縮や血漿K値の上昇を避けるためにスキサメトニウムは使用せず，代わりにベクロニウム 0.1～0.3 mg/kg またはパンクロニウム 0.07 mg/kg 程度を使用することもある。最近では，ベクロニウムを使用する医師が増えている。またスキサメトニウムによる筋攣縮を抑える目的であらかじめパンクロニウムなどを少量（パンクロニウムで 1 mg）投与した後スキサメトニウムを投与する場合がある。この時はスキサメトニウムの投与量は 2.0 mg/kg とやや多めに投与する。

⑤ 特殊な状態（例えば poor risk, full stomach, 重症筋無力症など）では筋弛緩薬を投与せずに挿管することがある。このような場合は 8% キシロカインを咽喉頭，声門部に十分噴霧した後挿管する。

⑥ 患者が完全に就眠したかどうかを判定する方法としては，① 患者の名前を呼んで応答があるか否か，② あらかじめ 1, 2, 3……と数を数えさせたり，手を握ったり開いたりさせたり，深呼吸をさせたりしておいて，いつ迄それが実行できるか，などを参考として判定する。応答は無くても聴覚は残存していることがあるので注意する。

⑦ 初心者は幾通りもの導入方法を知る必要はない。せいぜい 2 通りの導入方法を確実にマスターすれば，まず困る事はない。

2. 小児の導入

小児の導入も基本的には成人の導入と同じであるが，導入前に静脈を確保できないことが多く，静脈麻酔薬を使用したいわゆる rapid induction はできない場合が多い。以下代表的な小児の導入方法をいくつか挙げてみる。

① 導入前に静脈が確保できた場合はほぼ成人と同様の方法が可能である。ただし，麻薬およびプロポフォールの使用は避ける。また，スキサメトニウムは筋注する場合がある。この時は 2 mg/kg を投与する。

② ケタミン筋注による方法：ケタミン 5～10 mg/kg を筋注する。早ければ 1～2 分で，遅くとも 5 分経過すれば周囲との contact は失われ，静脈穿刺に対しても反応しなくなるので静脈を確保する。次いでスキサメトニウムを 1 mg/kg

静注するか 2 mg/kg を筋注（1～2 分で筋弛緩が得られる）し，気管挿管を施行する。
③　吸入麻酔薬による方法：亜酸化窒素，ハロタン，セボフルランなどの麻酔薬を種々の組み合わせで使用できるが，現在では酸素-亜酸化窒素-ハロタンまたはセボフルランによる方法がもっとも一般的である。

酸素 3 l，亜酸化窒素 3 l（1 歳未満ではおのおの 2 l ずつでもよい），ハロタン 0.5% で吸入を開始する。ハロタンの濃度を徐々に濃くし，1～2 分で 3% とする。マスクの保持には十分留意する。顔面にマスクをしっかり密着させないとなかなか導入できない。ただし，前投薬の効果が十分でほぼ就眠しているような場合はマスクは直接顔面には当てず，1～2 cm 離して吸入させることもある。前投薬の効果が不十分で泣き叫んで手足をバタバタ動かすような場合は，ハロタン濃度は初めから 3% 位にすることもある。就眠したならば静脈を確保し，スキサメトニウムを投与して挿管する。乳・幼児ではハロタンで麻酔深度を十分深くしておけばスキサメトニウムを投与しなくとも挿管できることが多いが，挿管技術が未熟で時間がかかるような場合はスキサメトニウムを使用した方が安全である。スキサメトニウムを使用せずに声門部を何回もつつくと喉頭痙攣を起こす恐れがあるので，使用するしないにかかわらず，スキサメトニウムの用意は必ずしておくこと。

④　マスクを用いたセボフルラン吸入による緩除導入は，通常亜酸化窒素 4 l/分，酸素 2 l/分に，セボフルランを 2～4 呼吸ごとに 0.5% ずつ上昇させ，最大 5.0% まで上げてゆく。呼吸が小さくなってきたら，補助呼吸ないし調節呼吸を行う。血圧の低下に注意する。気管挿管を行う場合は，筋弛緩薬（スキサメトニウムまたはベクロニウム）を使用した方が安全である。

〈参　考〉
①　3% ハロタンを 2～3 分吸入させると次第に自発呼吸が減弱してくるので，補助呼吸ないし調節呼吸を行う。肥った小児では調節呼吸が難しいこともある。マスクを顔面に密着させ，必要があればエアウェイを挿入する。胃内に吸入気が充満した場合は，挿管後ただちにカテーテルを胃内に挿入し吸引する。
②　ハロタンを吸入開始時より高濃度（3% 以上）とすると，反射的に呼吸を止めてしまうことがある。呼吸しなければ麻酔深度はいつ迄待っても深くならない

ので，このような場合はハロタン濃度を下げてみる。

③　患者が泣いて暴れる場合，マスクを顔面より離すといつまでも導入できず，かえって危険である。どんなに暴れても1分前後で就眠させることができる。

④　吸入麻酔薬のみで小児を入眠させる場合，現在最も速い方法は亜酸化窒素-酸素-セボフルランの吸入である。セボフルランの濃度は0.5%で開始し，3～5呼吸ごとに0.5%ずつ上昇させ，4～5%まで上げる。1分前後で入眠する。最初から5%位の高濃度のセボフルランを吸入させることもある。

⑤　1歳未満はすべてawake intubationすべきであるとか，小児の挿管にスキサメトニウムは絶対必要ないとか言う専門医もいるが，これは慣れた人の言うことであって，初心者はまず一般的な方法を確実にマスターすべきである。初心者に教える側もまずは定跡を教えるべきであり，自分にしかできないような独特の方法をあたかも「こうするのが一番よい方法」という感じで教えるのは邪道である。また「大学病院や小児病院ではこうしているからこれが一番よい」とは必ずしも断言できない。十分な設備と人員の裏づけがあって初めて可能な麻酔方法もある。局部的な利・不利にとらわれずに大局的に判断して，もっとも良い導入方法を選ぶことが肝要である。

⑥　泣き叫んで暴れる小児を無理やり抑えつけて静脈穿刺を試みたり，吸入麻酔薬を吸入させるのは，もっともまずい導入方法である。小児では特に精神面の保護が重要であり，暴力的な導入により以後性格の変化を来す恐れすらあると言う。術前回診で患児および家族と十分なコンタクトをとり，適切な前投薬を投与することが重要であり，導入時にも種々工夫をする必要がある。

⑦　一般的に，最近は筋注は避ける傾向が強く，ケタミンの筋注はほとんど行なわれなくなってきた。

3. rapid induction, slow induction, crush induction

全身麻酔の導入方法は，通常3通りの方法に大別されている。

①　rapid induction（急速導入）：もっとも一般的な方法である。静脈を確保した後，チオペンタール，ケタミン，プロポフォールなどの静脈麻酔薬やフェンタニル，ミダゾラムなどを投与して入眠させる。急激な血圧下降や呼吸停止が起こりうる。

② slow induction（緩徐導入）：麻酔開始前に静脈確保が困難な幼・小児や，喘息患者，poor risk 患者などに適用する。full stomach，帝王切開，イレウスなどの患者では，導入中に嘔吐，胃内容の逆流などが起こりやすいため，用いない方が安全である。通常は，亜酸化窒素，ハロタン，セボフルランなどの吸入麻酔薬を酸素とともにマスクを用いて吸入させ，徐々に意識レベルを低下させていく方法である。rapid induction に比較して，循環系や呼吸系の抑制が緩徐であるが，導入に時間がかかり過ぎて興奮期が長引くと，スムーズな導入ができない。また，いきなり高濃度のハロタンを吸入させると，声門痙攣，咳，反射的に呼吸を止める，などが起こり，導入に失敗する恐れがある。poor risk，ショック患者，高齢者などでは，ハロタンの吸入により，著しい血圧低下が起こりうる。幼・小児の slow induction では，できるだけ早期に静脈を確保することが肝要である。

③ crush induction（迅速導入）：full stomach 患者，嘔吐しているイレウス患者，吐血している患者，時には帝王切開時に気管麻酔を行う場合などに用いる方法である。嘔吐，胃内容逆流，誤嚥などが発生しやすいため，万全の準備と，確実な手技が要求される。静脈を確保し，マスクで純酸素を吸入させ，十分に酸素化した後，静脈麻酔薬（チオペンタールあるいはプロポフォールを使用することが多い），スキサメトニウムをできる限り急速に静注し，マスクとバッグによる補助呼吸はせずに，スキサメトニウムによる筋攣縮が出現すると同時に，気管挿管を行う方法である。嘔吐や胃内容の逆流を少しでも防ぐために，患者を約20度の foot down position にしたり，麻酔介助者に輪状軟骨部を圧迫してもらい，逆流物が通過しにくくなるような操作（cricoid pressure）をすることもある。また，スキサメトニウムを注入する3分前位に，非脱分極性筋弛緩薬ベクロニウム1 mg またはパンクロニウム（ミオブロック®）1 mg を静注し，スキサメトニウムによる筋攣縮，胃内圧の上昇を抑えることもある。この場合，スキサメトニウムは2 mg/kg を投与する。本法は，気管挿管に手間取ると危険なため，挿管は1回で確実に成功させる必要がある。なお，本法は緊急手術で，最後に飲食した時刻が不明な場合に用いることもある。スキサメトニウムを使用せずに，ベクロニウム 0.3 mg/kg 程度を使用する場合もある。

第4章
全身麻酔の維持と
麻酔中の患者管理

1. 全身麻酔の維持

全身麻酔の維持は，手術の種類，予定時間，患者の全身状態，麻酔科医の好みや慣れ，病棟の患者管理体制，手術室の設備などを考慮して，図2 に示すような各種薬剤，麻酔方法を適宜組み合せて行なうのが普通である。図3 は代表的な組み合せをいくつか記載したものであるが，これら以外にも幾通りもの組み合せが考えられる。一般的には亜酸化窒素-酸素（亜酸化窒素：酸素＝2：1または1：1）の吸入をベースとして，これに他の薬剤や麻酔方法を組み合せることが多いが，poor risk やショック患者の場合は亜酸化窒素を使用せず純酸素吸入＋筋弛緩薬＋少量の鎮痛薬などの方法で維持する場合もある。また，特殊な場合として低血圧麻酔や低体温麻酔などもある。要は終始同一の薬剤，方法にとらわれずに，各薬剤，麻酔方法の長所を生かし，臨機応変に麻酔を維持することが大切である。なお，初心のうちは幾通りもの維持方法を練習するよりも，2～3通りの方法を繰り返し練習するのがよい。表5, 6 は各種吸入麻酔薬，静脈麻酔薬などの特性を簡単にまとめたものである。

26　第4章　全身麻酔の維持と麻酔中の患者管理

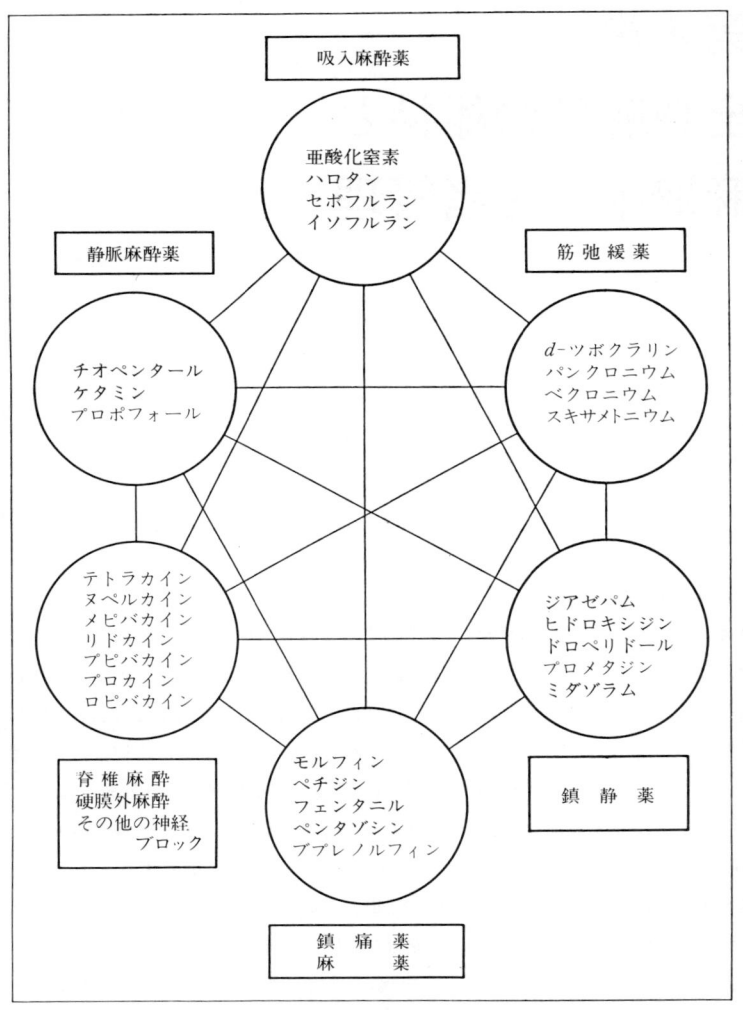

```
                    ┌─────────────┐
                    │  吸入麻酔薬  │
                    └─────────────┘
                       亜酸化窒素
                        ハロタン
                       セボフルラン
                       イソフルラン

   ┌─────────┐                            ┌─────────┐
   │ 静脈麻酔薬 │                          │  筋弛緩薬 │
   └─────────┘                            └─────────┘
     チオペンタール                         d-ツボクラリン
       ケタミン                             パンクロニウム
      プロポフォール                         ベクロニウム
                                           スキサメトニウム


     テトラカイン                            ジアゼパム
     ヌペルカイン                           ヒドロキシジン
     メピバカイン                          ドロペリドール
      リドカイン                            プロメタジン
     ブピバカイン                            ミダゾラム
      プロカイン
     ロピバカイン

                        モルフィン
  ┌──────────┐         ペチジン         ┌─────────┐
  │ 脊椎麻酔  │         フェンタニル      │  鎮静薬  │
  │ 硬膜外麻酔 │         ペンタゾシン     └─────────┘
  │ その他の神経│        ブプレノルフィン
  │   ブロック │
  └──────────┘
                    ┌─────────────┐
                    │   鎮　痛　薬  │
                    │   麻　　　薬  │
                    └─────────────┘
```

図2　全身麻酔の維持に用いられる各種薬剤，麻酔方法

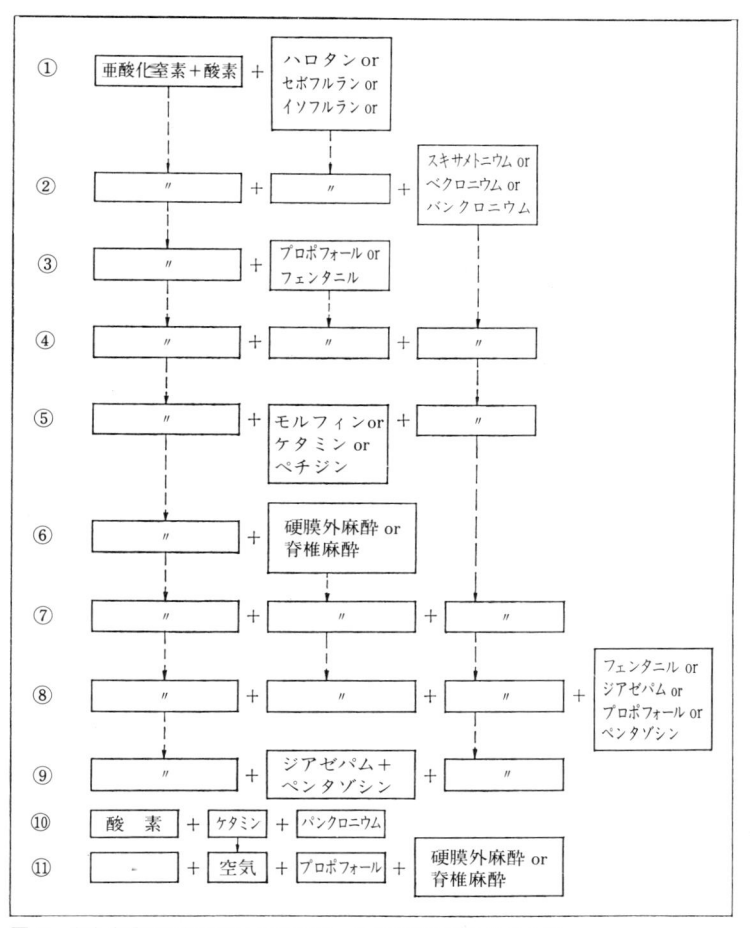

図 3 全身麻酔の維持方法；各種薬剤，麻酔方法の組み合せの例

2. 麻酔中の患者管理

麻酔中の患者管理とは，第1に患者の生命の安全のチェック，第2に患者にとって不利・有害な事象があればただちにこれを是正すること，第3に麻酔効果のチェック，第4にこれから先に起こりうる異常事態を予測して，先手を取ってこれ

28　第4章　全身麻酔の維持と麻酔中の患者管理

表5　吸入麻酔薬の特性

麻酔薬名	MAC	血液/ガス溶解係数	分子量	沸点℃	爆発性	利　点	欠　点	禁忌または使用しない方が無難なもの
亜酸化窒素	115	0.47	44	−89	(−)	無痛効果強い、導入・覚醒が迅速、気道の刺激性(−)	麻酔作用が弱い、骨髄抑制作用(+)、体内の閉鎖腔の容積拡大	チアノーゼの著しい心肺疾患、心筋梗塞、気胸、イレウス
ハロタン	0.8	2.36	197	50	(−)	麻酔作用強い、気管支拡張(+)、気道刺激少ない、気道分泌円滑、導入が円滑、迅速	循環系抑制強い、肝障害の可能性(+)、安全域が狭まい、心臓のアドレナリン感受性を高める	アドレナリンを使用するもの、肝障害、ショック、poor risk、心筋障害、帝王切開
セボフルラン	1.71	0.63	200.1	58.6	(−)	導入・覚醒が迅速、上気道刺激性(−)、不整脈誘発作用が少ない、気管支拡張作用が強い、筋弛緩薬の作用を増強	ソーダライムによって一部分解される、呼吸抑制作用はハロタンより強い、麻酔深度の調節が難しい、覚醒時に興奮することあり、深麻酔で痙攣が誘発されることあり	帝王切開
イソフルラン	1.15	1.4	184.5	48.5	(−)	生体内代謝率が低い、脳循環への影響が少ない、不整脈誘発作用が少ない、心筋抑制作用が少ない、痙攣誘発作用(−)、筋弛緩薬の作用を増強	気道刺激性(+)、分泌亢進作用(+)、心拍数増加作用(+)、血圧低下作用はハロタンより強い、coronary steal 現象が起こりうる	帝王切開、吸入麻酔による導入

表6 静脈麻酔薬、鎮痛・鎮静薬、麻薬の特性

薬剤名	利点	欠点	偶発症、合併症	禁忌または使用しない方が無難なもの
バルビツレート剤 ・チオペンタール® （ラボナール®） ・チアミラール® （イソゾール®）	睡眠作用が強い・鎮痙作用が強い、嘔吐・嘔気が少ない	心臓抑制、呼吸抑制、血圧は低下、迷走神経刺激、鎮痛作用弱い、筋弛緩作用（−）、肝臓毒、局所刺激作用（＋）	舌根沈下、呼吸停止、血圧下降、喉頭痙攣、気管支痙攣、動脈内注入により血栓症	ポルフィリン症、高齢者、重症肝障害、poor risk、重症心疾患、心筋障害、出血性ショック、喘息、気管支拡張症
ケタミン® （ケタラール®）	鎮痛作用（＋）、筋緊張よく保つ、呼吸抑制少ない、昇圧作用（＋）、咽頭反射よく保つ、蓄積作用（−）、筋注可能	唾液分泌増加、幻覚・夢を見る、覚醒時の嘔吐・悪心、精神興奮	咽喉頭部の刺激により喉頭痙攣起こし易い、不随意運動	高血圧、動脈瘤、頭蓋内圧・眼圧亢進、痙攣性疾患
プロポフォール® （ディプリバン®）	作用持続時間が短く覚醒が速やか、咽・喉頭反射抑制作用（＋）、術後の悪心・嘔吐が少ない	鎮痛作用（−）、注入時に血管痛（＋）、血圧低下、呼吸抑制	血圧下降、呼吸停止、痙攣様体動誘発、舌根沈下、気管支痙攣	小児、妊産婦、出血性ショック、心不全、低血圧、全身衰弱
フェンタニル® （フェンタネスト®）	鎮痛効果が強い、循環系に及ぼす影響が少ない、中毒性がない	呼吸抑制、筋緊張、迷走神経緊張	呼吸停止、気管支痙攣、胸筋硬直	喘息、慢性肺疾患、乳・幼児、産科麻酔
ジアゼパム （セルシン®）	鎮痛・鎮静作用が強い、循環系抑制作用は弱い、嘔気・嘔吐少ない	鎮痛作用（−）、呼吸やや抑制	時に呼吸抑制、舌根沈下、時に覚醒遅延	意識レベルが低下している場合、術後直ちに覚醒させたい場合
モルヒネ （モルヒネ）	鎮痛・鎮静作用が強い、基礎代謝低下	呼吸・循環系抑制、気管支収縮、吐気、嘔吐、脳圧亢進作用（＋）、平滑筋緊張増加	呼吸抑制、血圧下降、嘔気・嘔吐、昏睡、大量で痙攣	重症肝疾患、出血性ショック、喘息、肺気腫、開頭術、幼児

を予防するか,あるいは十分な対策を立てておくこと,などを遂行することである。

(1) 患者の生命の安全のチェック

麻酔中の患者の生命の安全をチェックするために,各種モニター類の装着,動脈血ガス分析,血液成分や電解質の測定,出血量測定,胸部X線写真撮影などが施されるが,麻酔科医はモニターや各種測定値にたよらずに,まず己れの視・聴・触・嗅覚を十分に活用して患者の状態を観察する習慣を身につけることが大切である。**表7**は麻酔中に装着される主なモニターを列挙したものであるが,手術の大小,予定時間,患者の状態などに合わせて適当なモニターを装着する(モニターに関しては,第10章を参照のこと)。

表8は麻酔や手術が安全,効果的に施行されているか否かをチェックするための一般的な事項を列挙したものである。

(2) 患者にとって不利,有害な事象の是正

患者の生命を脅すような事象は無論ただちに是正されなければならない。特に,著しい低血圧や高血圧,不整脈,P_{O_2}の低下やP_{CO_2}の上昇,acidosisやalkalosis,電解質異常,体温の上昇や下降,乏尿や無尿,貧血,気道異常,麻酔器などの突発的故障,などに対しては迅速な処置を施す必要があり,そのためには監視の目を緩めてはならないと同時に各種薬剤を十分取り揃え,かつ各種薬剤の使用方法に精通しておかねばならない。**表9**は麻酔中によく使用される薬剤(麻酔薬,筋弛緩薬,鎮静・鎮痛薬を除く)を示したものである。

(3) 麻酔効果のチェック

全身麻酔(気管麻酔)に必要な麻酔効果の条件としては,

① 意識の完全消失(NLA麻酔やpoor riskの麻酔を除く)

② 十分な筋弛緩

③ 完全な無痛

④ 完全な不動化

などが挙げられるが,これらの条件はあくまでも"患者の生命の安全を前提としたもの"であり,上記の諸効果は必要最小限度に止めるべきである。各薬剤の過量投与はまさに"過ぎたるは及ばざるがごとし"であって,厳に慎まなければならない。「手術はやり易かったが術後5時間経過しても覚醒せず,自発呼吸もで

表 7 麻酔中に装着されるモニター

① 血圧計（マンシェット，自動血圧計）
② 聴診器（前胸部または食道内）
③ 心電計
④ パルスオキシメータ，カプノメータ
⑤ ドップラー聴診器
⑥ 動脈内留置カテーテル（動脈圧測定および採血用）
⑦ 中心静脈圧測定用カテーテル
⑧ 肺動脈圧および肺動脈楔入圧測定用カテーテル
⑨ 脈波計
⑩ 体温計（食道内または直腸内，または膀胱内）
⑪ 脳波計
⑫ 膀胱内留置カテーテル（尿量）
⑬ 経食道心エコー
⑭ 筋弛緩モニター

表 8 麻酔中のチェックポイント

① 循環系のチェック
血圧，心拍数，中心静脈圧，肺動脈圧および肺動脈楔入圧，心拍出量，出血量，不整脈の有無，血算（Hb，Ht，赤血球数，その他），尿量，輸血・液量
② 呼吸器系のチェック
呼吸数，呼吸パターン，胸廓の動き，一回換気量，分時換気量，吸気および呼気圧，動脈血ガス分析値（Po_2，Pco_2，pH，その他），胸部 X 線写真
③ 代謝系のチェック
血液酸・塩基平衡，血糖値，尿糖，ケトン体，体温，血清電解質
④ 神経系，筋肉系のチェック
脳波，筋電図，瞳孔の大きさ，対光反射，筋弛緩の程度
⑤ 麻酔器，レスピレータ，気道のチェック
吸入気ガス組成，各接続，気道，ボンベ内や気化器内の酸素と麻酔薬の量，レスピレータの各セット
⑥ その他絶えずチェックすべき事項
眼球の動き，顔面の表状，皮膚・粘膜・爪・眼瞼結膜・術野の血液などの色（チアノーゼ，貧血の有無），発汗や浮腫，皮膚の発赤・発疹，体動，静脈怒張の程度，疼痛に対する反応，悪心・嘔吐や痙攣の有無など

ない」のでは良い麻酔とは言えない。麻酔効果が不十分な場合は，体動，しゃっくり，バッキング，血圧上昇，発汗，開眼，舌を動かす，顔をゆがめる，散瞳，バッグ加圧時の抵抗増大，脳圧亢進，腸の膨隆，流涙，などの症状が見られるの

表 9 麻酔中によく使用される薬剤(麻酔薬,筋弛緩薬,鎮静・鎮痛薬を除く)

1. 昇　　　圧　　薬	エフェドリン,エチレフリン,フェニレフリン,ノルエピネフリン,メトキサミン,ドパミン,アムリノン
2. 降　　　圧　　薬	ヘキサメトニウム,ニトロプルシド,フェントラミン,プロスタグランジンE_1,ニトログリセリン,ニフェジピン,ニカルジピン,ジルチアゼム,トリメタファン
3. 強　　　心　　薬	ジゴキシン,イソプレナリン,エピネフリン,ドブタミン
4. 抗不整脈薬	リドカイン,プロカインアミド,プロプラノロール,ベラパミル,メキシレチン,ジソピラミド
5. 冠　拡　張　薬	亜硝酸アミル,パパベリン,ニトログリセリン,イソソルビド
6. α-遮　断　薬	フェントラミン,クロルプロマジン
7. 中枢刺激薬	ジモルホラミン,ドキサプラム
8. 副腎皮質ホルモン	ヒドロコルチゾン,プレドニゾロン,デキサメタジン
9. 止　　　血　　薬	カルバゾクロムスルホン酸,カルバゾクロムスルホン酸,トラネキサム酸,ケイツー,カルシウム,フィブリノゲン
10. カルシウム薬	グルコン酸,塩化カルシウム
11. 抗凝固薬	ヘパリン,クエン酸
12. アチドーシス補正剤	炭酸水素ナトリウム,THAM
13. 脳圧下降薬	マンニトール,濃グリセリン・果糖
14. 利　　　尿　　剤	マンニトール,フロセミド,アセタゾラミド
15. 副交感神経抑制薬	アトロピン,スコポラミン
16. そ　の　他	プロタミン(ヘパリン拮抗薬),酒石酸レバロルファン,ナロキソン(麻薬拮抗薬),KCl(カリウム補正剤),ジフェンヒドラミン(抗ヒスタミン剤),フルマゼニル(ベンゾジアゼピン受容体拮抗薬)ウリナスタチン(抗ショック剤),アミノフィリン(気管支拡張剤)

で,適宜各薬剤を投与する必要がある。麻酔深度が浅すぎると,術中に覚醒してしまい,種々不都合な事態(例えば周囲の会話が聞える,手術されているのがわかる,声が出せずに苦しい,痛みを感じる,体動が生じる,筋肉が硬くなる,など)が生ずるので注意が必要である。

(4) 異常事態の予測,予防,対策

術中の異常事態は突発的に発生することが多いが,一方事前にある程度予測できる場合も少なくない。例えば出血多量が予測される時は早めに静脈路を2本以上確保する,輸血の用意がなければただちに準備する,必要なモニターを装着する,など絶えず先手を取って事に当るように留意しなければならない。手術時間

が著しく延長するようであればそれ相応の準備が必要であるし，患者の容態が著しく悪化した場合はできる限り多くの医師やナースを招集して最悪の事態に備えなければならない。いずれにしろ，麻酔科医は手術の進行状況を絶えず見守り，異常事態発生の予測，予防に努めなければならない。ボケーッとしながら椅子に座って漠然とモニターをながめているだけでは良い麻酔は期待できない。

〈参　考〉　マスクによる全身麻酔（マスク麻酔）

短時間（せいぜい 30 分程度）で終了する予定の手術や検査の麻酔では，気管挿管をせずにマスクのみで全身麻酔を施行することがある。マスク麻酔の利点，欠点，禁忌を列挙すると以下のごとくである。

(1) 利　点
① 気管挿管に伴う各種の機械的損傷がない。
② 抜管後の咽頭痛，嗄声，咽喉頭浮腫，咽頭肉芽腫形成などがない。
③ スキサメトニウム投与によって生ずる筋攣縮に因る筋肉痛が術後にない。
④ 挿管，抜管操作に伴う血圧上昇，バッキングなどがない。
⑤ 筋弛緩薬のリバースが必要ない。

(2) 欠　点
① 気道が確保されていない。
② マスクの保持は必ずしも容易ではなく，調節呼吸，補助呼吸が困難なことがある。
③ 気管吸引ができない。
④ マスクにより器械的死腔が増大する。
⑤ 緊急の場合両手が自由に使えない。
⑥ 手術や検査が長引いた場合，気管挿管をするためにそれらの操作を中断せざるを得ないことがある。

(3) 禁忌（または避けた方が無難な場合）
① 30 分以上かかる手術や検査の場合。
② full stomach あるいは full stomach か否か不明の場合。
③ 手術操作が直接胃・腸に及ぶ場合。
④ 呼吸器系に異常が認められる場合。
⑤ 特殊な体位を取る場合。

⑥ マスクの保持が著しく困難な場合や，マスクが顔面に密着しない場合。
⑦ 気管挿管が著しく困難であろうと推測される場合や，挿管の手技に自信がない場合。
⑧ 気管挿管の用意ができていない場合。
⑨ 麻酔初心者が1人で麻酔する場合。
⑩ 手術操作が頭部，顔面，頸部に及ぶ場合。
⑪ 十分な筋弛緩を必要とする場合。

(4) マスク麻酔の実施

第3章で述べたごとく導入方法は幾通りもの方法があるが，ここではチオペンタールを用いた方法を記載する。

① 麻酔前投薬は通常どおり投与する。
② 純酸素を5分間吸入させた後，チオペンタール5 mg/kgをゆっくり静注する。
③ 完全に就眠したならばマスクを顔面に密着させ，頭部後屈位を取り，下顎をしっかりと挙上して舌根沈下を防ぐ（第6章；麻酔主要手技の項参照せよ／）。
④ 亜酸化窒素 $4\,l$（$3\,l$），酸素 $2\,l$（$1.5\,l$），ハロタン1.0～3.0％またはセボフルラン3.0～5.0％を流しつつ自発呼吸の有無をチェックする。
⑤ 多少の呼吸抑制が見られても自発呼吸が認められる場合は無闇に補助呼吸や調節呼吸を行なわない方がよい。せっかく出ている自発呼吸を消失させてしまう恐れがある。気道をしっかりと開通させ，1～2分待てば規則正しい十分な自発呼吸が得られる場合が多い。
⑥ 自発呼吸が認められない場合でも，ただちに調節呼吸を開始する必要はない。まず30秒間位はじっと様子を見るのがよい。ただちに強力な調節呼吸を開始すると，自発呼吸の再開が遅れ，ガスを胃内に押し込んだり，喉頭痙攣を誘起したりする恐れがある。30秒間待って自発呼吸の再発が見られない場合はバッグを軽く4～5回加圧して調節呼吸を行なった後，しばらく（10秒程度）様子を見，未だ自発呼吸が見られなければ再びバッグを4～5回加圧する。このような操作を4～5回繰り返しているうちに自発呼吸は必ず再開するものである。
⑦ 一般に，チオペンタール投与により一時的に自発呼吸が停止しても，舌根沈下，嘔吐や逆流，喉頭痙攣，著しい血圧低下などがない限り，大抵の場合自発呼

吸は 1 分以内に再開することが多い。

⑧　微弱ながら自発呼吸が再開してきたならば，時々吸気に合わせて軽く補助呼吸をしながら十分な自発呼吸の発来を待てばよい。十分な自発呼吸が出てきたならば引き続き気道の閉塞，呼吸の回数や大きさ，胸廓の動き，血圧などに留意しながらハロタン，セボフルランの濃度を適宜調節する。通常はハロタンで 1.0〜2.0%，セボフルランで 2.0〜3.0% で十分である。

⑨　慣れた麻酔科医はマスク麻酔下に筋弛緩薬を投与して麻酔を維持することがあるが，初心者はマスク麻酔を施行する場合は原則として自発呼吸下で維持した方が無難である。

⑩　マスク麻酔ではマスク保持の上手下手で勝負が決まる。下手なマスク保持は直接患者の生命を脅す恐れがあり，油断は絶対に禁物である。"マスク麻酔は簡単"と考えていると思わぬ不覚を取ることがある。

⑪　ハロタン使用下の自発呼吸では，P_{CO_2} は容易に 50 mmHg 位まで上昇することがあるので，時々補助呼吸することを忘れてはならない。

⑫　チオペンタールを使用せずに，亜酸化窒素・酸素・セボフルランの吸入のみで入眠させる場合は，亜酸化窒素 4〜6 l，酸素 2〜3 l，セボフルラン 0.5% で吸入を開始し，セボフルランの濃度を 10 秒毎に 0.5% ずつ 4〜5% まで上げてゆく。成人でも 2〜3 分で意識の消失が見られる。規則的な自発呼吸が見られ始めたら，セボフルランを 2〜3% で維持する。

第5章
全身麻酔からの覚醒

麻酔の覚醒

「麻酔の覚醒」とは一般には麻酔薬，麻薬，鎮静薬，鎮痛薬，筋弛緩薬などの効果が減弱ないしは消失して患者が意識を回復し応答が可能となることを意味し，「覚醒期」とは手術操作が終了してから患者が意識を回復し気管麻酔であれば抜管操作が終了し呼吸・循環系が一応安定するまでを指すものと解釈してよいであろう。覚醒期の操作は導入時と同様あるいはそれ以上に慎重に行なわなければ九仞の功を一簣に欠く結果となりかねない。覚醒期は「やっと手術が終った」という安堵感からふっと気がゆるみ，思いもかけない落し穴に陥り易いため，「手術は終っても麻酔はこれからが危険」であることを銘記して，石橋を2～3度たたいてから渡る慎重さをもってすべての操作を行なう必要がある。ここではG-O-S-ベクロニウムによる気管麻酔からの覚醒について述べる。

1. 覚醒させる以前に考慮すべきこと

① ただちに抜管するか否か？：意識が回復しても抜管するとは限らない。術後も引き続き人工呼吸を施行する場合は無論のこと，poor risk，気道内分泌過多，

筋弛緩薬を著しく大量に使用した場合などではただちに抜管せずしばらく様子を観察することもめずらしくない。また開口障害，full stomach，挿管困難などの場合はよほどはっきり覚醒していない限り抜管するのは危険である。

② すべての必要な操作が終了したか否か手術者に確認する：手術操作は終了してもX線写真撮影，ギプスや包帯巻きなどが残っていて，覚醒後ではそれらの操作がやりにくいこともある。

③ 抜管時などに特別の配慮が必要か否か？：例えば絶対にバッキングをさせてほしくないとか，血圧を上げてほしくないなどの注文があれば覚醒させる以前にその準備が必要である。

2. 覚醒に影響を及ぼす因子

麻酔からの覚醒は多くの因子によって早くなりすぎたり遅延したりする。特に覚醒が遅延した場合にはその原因を冷静沈着に判断し適切な処置を施す必要がある。覚醒に影響を及ぼす因子としては，① 前投薬の種類と量，② 静脈麻酔薬，吸入麻酔薬，鎮静薬，鎮痛薬の投与量，③ 筋弛緩薬の種類と量，最後に投与した時刻，④ 麻酔時間，⑤ 術前の患者の全身状態（risk, 意識・ショックの有無），⑥ 術中の患者の状態（ショック，ハイポキシア，脳浮腫，血圧異常，血液ガス異常その他の有無），⑦ 体温，⑧ 血糖値，⑨ 尿量，⑩ acid-baseバランス，などが挙げられる。この他手術自体の影響も考慮する。

3. 抜管に必要な一般的条件

① 意識が回復していること（最低限名前の呼びかけに対してうなずく，開口開眼可能）。

② 呼吸抑制がなく，一回換気量が十分で深呼吸ができること。

③ 血圧，脈拍，心電図が安定していること。

④ 出血量と輸血・液量との間に著しいアンバランスが無いこと。

⑤ パルスオキシメータ，カプノメータで低酸素血症，高炭酸ガス血症がみられないこと。

⑥ 著しい低血糖，体温異常，acidosis，電解質異常などが無いこと。

⑦ 著しい気道分泌増加が無いこと。

⑧ 無気肺，肺水腫，気胸などが無いこと。

4. 覚醒操作の実施

① セボフルラン，亜酸化窒素などの吸入麻酔薬はすべて投与を中止し，純酸素にて調節呼吸を行なう。

② 口腔内および気管を十分よく吸引する。吸引用カテーテルはおのおの別々のものを用いる。気管を経チューブ的に吸引する場合は1回の吸引に15秒以上時間をかけないこと，および吸引後はただちに純酸素で4～5回深呼吸をさせる。ET_{CO_2}の上昇がみられる場合には，これを是正する。

③ 胃カテーテルが挿入してある場合は十分吸引しておく。

④ 覚醒の徴候（体動，咳反射や睫毛反射の出現，眼球運動出現，流涙，眼球結膜充血など）が出現し始めたならば患者の名前を呼んだり，開眼，深呼吸などを命ずる。自発呼吸の出現の有無を確かめる。微弱ではあるが自発呼吸が認められ，名前の呼びかけにかすかに応答（うなずく）し，開眼できる徴候が見られたならば，非脱分極性筋弛緩薬の拮抗薬を投与する（リバース）。通常はアトロピン0.02 mg/kg，ネオスチグミン0.05 mg/kg程度をゆっくり静注する。アトロピンとネオスチグミンは混合投与してもよいが，まず半量を投与し，1分後にまた残りの半量を投与する。または，まずアトロピンを投与し2～3分経過して頻脈となったところでネオスチグミンを投与する場合もある。

⑤ 抜管に必要な一般的条件がそろったならばチューブを固定している絆創膏をはがす。バイトブロックは抜管が終了するまではとらずに残しておく（バイトブロックを先にとると歯でチューブを咬む恐れがある）。気管吸引用のカテーテルで気管を十分吸引したならば2～3回深呼吸させ，再びカテーテルを経チューブ的に挿入しカテーテルの先端がチューブの先端を越えたところでカフをゆるめ同時にチューブを静かに引き抜いてくる（本操作は抜管時に肺胞に対して陰圧がかかるため抜管後無気肺を起こす恐れがあるとし，抜管時には気管に吸引カテーテルを挿入せず，バッグを加圧し陽圧をかけたまま抜管する方法を推奨する専門医もいるが，筆者の経験では抜管時の気管吸引が原因で術後無気肺を起こしたと思われる症例は皆無である）。

⑥ 抜管したならばただちに4～5回深呼吸させ，再び口腔内を十分吸引した後

バイトブロックをとりはずし，引続きマスクで純酸素を吸入させ 2～3 分様子を観察する。胸部を聴診する。

⑦　喉頭鏡で咽喉頭部を展開し十分吸引できているか否か確認する。胃カテーテルが挿入してある場合は咽頭部でトグロを巻いていないことを確かめる。経鼻挿管の場合はパック用のガーゼが残留していないかどうか，鼻出血は止まっているか否かを確かめる。頸部腫瘍の手術では反回神経損傷による声帯麻痺の有無を確かめる。患者に「アー」と発声させてみる。

⑧　純酸素を 2～3 分吸入させたならば血圧を測定し，次いでストレッチャーに移す準備をする。パルスオキシメータで SaO_2 値を確認する。

⑨　静脈内点滴，中心静脈カテーテル，動脈内留置カテーテル，などで必要のないものは抜去する。仰臥位でない時はまず仰臥位に直す。

⑩　ストレッチャーに移す時は出来るだけ沢山の人員で患者をかかえ静かに移す。移し終ったらただちに血圧を測定し，血圧が安定しているようであれば患者を回復室に搬送する。麻酔科医は必ず患者に付添って回復室まで行く。患者の全身状態が悪い場合は回復室に到達するまでの間も純酸素を投与する。

〈参　考〉

①　通常揮発性麻酔薬の投与は手術が終了する 10～15 分前に中止することが多い。呼気のセボフルラン濃度が 0.1% 位になってきたら，覚醒はもうすぐである。

②　非脱分極性筋弛緩薬の拮抗薬（アトロピン＋ネオスチグミン）を投与するタイミングは，使用した筋弛緩薬の総量，最終投与量，最終投与からの経過時間，全身状態，覚醒徴候の程度などによって決定すべきものである。比較的早めに投与する人もいるが筆者はできるだけ遅く（最終投与してから少なくとも 30 分以上経過してから），しかもある程度覚醒する徴候が見られてから投与することにしている。アトロピンおよびネオスチグミンはおのおの 0.02 mg/kg，0.05 mg/kg 程度投与する。高炭酸ガス血症が存在する場合には，まずこれを是正してから投与する。

③　無理に覚醒させるような操作（例えば大声で名前を呼びつつ体をゆさぶる，顔面を平手でパンパンたたく，著しい疼痛を与える，鼻腔内にカテーテルを挿入して刺激する，鼻や口をつまんで呼吸させない，など）はしてはならない。

④ 仰臥位以外の体位では，仰臥位に戻す時に細心の注意が必要である。乱暴な体位の変換は心停止をも誘起する恐れがある。チューブの逸脱，血圧変動，骨折，各種留置カテーテルの逸脱などに留意する。ストレッチャーに移す時麻酔科医は必ず患者の頸，頭部をしっかりと支えていること。

⑤ 覚醒が遅延している場合は何か原因があるはずである。覚醒に影響を及ぼす因子をひとつひとつチェックし，適切な処置を施す。無理やり覚醒させようとしてはならない。

⑥ 覚醒期には様々な合併症が起こり易い。バッキングによる手術創の哆開，嘔吐や静的逆流，喉頭痙攣，喉頭浮腫，舌根沈下などによる気道閉塞，無呼吸，血圧上昇や低下，炭酸ガス蓄積，ハイポキシア，不整脈などの出現，著しいふるえや譫妄，体位変換時の循環系異常や骨折の発生などに十分留意する。側臥位や腹臥位では無気肺，大量輸血液後では肺水腫の発生に注意する。特殊体位では抜管前後に特に注意して胸部聴診を行ない肺合併症の有無を確認する。小児では抜管直後に喉頭痙攣を起こし易い。術中に発生した気胸は見落し易いので注意する。

⑦ 抜管前に肺合併症の発生が疑われた場合はただちに胸部X線撮影，動脈血ガス分析を行なう。無気肺が認められた場合は気管・気管支内吸引，バッグによる十分な加圧を繰り返し，体位変換や胸廓を軽くたたく，呼気に合わせて胸廓をゆさぶるなどのフィジオテラピーを併せて行なう。気管支ファイバースコープで直視下に吸引することもある。

⑧ 覚醒時の譫妄は術中のハイポキシア，疼痛，膀胱内尿蓄積，抜管後のハイポキシア，不自然な体位などで起こり易い。不用意な鎮静・鎮痛薬の投与ははなはだ危険である。

⑨ 患者を回復室に収容したからといって気を許してはならない。回復室では手術中と同様あるいはそれ以上の厳しい監視が必要である。回復室内で心肺危機に陥り蘇生術を施すことはまれではない。患者の意識状態，呼吸状態（舌根沈下，嘔吐，気管・口腔内分泌物貯溜，recurarization などによる気道閉塞に注意），血圧，心拍数，不整脈，尿量，術創やドレーンからの出血，筋力，疼痛，体温などに留意し，術中の出血量と輸血・液量とのアンバランスの是正などを行ないつつ，患者が麻酔からほぼ完全に覚醒し，"これならば病室に帰しても心配ない"と確信が持てる迄は1時間でも2時間でも回復室で様子を見る必要がある。なお，回

復室にはベテランのナースを常在させるのが理想的である。

⑩　ナロキソン（麻薬拮抗薬）やフルマゼニル（ベンゾジアゼピン受容体拮抗薬）を使用した場合は，特に血圧の変動，呼吸抑制の再発現などに留意しなければならない。急いで患者を帰棟させるのは事故のもとである。

⑪　抜管直後から，せいぜい5分以内位に発現する上気道の閉塞症状は，「危機的状況」ととらえ，直ちに適切な処置を施行する必要がある。口腔，咽・喉頭周辺に異物，凝血塊，気道分泌物の貯溜などが無いことを確認し，次いで喉頭痙攣，喉頭浮腫の有無を確認する。喉頭周辺に多少なりとも浮腫が認められる場合には，直ちにヒドロコルチゾン100〜500 mgを静注し，再挿管の準備を開始する。

気道閉塞症状が少しでも増悪するようであれば，ちゅうちょすることなく，少し細目の気管チューブを用意し，チオペンタール，プロポフォール，スキサメトニウムなどを適宜投与し，なにはともあれ再挿管することが肝要である。声門部や声門下の浮腫が存在する場合には，再挿管のタイミングを逃すと物理的に再挿管が不可能となり，致命的となりかねない。再挿管が不可能と判断してから急いで気管切開を行っても，手遅れとなることが少なくない。なお，喉頭ファイバースコープによる咽喉頭周辺の観察は有用ではあるが，そのために再挿管が遅れるようなことがあってはならない。

第6章
麻酔主要手技

臨床各科にはおのおのの科に特有の"きびしさ"があり，○○科と△△科ではどちらが大変か？ などと比較すること自体まったくナンセンスであるが，「麻酔」という医療行為は，あらゆる医療行為の中でも「手術」と並んで特にそれを行なう医師のテクニックの上手下手が，直接にしかも短時間の間に患者の生命に重大な影響を及ぼす性質のものである。したがって，麻酔に係わる医師は麻酔手技のひとつひとつの重みを頭の中で理解するだけでなく膚で感知して，患者および自分自身のために正しいテクニックを身につけるべく努力しなければならない。知識不足はいかに優秀な技量をもってしてもカバーしきれないのと同様に，劣悪な技量を高等な知識ですべてカバーすることは不可能である。なお，老婆心ながら，手技上達のための特別な秘訣はないが心すべきこととして，

① 指導者の忠告を素直に聞くこと，
② 意地を張らないこと，
③ 1例1例考えた麻酔をすること，
④ 初めは上手な人のまねをすること。慣れてきたら自分流にアレンジすればよい，

⑤ 失敗した場合は，失敗した原因を追求すること，失敗した責任を患者や周囲の人におしつけないこと，くどくど弁解しないこと。失敗が続いた場合に「どうせ自分は不器用だから」といってあきらめてしまわないこと。生来の器用，不器用などは関係ない。

第 *1* 項　静脈穿刺

静脈穿刺は臨床医が絶対に熟達しておかねばならないもっとも基本的な手技であり，「たかが点滴の1本や2本失敗したってどうってことないさ，失敗したらやり直せばいいじゃないか」と軽く考えるのは大間違いである。たった1本の点滴が速やかに入るか否かによって患者の生命が左右されることすらあるのである。外科では昔より「手術はアッペに始まりアッペに終る」という格言があるが，さしずめ麻酔科では「麻酔は点滴に始まり点滴に終る」という格言があてはまるのではなかろうか。臨床医を目指す若い医師達はまずこの静脈穿刺手技を1日でも早く是非ともマスターするように心掛けてほしいものである。

静脈路を確保する方法を大別すれば静脈穿刺と静脈切開の2通りがあるが，近年秀れた静脈内留置針（例えばメディカット，アンギオカット，八光エラスター針など）が次々と製造され，静脈切開を必要とする機会はほとんど無くなったと言ってよいであろう。本稿では静脈穿刺手技についてのみ記載するが，無論静脈切開法に慣れておくに越したことはない。

1.　静脈穿刺に成功するためのポイント
(1)　穿刺に適した静脈を徹底的にさがすこと／

穿刺に適した静脈がすぐに見つかる場合は問題ないが，なかなか見つからない時がある。この時はすぐにあきらめずに体中をくまなくさがしまわることである。頸部，上腕，肘窩部，前腕，手背，指先，下腿，足背等たんねんにさがせば必ず1本や2本は適当な静脈があるはずである。ただし，著しく肥満した乳幼児では頭の先から足の裏までさがしても見当たらないことがある。しかし絶望する必要はまったくない。静脈は見えないだけで無くなってしまったわけではない。

どうしても末梢静脈に穿刺できない場合は内頸,鎖骨下,大腿静脈などの太い静脈に穿刺することも可能である。(第9章第1項参照)

(2) 静脈を十分に怒張させること✓
穿刺に失敗する原因の第1は静脈を十分に怒張させないうちに穿刺を試みることにある。逆に十分怒張させれば80%は成功したようなものである。静脈を怒張させる方法としては,① 穿刺部位を心臓の高さよりできるだけ下げる,② 駆血帯を巻く時の強さは駆血帯より末梢への動脈血の流入を妨げずに静脈血の帰還のみを阻止する程度とする,③ 穿刺部位を熱いタオルであたためる,④ 穿刺部位を軽く何回もたたく,⑤ 末梢側から駆血帯に向かって静脈を何回もしごくようにする,などがある。

(3) 穿刺針の太さ,長さ,材質などを慎重に選ぶこと✓
穿刺する静脈の太さ,硬さ,蛇行具合,走行方向などを十分考慮してもっとも適当な穿刺針を使用する。「どんな針でも入る時は入るしだめな時はだめ」などと言わずにすべてに最善をつくすべきである。

(4) 最初から太い針を刺入する必要はない✓
術中に大量出血が予測されるような場合はできるだけ太い(14〜16G)針を刺入しておく必要がある。しかし導入時には細い(20〜23)針が1本入っていれば十分である。導入前に太い針を刺入するのは患者も痛いし失敗する率も高い。太い針の刺入が必要であれば導入後にゆっくり刺入すればよい。

(5) もし失敗したら直ぐに2回目の穿刺を試みないこと✓
第1回目の穿刺に失敗すると急にあわてだす初心者が多い。特に医学生や看護学生などの見学者が多い場合,早く2度目の穿刺を成功させて名誉挽回したいと思うのが人情である。しかし功をあせるのは再度失敗するもとである。1回目の穿刺に失敗したらしばらく間を置いてゆったりとした気分で2回目の穿刺にアタックするのがよい。

2. 穿刺に最適の静脈はどこか？

一般に静脈穿刺に最適の静脈は肘関節と手関節の間の静脈とされている。その理由としては静脈の走行が比較的真直ぐである,肘関節や手関節を曲げてももれにくい,固定が容易である,比較的心臓に近い,などが挙げられる。しかし実際に

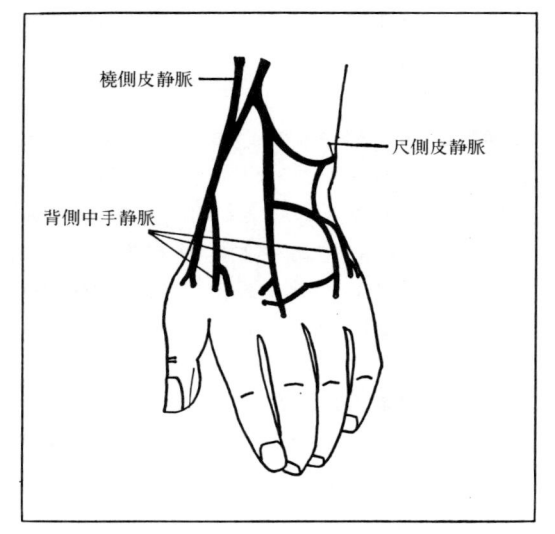

図 4-A 静脈穿刺に用いられる静脈(1)(手背)

もっとも穿刺が容易なのは手背の静脈，手関節橈骨側の静脈，肘窩部静脈であろう（図4-A，B）。患者によっては下腿の大伏在静脈，外頸静脈がよく怒張することもある。これらの静脈のうち，肘窩部静脈尺骨側は近くに動脈，神経が走っているためこれらを損傷したり，特殊な薬液が漏れた場合には壊死を起こすので穿刺には適さない。大伏在静脈は心臓まで薬液が到達するのに時間がかかり，血栓性静脈炎を起こし易いので first choice ではないが静脈路を2～3本確保したい場合は1本位は使用することが多い。結局穿刺に最適の静脈とは，穿刺が容易である，固定し易い，手術操作の邪魔にならない，ゴム管からの薬剤の注入が容易である，合併症が少ないなどの条件をできるだけ満す場所にある静脈であり，一般には手背または手関節橈骨側の静脈が first choice となる事が多い。術中の大量輸血・液に備えて内頸，鎖骨下，大腿静脈などの太い静脈に穿刺を行なう場合もあり，特に前2者では中心静脈圧測定や術後の高カロリー輸液のための経路としても有用であるため，近年これらの大静脈の穿刺が流行している。しかしこれら大静脈の穿刺は気胸，動脈穿刺（およびこれによる血胸，巨大血腫），胸腔

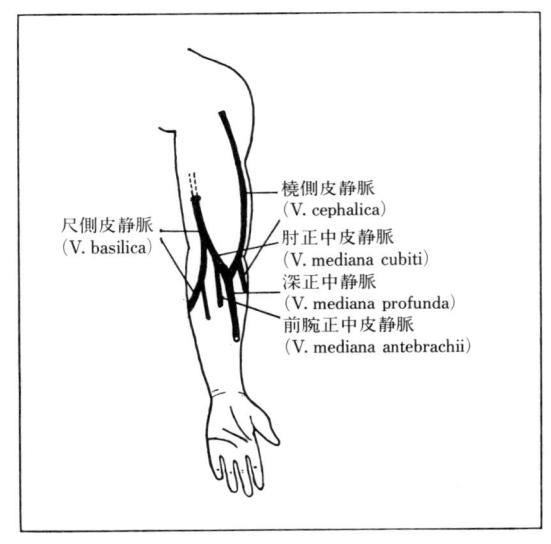

図 4-B　静脈穿刺に用いられる静脈(2)(肘窩部)

内輪液などの合併症を起こす恐れもあり，この手技に余程熟達した医師以外は試みるべきではない。どうしても必要な場合は慣れた医師にやってもらえばよいのであって，未熟な医師が練習がてらに穿刺を試みるのは絶対避けるべきである。いかなる理由があるにせよ医師が何らかの操作を加えた事により患者の状態が一層悪化するような事があってはならないし，ましてやその操作が絶対的に必要なものでない場合はなおさらである。

3. 静脈穿刺の実際

ここでは手背の静脈穿刺について述べるが，どこの静脈に穿刺する場合も要領は同じである。
① 駆血帯を前腕に適当な強さで巻き，手背の静脈が怒張するまで待つ。
② 術者の左手の示指と中指を患者に軽くにぎらせ，環指と小指は外に出し，拇指で手背の皮膚を手前（術者側）に引っ張るようにする（図5）。こうすると術者の右手が患者の手にぶつからないので穿刺針を十分寝かせて（すなわちあまり

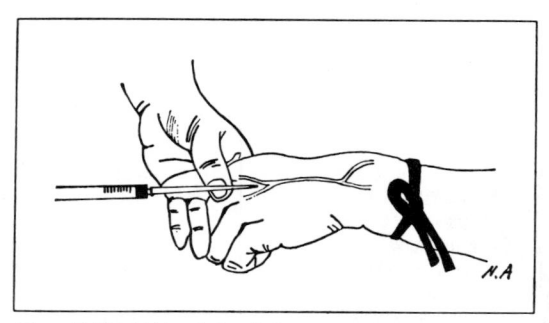

図 5 静脈穿刺(1),患者の皮膚をピンと引っ張り血管を固定する。

角度をつけずに)穿刺ができるし,皮膚をピンと張ることができるため針を刺した時に皮膚にしわが寄らないし(皮膚にしわが寄るのは失敗するもと),蛇行している血管をある程度真直ぐにする効果がある。

③ 針の刺入点を決定する。刺入点に局所麻酔を施す方が良いか否かは一概には決められないが,一般的には 25〜27 G の針で局麻をした方が良い。特に刺入点に附属の小メスで皮膚に小切開を加える場合は局麻を必ず施す。ただし,局麻薬の量が多過ぎると刺入点が不明瞭となり失敗するもとになる。一般にメディカットやアンギオカット使用時は刺入点の皮膚に小切開を加える必要はない。

④ 刺入点に小切開を加える場合は血管の真上を切ってはならない。深く切り過ぎ血管自身を傷つける恐れがある。皮膚を左または右に引っ張り血管の外縁に小切開を入れ,皮膚の引っ張りを元に戻して小切開が血管の真上にくるようにするとよい(図 6, 7)。

⑤ 局麻あるいは皮膚の小切開を施したらならば針を刺入する。血管に対して角度をつけ過ぎると針先が血管を貫通し血管外に出てしまう(図 8)。針を寝かせ過ぎると皮膚にしわが寄り易く血管壁の上をこするような具合になってこれまた失敗する。

⑥ 穿刺が成功したと思ったならばまず穿刺針の内筒(マンドリン)のみを少し引き抜き外筒に血液が逆流してくるか否か確かめる。スムーズに逆流してくるようであれば内筒はそのままにして外筒を静かに押し進める。外筒がスムーズに進むようであればまず穿刺は成功したと思ってよい。ここまでの操作中術者の左手

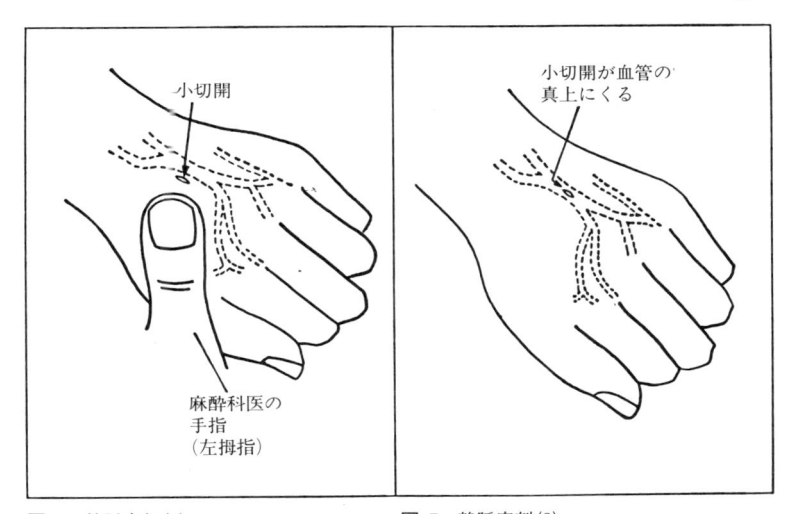

図 6 静脈穿刺(2)　　　　　　　　**図 7** 静脈穿刺(3)

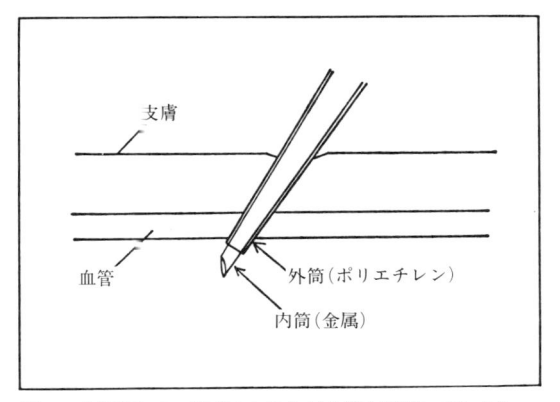

図 8 穿刺針を立て過ぎると針先が血管を貫通してしまう。

はずっと患者の手を軽くにぎったままである。穿刺が成功したと思い両手を使って内筒を抜く操作をすると針が抜けてしまうことがある。

⑦　確かに血管を貫いた感触があったにもかかわらず内筒を引き抜いても血液の逆流が見られない場合は外筒を静かに引き抜いてくる。針先が血管を貫通してい

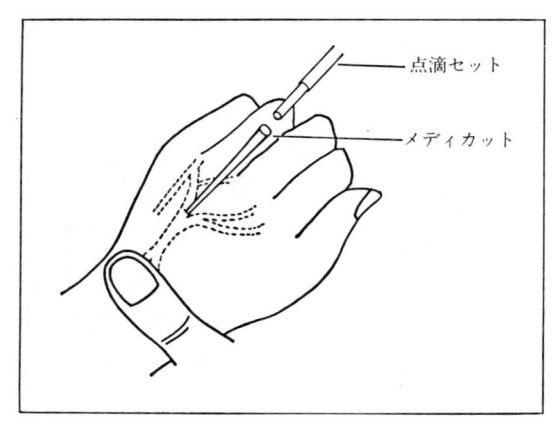

図 9 拇指で血管を圧迫し血液の流出を防ぐ。

た場合は外筒をあるところまで引き抜いてくると突然血液の逆流が見られることが多く，逆流が見られたところで外筒を静かに推し進めてみる（この操作は八光エラスター針やメディカットでは比較的容易であるが，アンギオカットは外筒が柔らかいためうまくゆかないことがある）。

⑧ 穿刺に成功したならば内筒を抜去し，外筒と点滴セットを接続する。点滴を全開大として薬液がスムーズに落下することを確認する。手背を乾いたガーゼでよく拭きしっかりと絆創膏で固定する。なお，内筒を抜去する時は左拇指で外筒の先端と思われる部位を圧迫し，外筒と点滴セットを接続する間に血液がポタポタと流出するのを防ぐ（図9）。

〈参　考〉

① 穿刺時の疼痛は針の刺入角度，皮膚を貫く速度，皮膚の張り具合，血管壁をこするか否かなどによって非常に差がある。

② 皮膚に針を刺す時は必ず患者に予告してからにする。予告なしに針をいきなり刺すのはたとえどんなに細い針でも禁物である。これはわれわれがいきなり蜂に刺されたことを思い出せば納得できよう。手術台上の患者はそれでなくとも絶えず「何をされるのだろう」と内心びくびくしているものである。不用意な針の刺入は患者を著しい不安感に陥し入れるに十分である。

③ もし針の刺入に失敗した場合は患者に正直に話し（失敗しましたと言う必要

はないが，再度刺入を試みることを予告する），再刺入に協力してもらう。再度試みる場合は穿刺する静脈や針の太さをより一層慎重に選ぶ必要がある。穿刺し易い静脈から穿刺してゆくのであるから失敗が重なればますます成功し難くなるのは当然である。2回続けて失敗した時は他の医師に代ってもらうのがよい。
④　静脈穿刺をしただけで血圧低下，徐脈，冷汗，嘔気などが発来することがあるので注意する必要がある。血圧低下，徐脈がみられた場合は，エフェドリン5 mg，硫酸アトロピン0.25 mg程度を静注し，しばらく様子を観察する。2～3分で回復することが多い。

第2項　マスクとバッグによる人工呼吸法

マスクとバッグによる用手人工呼吸の手技は手術室における麻酔では無論のこと，救急蘇生術におけるもっとも基本的な手技であり，医師たるものは属している科が何科であっても本手技を確実にマスターしておかねばならないのであるが，残念ながら一部の医師を除いて多くの医師が本手技に不慣れであるのが現況である。是非とも練習してほしいものである。

1.　頭の姿位
頭部はできるだけ後屈位をとらせ，下顎を前上方に突き出したような姿位をとらせる（図10）。まくらの高さは成人で4～8 cm位が適当であり，高すぎても低すぎてもよくない。まくらの幅は20 cm前後あった方が頭部の安定がよく，まくらの硬さはあまり硬すぎない方がよい。麻酔科医の姿勢は患者に対して真正面を向くのがよく，半身に構えるのはよくない。

2.　マスクの持ち方
マスクの持ち方は麻酔科医の手の大きさ，腕力，患者の顔の大きさ，肥満の度合，顔の形などによって多少は異なるが，要は上手に人工呼吸ができればよいのであるから各自が自分に合った方法を身につけることが肝要である。
①　マスクを左手に持つ。拇指はマスクの後部に，示指は前部にかけ，中指，環

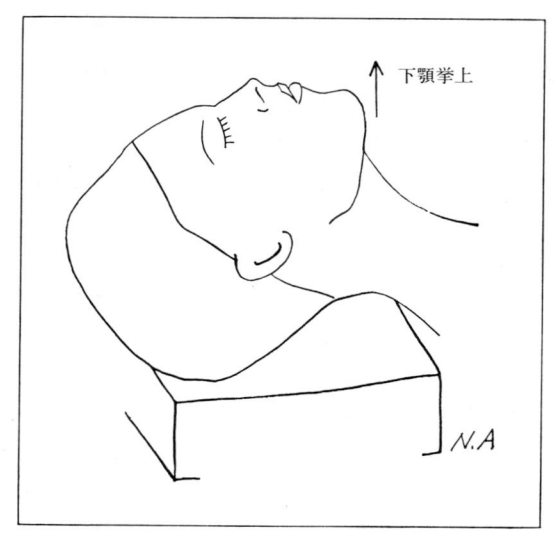

図 10 人工呼吸を施行する際の頭部体位

指は下顎骨縁に，小指は下顎骨角にかける（**図 11-A**）。もっとも重要なのは小指の位置である。小指で下顎を前上方に十分持ち上げるようにする。この時拇指と示指でマスクを下方に押しつけるようにすると下顎を前上方に挙上することができない。（**図 11-B**）は拇指以外の指が揃ってしまい，下手なマスクの持ち方である。
② マスクを持った時に手関節が**図 12**のように内側方向に屈曲するのは小指を下顎骨角にかけにくく，また長時間マスクを持つ時は手指が疲労し易いのでよくない。
③ マスクを持った腕の肘関節が肘を張ったようになってはいけない。これは気管挿管や脊椎麻酔施行時にも共通して言えることであるが，脇が甘いと腕をしっかりと固定することができず，不安定になり易い。肘部はしっかりと体に引き付けるようにする。剣を正眼に構えた時の左手にマスクを持つような感じがよい。
④ マスクは顔面にしっかり密着させ，ガスが洩れないようにする。痩せて頬がコケている人，義歯をはずした人，胃カテーテルが経鼻的に挿入してある人，顔

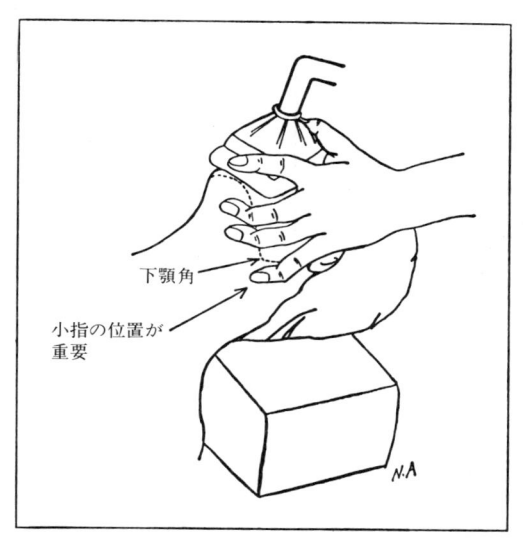

図 11-A 正しいマスクの保持，小指を下顎角にしっかりとかける。

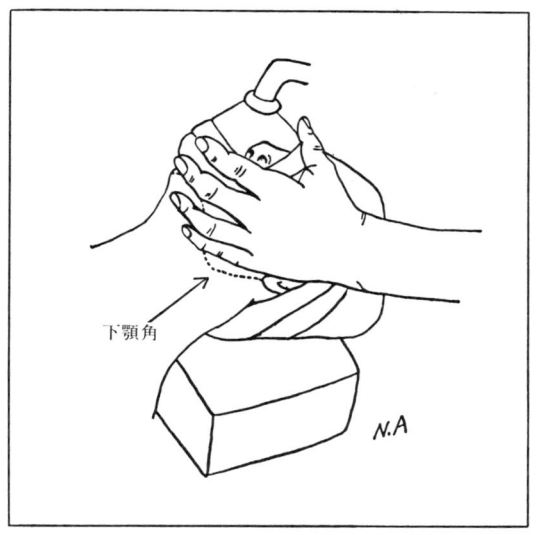

図 11-B 下手なマスクの保持(1)，指が揃ってはだめ。

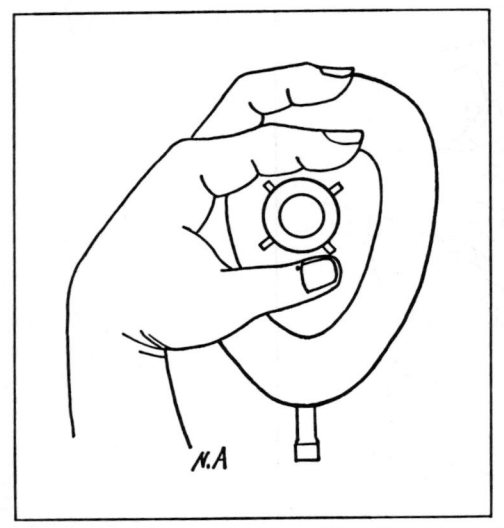

図 12　下手なマスクの保持(2), 手関節を屈曲させてはだめ。

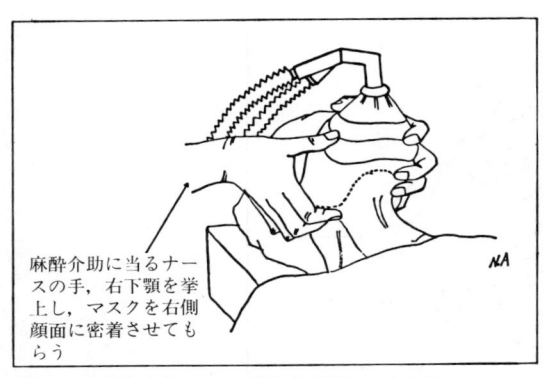

麻酔介助に当るナースの手，右下顎を挙上し，マスクを右側顔面に密着させてもらう

図 13　麻酔介助者にマスク保持を手伝ってもらう。

面に変形のある人などではマスクを顔面に密着させるのが難しい。このような場合は，㋑ 麻酔介助者に顔面にマスクが密着するように手伝ってもらう（図13），㋺ 濡れたガーゼを固くしぼったものやスポンジを左右の口腔内やマスクと顔面の間に挟んでガス洩れを防ぐ，㋩ 図14のように自分の下顎でマスクを押えつけ

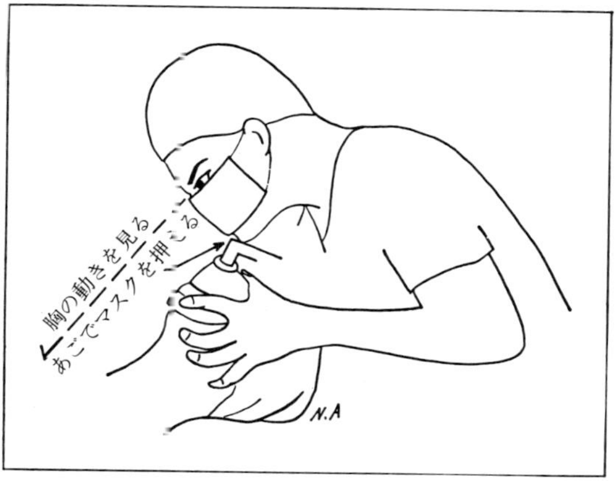

図 14 自分の下顎でマスクを押え顔面に密着させる。

る，などの方法を試みる。

⑤ マスクの大きさが小さすぎたり，顔面への当て方が悪いとマスクで両側鼻孔を塞いでしまうことがある。義歯をはずした老人では上口唇がめくれることによって鼻孔を塞ぐことがある。

⑥ 極端に肥満した患者や下顎骨が著しく横に張り出した患者では左小指を下顎骨角にかけることができず，マスクの保持が困難な場合が多い。このような場合はエアウェイを挿入し，左右両手で下顎を挙上し，バッグを押す時は麻酔介助者に押してもらう。両手で下顎を挙上する場合は図15のように拇指のみでマスクをおさえ他の4指は下顎骨にかけるようにすると手首が疲労しにくい。

⑦ 長時間マスクを持っていると手指が疲労してきてマスクの保持が困難となる。この時はエアウェイを挿入した後図16のように head band をかけたうえで下顎を片手または両手で挙上するとよい。head band をかけた直後は下顎を挙上せずとも気道が開通している場合でも，時間の経過と共に次第に舌根が沈下してきて気道閉塞を起こすことがあるので，head band をかけたまま放置するのははなはだ危険である。また，head band を強くかけすぎると下顎を押し下げて気道閉塞を起こす恐れがある。

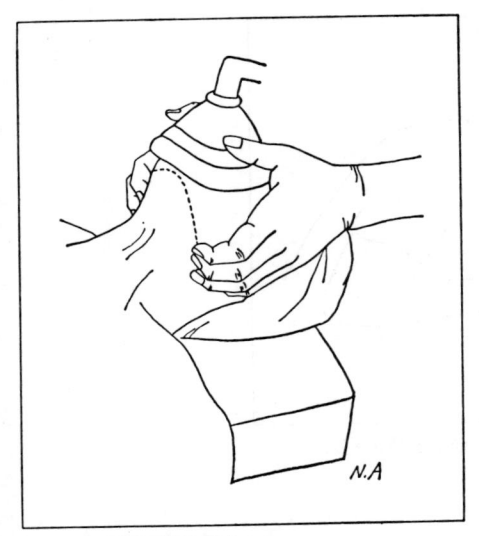

図 15 両手で下顎を挙上する。

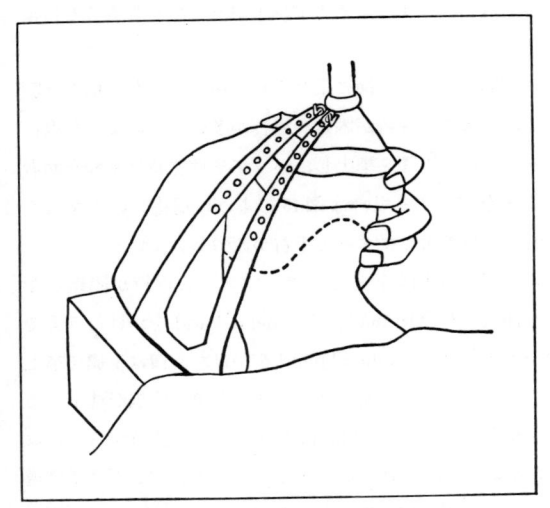

図 16 head band でマスクを顔面に密着させる。

3. エアウェイの挿入方法

エアウェイは舌根沈下や咽頭の軟部組織による上気道閉塞を防ぐ目的で挿入する。エアウェイには経口用のものと経鼻用のものがあり，前者には金属，ゴム，プラスチック製など4〜5種類あるが型はほぼ同じである。後者にはゴム，軟らかいプラスチック製のものなど2〜3種類ある。経口エアウェイは挿入方法が悪いとかえって舌を下咽頭部に押し込み気道閉塞を起こすし，経鼻エアウェイは乱暴に挿入したり太すぎるものを挿入すると鼻出血を起こし，長すぎるものを深く挿入しすぎるとエアウェイの先端が気管入口部を塞いでしまうことがある。

① 経口エアウェイを挿入する場合はまず十分大きく開口し，**図17**のようにリドカインゼリーを塗ったエアウェイを正規の挿入方法から180°回転させ（すなわち逆向きにして）口腔内へ半分位押し込み，次いで硬口蓋に沿って滑らすような感じでしかもゆっくり回転させながら奥に挿入し，入れ終わった時にはエアウェイが正規の方向を向いているように挿入する。最初からまともな方向で挿入しようとすると舌を奥に押し込む恐れがある（**図18**）。入れ終わったら気道閉塞の有無を確かめる。

② 経鼻エアウェイは経口的にエアウェイを挿入し難い場合（例えば開口障害，口腔内手術後，経口エアウェイでは咽頭反射が強く舌でエアウェイを押し出してしまう時，歯がグラグラしていて今にも折れそうな時など）に挿入する。エアウ

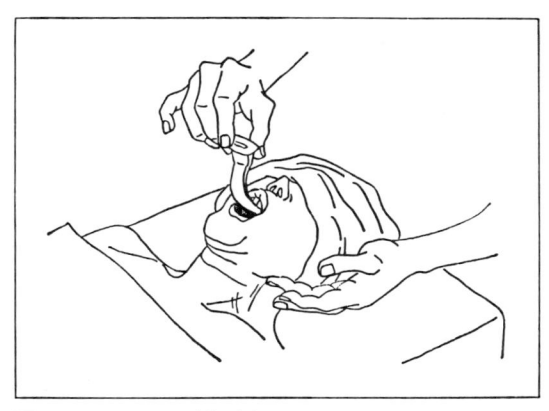

図 17　エアウェイの挿入(1)

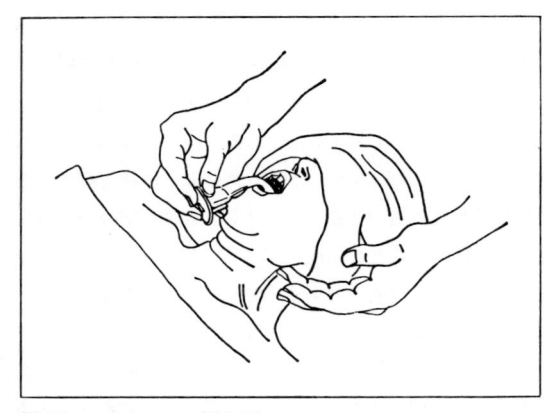

図 18 エアウェィの挿入(2)

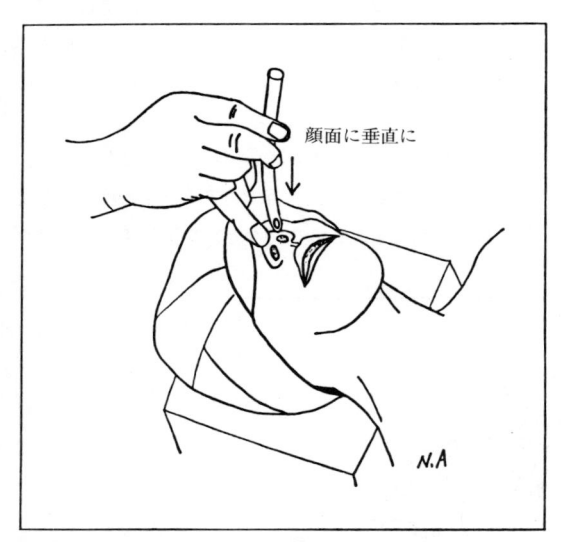

顔面に垂直に

図 19 経鼻エアウェイの挿入(1)

ェイにリドカインゼリーを十分塗り，左示指で鼻の先端を頭部方向につり上げるようにし，右手でエアウェイを鼻孔から真下に向けて静かに挿入し（**図19**），先端が舌根部を越えたところでしかも呼気が十分戻ってくるところで留め，絆創膏

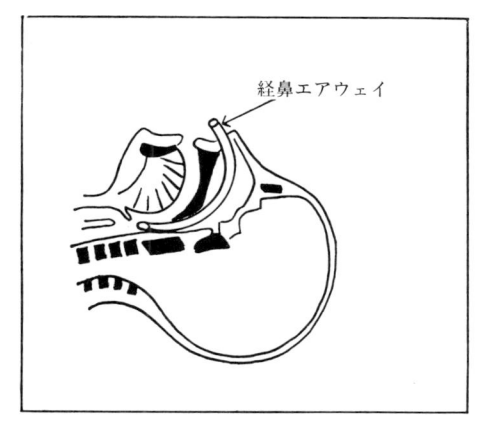

図 20 経鼻エアウェイの挿入(2)

で固定する（図20）。鼻出血が見られた場合は経エアウェイ的に静かに吸引し，しばらく様子を見る。間もなく止血することが多い。出血傾向のある場合，抗凝固療法中の患者では経鼻エアウェイは挿入しない方が無難である。

4. バッグの押し方

① バッグの大きさは容積が$1l$〜$5l$まで種々であるが，患者の年齢，体格，麻酔科医の手の大きさなどによって適当なものを選んで使用する。成人用では$3l$または$5l$のバッグを使用するが，麻酔科医の手が小さい場合は$5l$のバッグはやや加圧しにくい（バッグは片手で押すのが原則である）。

② バッグを押す部位はどこでもよいが，通常はバッグの真中か，それより少し下のところを持って押す。あまり上の方を持って押すのはよくない。拇指の爪をバッグに突き刺すように押すとバッグに穴があきやすくなるので指腹で押す。

③ バッグを加圧する場合はバッグを瞬間的にギュッと押すのではなく，ある程度の時間をかけてゆっくりガスを肺内に押し込んでやるような感じで加圧する。通常吸気相と呼気相の時間的比率は約$1:2$となるようにする。すなわち1でバッグを押し，2，3で加圧している手の力を抜き気管内圧が平圧になるようにする。手の力が完全に抜けないと呼気時に陽圧がかかってしまう。

④ バッグは膨らみすぎても，萎みすぎても押しにくい。バッグが 70〜80% 膨らんだところで押すのがよい。ガスの流量や加圧回数，pop off バルブやバッグのシッポの開閉具合を適当に調節して，バッグが絶えず一定の間隔で膨らんだり萎んだりするようにリズミカルに加圧，除圧するようにする。加圧する回数は成人で 10〜15 回/min，小児で 20〜30 回/min 位が適当である。ただし麻酔導入時には過換気とする事が多いので成人でも 30〜40 回/min 加圧することもある。

5. マスクとバッグによる用手人工呼吸

① 図21のように左手にマスクを持ち，患者の胸の動きを観察しながら右手でバッグを押す。マスクと顔面がしっかりと密着していないと隙間からガスが洩れ，患者の胸は膨らまずバッグはすぐに萎んでしまう。上気道に閉塞がある場合（例えば舌根沈下）はバッグを加圧した時の抵抗が強く，患者の胸は膨らまずに頬部が膨らむ。

② バッグを加圧すると胸はあまり膨らまず上腹部（胃部）が次第に膨隆してくることがある。胃内にガスを送り込んでいるためであり，左手の下顎挙上が不十分であることが多い。胃部が著しく膨隆した場合は胃カテーテルを挿入して胃内のガスを吸引する必要がある。

③ 人工呼吸が上手に行なわれている場合はバッグを加圧すると胸が静かに膨ら

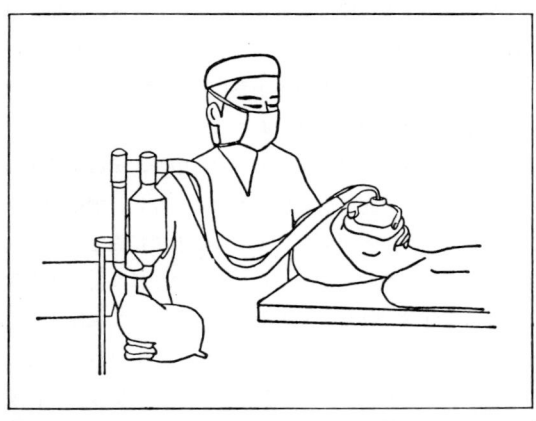

図 21 マスクとバッグによる人工呼吸，患者の胸の動きを注視する。

みバッグの抵抗も少なくすぐに萎んでしまうこともない。
④ 患者の自発呼吸が残存している場合は吸気に合わせてバッグを加圧する。

〈参　考〉
① 普通の人間は左手と右手を別々に動かせば容易にできることでも両手を同時に動かそうとすると，どちらか一方の手の動きが悪くなるものである。左手に神経が集中すると右手の動きがおろそかになる。マスクとバッグによる人工呼吸は自動車の運転のようなもので，初めは上手にできなくてもなれてくればそれ程難しいものではない。
② 静脈麻酔薬（チオペンタール）投与直後で未だスキサメトニウムなどの筋弛緩薬の効果が発現する以前ではバッグを加圧しても患者の胸がスムーズに膨らまないことがある。このような場合，力まかせに加圧しても絶対に成功しない。人工呼吸開始時はまずバッグを軽く加圧し，患者の胸がスムーズに膨らむのを確認してから次第に強く加圧するのがコツである。
③ エアウェイを挿入する場合は原則として静脈麻酔薬または筋弛緩薬の作用が十分発現した後に挿入する。麻酔が浅いうちに無理に挿入を試みると，舌で押し出したり，嘔吐，喉頭痙攣を誘発する恐れがある。
④ マスクとバッグによる用手人工呼吸（マスク換気）が困難な症例は，気管挿管が困難である場合が少なくないので注意が必要である。

第 3 項　気管挿管

気管挿管の手技は静脈穿刺やバッグとマスクによる人工呼吸と同様手術室における麻酔には無論のこと，救急蘇生や長期人工呼吸のためには絶対欠かすことができない手技であり，医師国家試験に合格した若手医師達は 2 年間の研修期間の間に最低限 6 ヵ月間は麻酔科研修を行ない，本手技を確実にマスターすることが強く望まれる。

1.　気管挿管の種類
① 気管挿管を施行するための経路としては経口挿管，経鼻挿管，経気管切開孔

挿管の3通りがある。

② 通常の気管挿管法以外の特殊な気管挿管法としては，意識下気管挿管，盲目的気管挿管，逆行性気管挿管，特殊な器具を用いた挿管などがある。

③ 特殊な気管チューブを使用して気管挿管を行なうことがある。特殊なチューブには，ロバートショウチューブ，ブロンコキャス，スパイラルチューブ（ラセン入りチューブ），オックスフォードチューブ，気管切開用チューブなどがある。

2. 気管挿管の手技（通常の経口挿管）

前記のごとく，気管挿管は全身麻酔，救急蘇生，長期人工呼吸，救急以外での気道確保などのために施行されるが，挿管手技の基本はいかなる場合もまったく同じである。ここでは全身麻酔導入時の気管挿管について述べる。挿管の準備が終了したならば静脈麻酔薬と筋弛緩薬を投与し，純酸素を流しながらマスクとバッグで人工呼吸を行ない，筋弛緩薬の効果が十分発現してきたところで挿管手技に移る。

(1) 頭の姿位とまくらについて

マスクとバッグによる人工呼吸時とまったく同じである。適当な高さ，幅，硬さのまくらを使用し，頭部は下顎を前上方に突き出して後屈位（匂いを嗅ぐような姿勢：sniffing position）をとらせる。病的骨折を起こし易い患者では頸椎損傷を起こさぬように静かに後屈位とする。術前よりすでに頸椎に異常がある場合は後屈位がとれないこともある。

(2) 口の開き方

① 最大限に開口せよ！

挿管を成功させるためにはまず第一に口を十分開くことである。開口不十分は挿管に失敗する第一の原因である。マスクとバッグによる人工呼吸を中止したらただちに左手に喉頭鏡を持ち，左手の拇指を下顎歯列に，右手示指を上顎歯列中央に当て軽く開口し（図22-A），ある程度開口できたならば右手示指はそのままにして，左手拇指を離し右手拇指を下顎歯列中央に当てて引続きできるだけ大きく開口する（図22-B）。初めから右手のみで開口しようとすると開口しづらいことがあり，特に歯がグラグラしている場合は歯を痛め易い（歯がグラグラしている

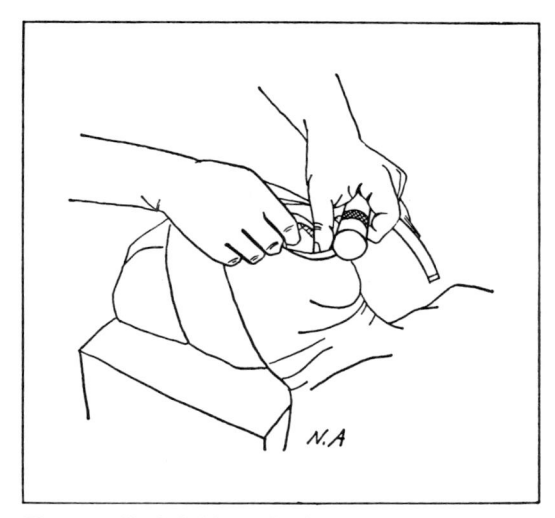

図 22-A 開口操作(1) 両手指を使う，喉頭鏡を左手に持つ。

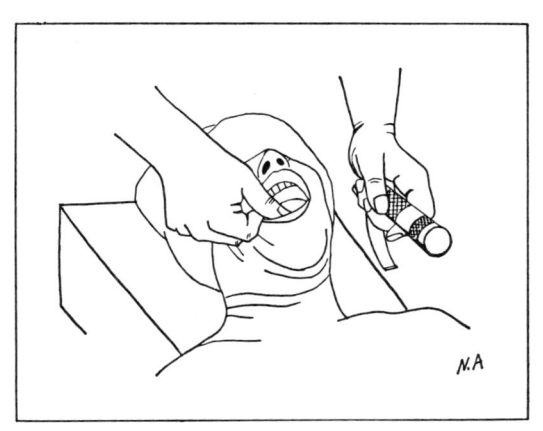

図 22-B 開口操作(2)，右手指で最大限に開口する。

場合は喉頭鏡の挿作のみで開口することもある。指を使って開口する場合は左拇指および右示指をできるだけ深く挿入し指腹を口蓋に当てて大きく開口するようにする)。また，初めから右口角より指を挿入しては開口しづらいのでまずは上

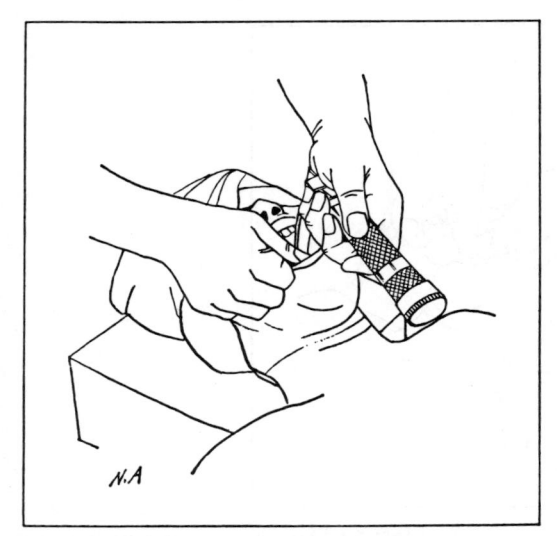

図 23 喉頭展開操作(1)，ブレードの挿入

下歯列の中央に指をあてて開口し，十分に開口できたら右手の拇指と示指を少し右口角寄りにずらして喉頭鏡のブレードが挿入し易いようにしてやる。

(3) 喉頭の展開法

十分に開口できたらならば次いで喉頭鏡のブレードを口腔内に挿入し喉頭を展開して気管入口部（声門部）を確認する（図23）。

① 喉頭鏡は正しく構えよ！　（喉頭鏡の持ち方）

要は上手に喉頭展開ができればよいのであるからどのような持ち方でも構わないが，挿管が著しく困難な場合はやはり喉頭鏡を正しく構えないと一層挿管しづらい。喉頭鏡は図24のように左手でハンドルをしっかり握って持つ。小指はハンドル下方のくびれた部位か，それよりわずかに下方にかかる位がよい。左脇をしっかりと固めて肘を体に引き付けるようにする。図25のように手関節を内側に屈曲させるような持ち方は手首に力が入れ難いため喉頭展開がやりにくい。手関節は真直ぐに伸ばす（図26）。患者が乳幼児の場合は図27のようにハンドルを持つこともある。肩の力は抜くように心がける。

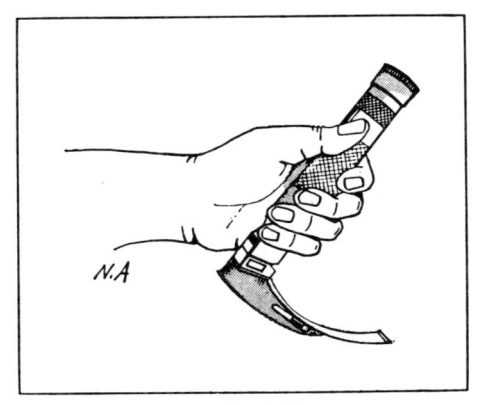

図 24　喉頭鏡の正しい持ち方(1)

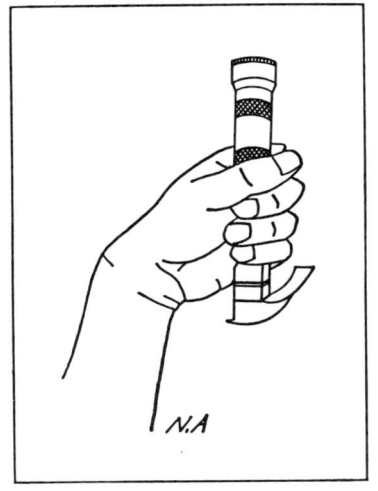

図 25　喉頭鏡のまずい持ち方，手関節を
　　　屈曲させてはならない。

② 舌をブレードの右側に残してはならない！

喉頭鏡のブレードは気持ちとしては右口角より挿入するが，実際にはあまり右口角寄りから挿入しようとするとかえって挿入しづらい。十分に開口できる場合は

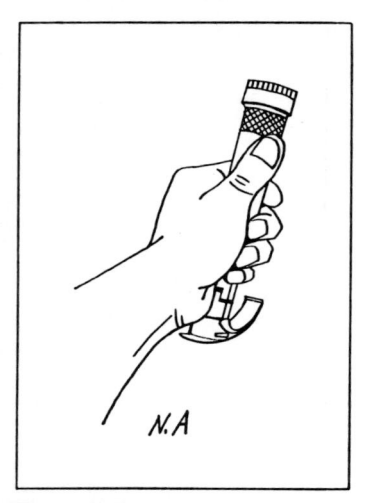

図 26 喉頭鏡の正しい持ち方(2),
手関節は真直ぐに伸す。

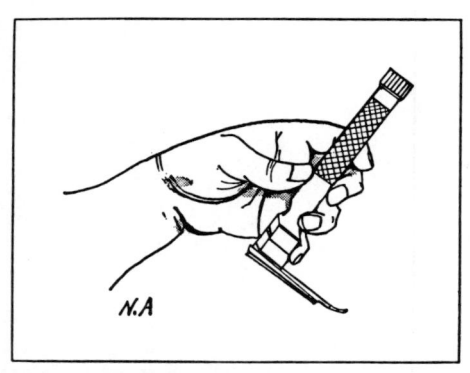

図 27 小児用の喉頭鏡はこのように構えることもある。

右口角よりやや中央に寄ったところにブレードの先端を挿入し (**図23**), 舌を左側に圧排しながらブレードを徐々に奥に進める。舌の左側への圧排は確実に行なう必要がある。**図28**のようにブレードの右側に舌が残存してはならない。**図29**は舌, 喉頭蓋, 気管, 食道の関係を示したものである。

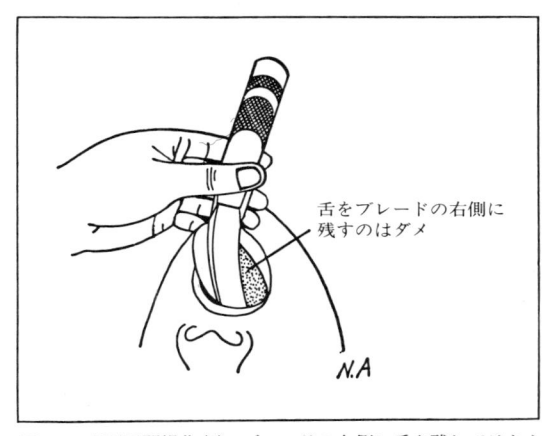

図 28 喉頭展開操作(2)，ブレードの右側に舌を残してはならない。

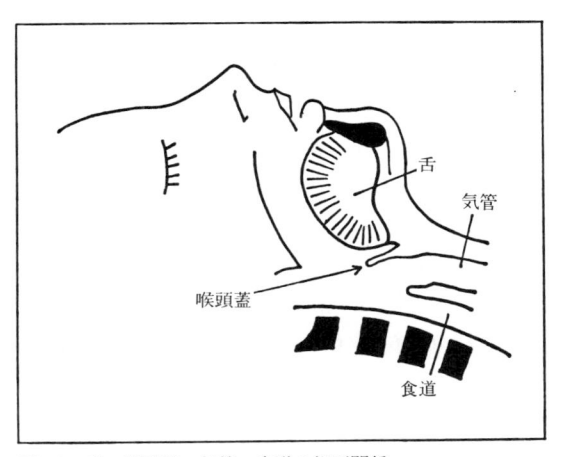

図 29 舌，喉頭蓋，気管，食道の相互関係

③ 喉頭蓋を必ず確認せよ！

舌をブレードの左側に圧排しさらにブレードを奥に進めると図30のように舌根の先に喉頭蓋（epiglottis）の背面が見えてくる（図31-A）。この喉頭蓋を確認することが喉頭展開でもっとも重要なことであり，喉頭蓋が確認できない場合は

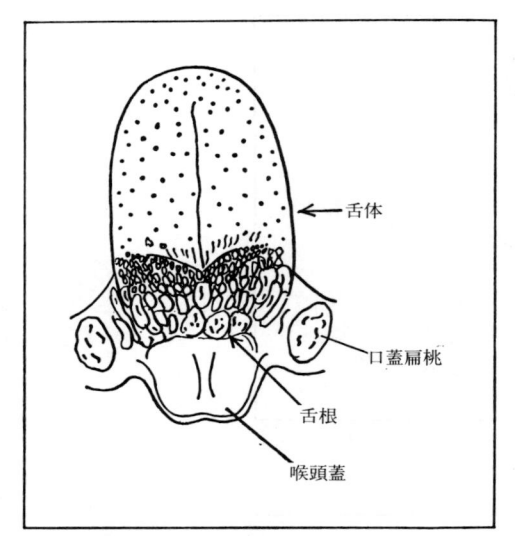

図中ラベル: 舌体 / 口蓋扁桃 / 舌根 / 喉頭蓋

図 30 舌根と喉頭蓋との関係

ブレードが十分深く挿入されていないか,ブレードが深く入り過ぎているか(この時はブレードを手前に引き戻してくればよい),左手の力が不十分で下顎が十分に前上方に挙上されていないかのいずれかである。喉頭蓋の背面が確認できたならば,さらにブレードを進め,ブレードの先端が喉頭蓋の根部に達したならば,ここでハンドルを前上方に引き上げ下顎を吊り上げるようにすると喉頭蓋が持ち上げられ声門部が見えてくる(**図31-B,C**)。この喉頭蓋の持ち上げ方が重要なポイントである。下顎を吊り上げる時,上歯列をテコの支点にしてハンドルを手前に倒すような操作はけっしてしてはならない(**図32**)。極端なことを言えば下顎を吊り上げる時ブレードを上歯列に接触させないぐらいのつもりでハンドルを前上方に押し出すようにする。

喉頭蓋が十分に持ち上がらず,声門部の下端しか見えない時(**図31-B**)はブレードの先端を少し進めてみる,もっと力を入れて下顎を吊り上げてみる,麻酔介助者に甲状軟骨部を上から下に向かって圧迫してもらう等の操作をしてみる(甲状軟骨部を圧迫してもらうのは有効な方法ではあるが,喉頭鏡操作が甘いのをこ

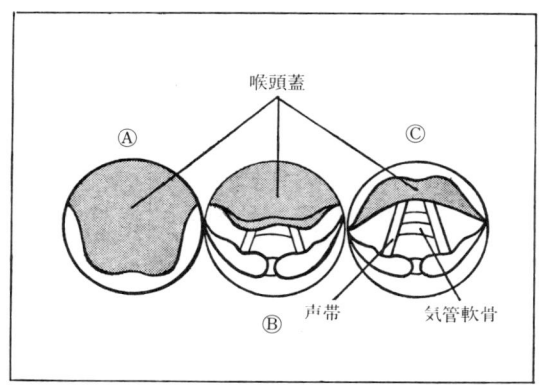

図 31-A　喉頭蓋の背面が見えてくる。
　　B　喉頭蓋を持ち上げると声門部が見えはじめる。
　　C　声門部が完全に露出される。

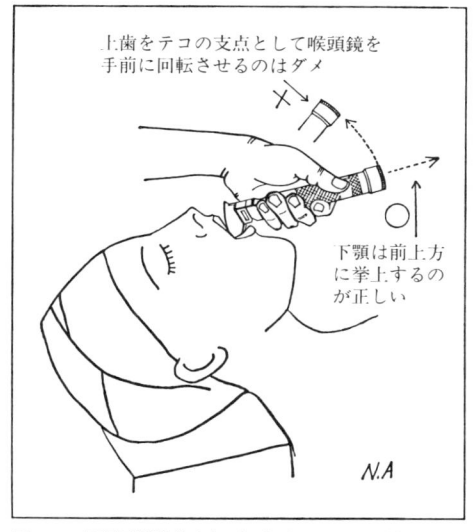

図 32　喉頭展開操作(3)，左手（ハンドルを持った手）の力の入れる方向

の方法で補う癖をつけるといつ迄たっても上達しない！)。

④ 声門部が確認できたならば声門部から目を離すな！

声門部は視野の中央に，左右対称に見えなければならない。声門部がゆがんで左右非対称の時はブレードの位置が正中線上にない時や，ハンドルが左右どちらかに傾いている場合が多い。声門部が確認できたら8％リドカイン液を喉頭，声門，気管内に4〜5回噴霧することもある。声門部から絶対目を離さないようにする。

(4) 気管チューブの挿入

左手の力をゆるめることなく声門部を注視しながら右手に気管チューブを麻酔介助者に渡してもらう。チューブにはあらかじめスタイレットを挿入しておくことがある。スタイレットを挿入することによりチューブに適度の角度をつけて挿管を容易にするためである。スタイレットを挿入する場合はあらかじめスタイレットにリドカインゼリーを塗っておくと抜去しやすい。スタイレットの先端は絶対にチューブの先端より先に飛び出してはならない。スタイレットを極端にL字型に曲げてはならない。かえって挿管しづらいし，抜去もしにくい（ただし，挿管が著しく困難な場合はL字型に曲げることもある）。チューブは上端に近い部位をペンを持つように軽く把持する（図33）。図34のように全指で握りしめたり，図35のようにチューブの中央を折り曲げるようにして把持してはならない。例外として，スパイラルチューブ（ラセン入りチューブ）にスタイレットを挿入して挿管を試みる場合には，チューブ上端を図34のように全指で把持し，拇指と示指でスタイレットを固定することがある。図35のような持ち方ではまず絶対に挿管できないと思って間違いない。

チューブを右手に受け取ったら正中線よりやや右口角寄りから口腔内へそっと静かにチューブを挿入する。この時チューブが視野を妨げ声門部が見えなくなってはいけない。チューブが声門部を越え，カフが声門部を完全に通過したところでチューブの挿入を一旦止め，スタイレットを使用していればチューブが抜けてこないように右手でチューブをしっかり把持しながら麻酔介助者にスタイレットを抜いてもらい，さらにチューブを少し奥に進める。チューブの挿入にはけっして力を入れてはならない。

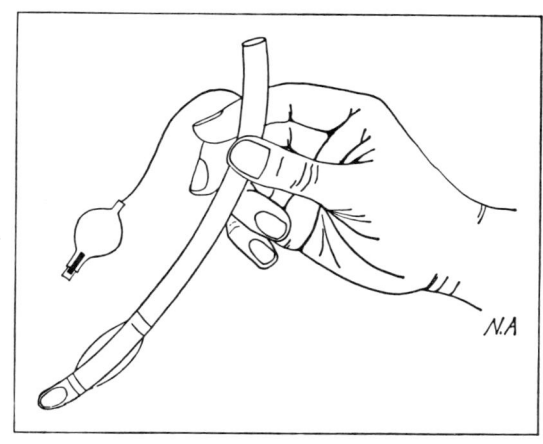

図 33 気管チューブの正しい持ち方

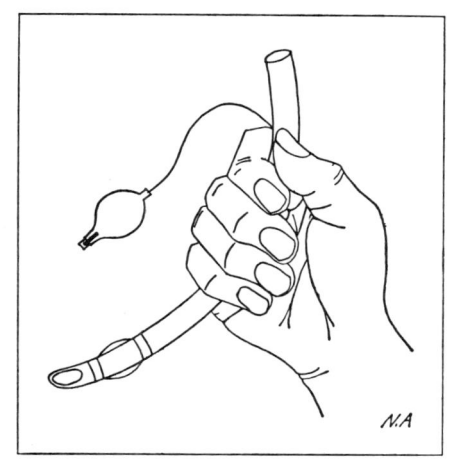

図 34 気管チューブのまずい持ち方(1)

(5) 挿管の確認

正しく挿管できたと思ったら喉頭鏡のブレードを抜去し，挿管の確認を行なう。もっとも簡単で確実な方法はチューブから息を吹き込む方法である。正しく気管

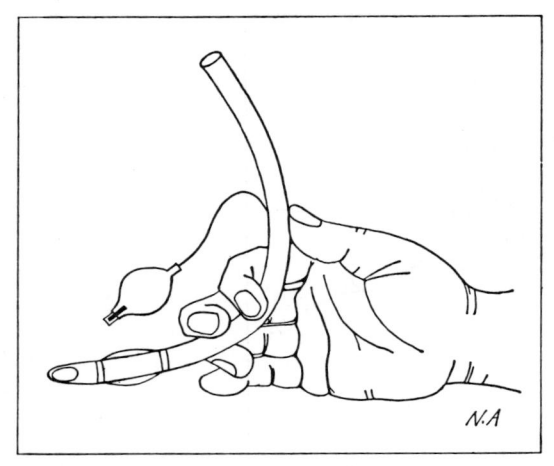

図 35 気管チューブのまずい持ち方(2)

に挿管されていれば胸がスムーズに膨らむが,食道に挿管されている場合は胸が膨らまず上腹部が膨らんだり,ガッガッとかブッブッというような変な音がする。正しく挿管されている場合でも未だカフを膨らませていない時にはチューブと気管の間隙から空気が漏れ,食道に挿管した時と同様の異常音を発することがあるが,カフを膨らませてみればすぐに判別できる。また,チューブの先端に耳を近づけ,患者の胸を2～3回押してみてチューブより呼気が排出されるようであれば正しく挿管できていると判断してよいが,この方法はチューブより息を吹き込む方法に比べると不確実であり初心者向きではない。気管に挿管できていることを確認したならば,チューブにコネクターを接続し,コネクターには蛇管に接続してあるYピースを接続する。次いで純酸素を流しながらバッグを押し,左右の肺を聴診して呼吸音が左右平等に聞こえることを確認する。どちらか一方の肺胞呼吸音が著しく弱いか聞こえない場合はチューブが深く入り過ぎいわゆる片肺挿管(気管支挿管)となっているものと判断し,チューブを少しずつ抜きながら左右肺の聴診をくり返し,左右肺の呼吸音が同じ大きさになったところでチューブを留めカフを膨らませる。カフはバッグを加圧しても気管壁とチューブの間隙からガスが漏れなくなるまで徐々に膨らませる。カフを膨らませ過ぎるとカフ

が気管壁を圧迫し，気管粘膜の循環障害を惹起する恐れがあるし，カフによる気道閉塞も起こし易くなる。カフを膨らませたならば聴診器で甲状軟骨部を聴診してみる。カフの周囲からガスが漏れるようであれば異常音が聴取できる。カフを膨らませ終わったらバイトブロック（またはエアウェイ）を挿入し，チューブを固定する。ここまでの操作中にチューブが奥深く入り過ぎたり，逆に抜けてくるのを防ぐために左手でチューブをしっかり固定しておくのがよい。

乳幼児ではカフなしのチューブを使用することが多く，チューブの位置が容易に移動しやすいため，チューブが正しい位置に挿入されていることを確認した時点で，マジックインキでチューブの口唇の位置に目印を付けておくと，チューブの固定中や術中にチューブの位置が著しく移動した時に気付き易い。最近の気管チューブには，チューブ先端からの距離が目盛ってあるものが多く，歯列より声門部または気管分岐部までの距離をだいたい頭に入れておけば，気管支挿管やチューブの逸脱（引っこぬけ）が起こりにくい。成人では門歯より気管分岐部までの距離は男子で約26 cm，女子で約23 cmである。よって，普通の成人男子の場合，経口挿管ではチューブ先端から22 cmのところが歯列にくるようにすれば，チューブ先端は気管の適切な部位に位置していると考えてよい。

経鼻挿管では，チューブ先端から鼻孔入口までは26 cm位が適当である。しかし，以上の数値はあくまでも平均的なものであり，やはり喉頭展開時にチューブ先端が声門部を越え，カフが見えなくなるところまでチューブを推し進めることが肝腎である。カフをいくら膨らませてもリーク（ガス漏れ）がある場合は，再度喉頭を展開して見る必要がある。チューブが抜けかかってカフが咽頭部で大きく膨らんでいることが少なくない。むろんカフの破損のチェックも行う。

(6) チューブと蛇管の固定

通常チューブを固定するには絆創膏を使用するが，絆創膏にかぶれる患者や義歯をはずして歯がまったくない患者では細い紐や包帯でチューブを固定することもある。絆創膏で固定する場合はバイトブロックとチューブを一緒にして**図36**のように2回固定するのがよい。紐を用いる場合は紐を首のうしろから前にまわし，まず一度チューブを固く縛り，次いで紐同志を結びつけるのがよい。小児や経鼻挿管では**図37**のように絆創膏の中程までを縦に裂いて，一方の脚を顔面に，他方の脚をチューブにぐるぐると巻きつける方法もある。チューブの固定が終わ

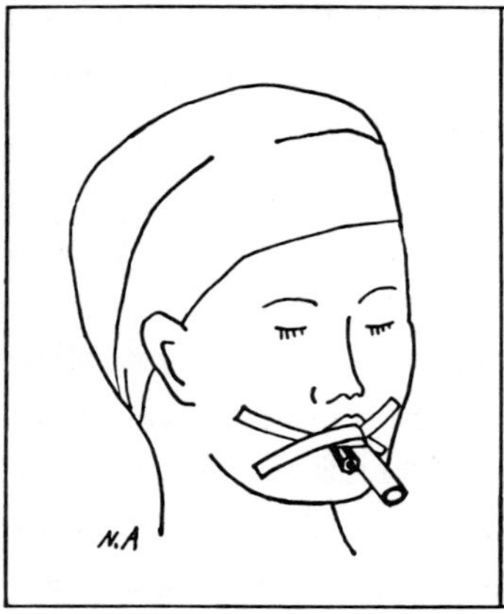

図 36　チューブの固定法(1) 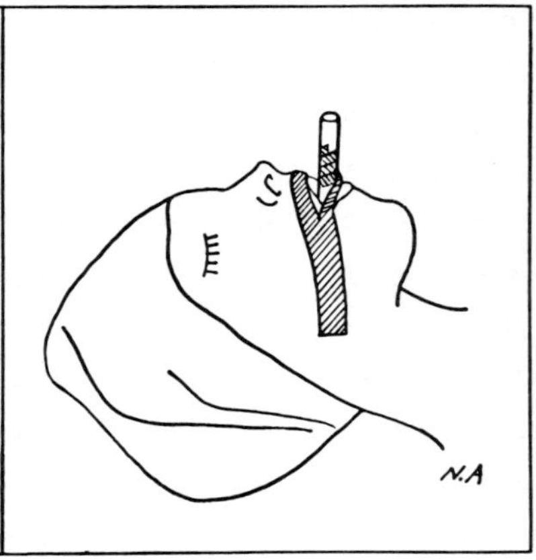　　　図 37　チューブの固定法(2)

ったらここで左右の胸を聴診し，片肺挿管，チューブの逸脱，カフ漏れのないことを確認する。

チューブを固定し終ったら左右の蛇管を正しく体の正中線近くにもってくる。ゴム製の蛇管はかなり重量があるので蛇管を固定しておかないと重みでチューブが引っ張られる恐れがある。蛇管の固定は図38のように head band を用いたり，図39のような簡単な器具を患者の頭の下に差し込んで固定する。絆創膏をぐるぐる巻いて固定するのは感心した方法ではないが，良質の絆創膏を使用すればベトベトしないのでよい（図40）。

以上までで一応気管挿管およびそれに付随した手技は終了である。静脈麻酔薬の投与を開始してから蛇管の固定が終了するまでは普通4〜5分間である。

〈参　考〉

①　手術台の高さが低すぎると挿管時にいわゆるへっぴり腰となってしまうので，まず手術台の高さを調節する必要がある。挿管時にへっぴり腰になるのは挿管になれていない証拠である。逆に体が後ろにそっくり返るのもよくない。

②　初心者は挿管時の時間の経過がピンとこないものである。挿管操作に2分近くかかっていても自分ではせいぜい1分位しか経過していないと感じることが多い。なかなか挿管できない時は自分が思っているより時間が経っているからいつ

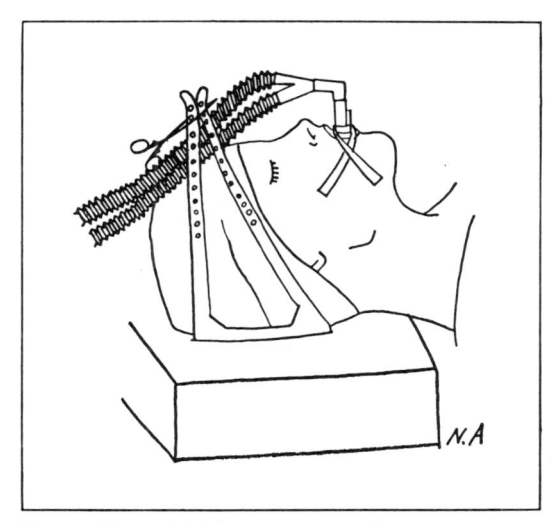

図 38 蛇管の固定法(1), head band を用いる。

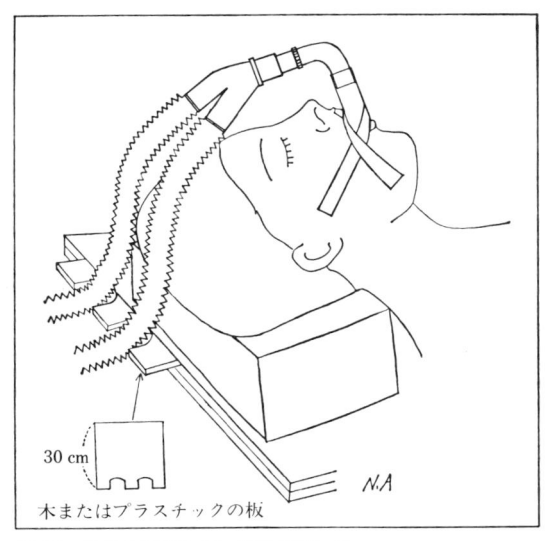

30 cm
木またはプラスチックの板

図 39 蛇管の固定法(2), 器具を用いる。

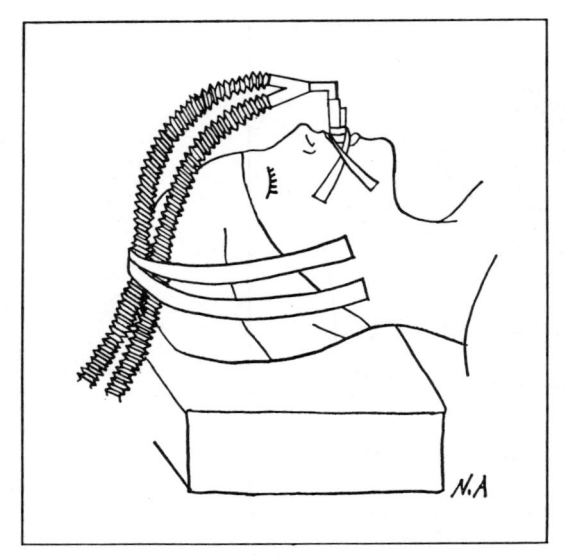

図 40 蛇管の固定法(3),絆創膏を用いる。

までも挿管操作を続けずに,マスクとバッグでしばらく人工呼吸を行なった後再び挿管を試みるようにする。

③ なかなか挿管できない時は次第にあせってくるものである。静脈麻酔薬や筋弛緩薬の効果が切れて患者が動きだしたり,顔面が少しチアノーゼ気味となってくるとますますあせって頭に血が昇ってくるのが自分でもわかる。しかしここであわててはならない。必要な薬剤を追加投与し,じっくり落ち着いてまずは純酸素で人工呼吸を行ないながら挿管できない原因を考えなければならない。著しく挿管が困難な症例に遭遇して初めて麻酔の怖さ,難しさを痛感するものである。この経験が無いと「気管挿管なんて簡単なものよ」とついつい天狗になり,いつの日か大やけどを負うことになる。「天狗は芸の行き止まり」ではないが自信と慢心とでは天地の開きがある。くれぐれも慢心せぬように！

④ カフを膨らませる場合,原則的には食道挿管や片肺挿管でないことを確認してから膨らませるべきであるが,実際にはカフが声門部を越えて見えなくなった時点で膨らませ,しかる後に胸部を聴診して正しく挿管されているか否かを調べ

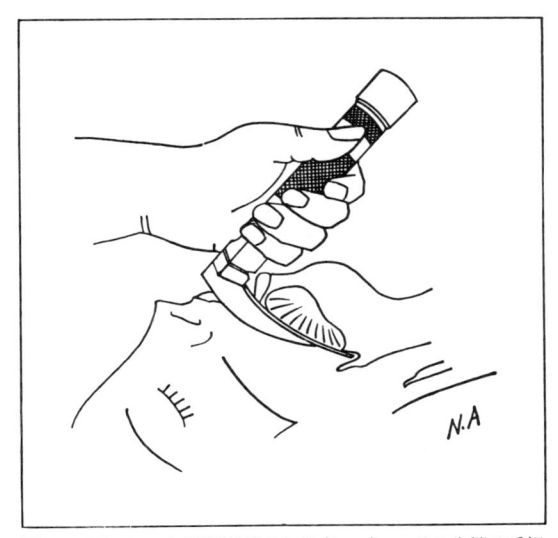

図 41 Macintosh 型喉頭鏡のかけ方,ブレードの先端は舌根と喉頭蓋の間(喉頭蓋谷)にかける。

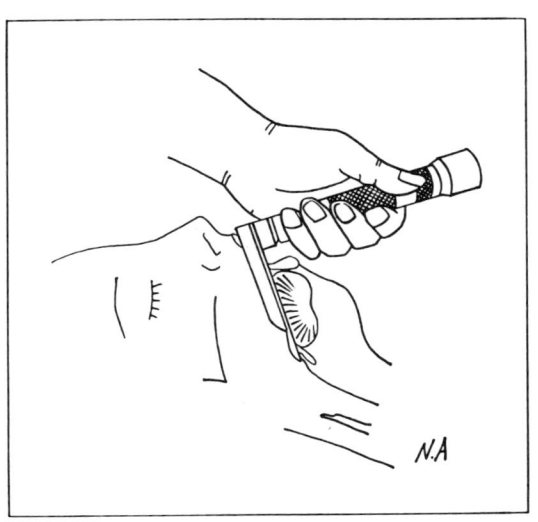

図 42 直型喉頭鏡のかけ方,ブレードの先端は喉頭蓋に直接かける。

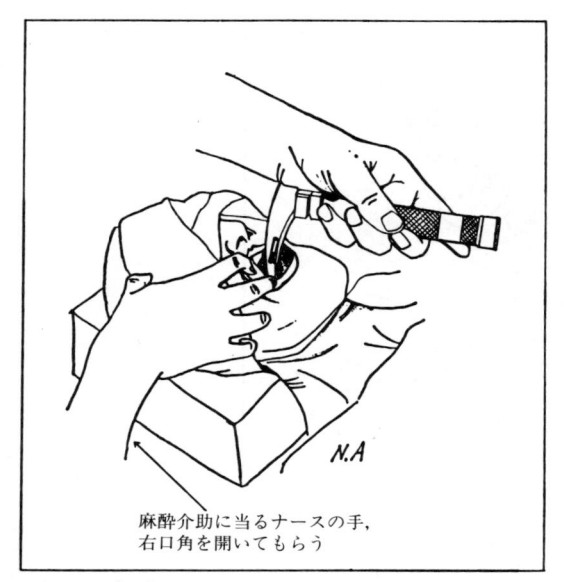

麻酔介助に当るナースの手,
右口角を開いてもらう

図 43　麻酔介助者に右口角を開いてもらう。

ることが多い。挿管時には嘔吐や静的逆流が起こりやすいのでカフは早く膨らませた方が安全ではある。カフを膨らませた後チューブを抜き戻したり奥に押し込む場合は必ず一旦カフを萎ませてからにする。
⑤　ここで述べた喉頭展開法は Macintosh 喉頭鏡（ブレードが彎曲している）を用いた場合のものである。ブレードが直型の喉頭鏡（Wis-Foregger 型など）ではブレードの先端を直接喉頭蓋にかけて声門部を確認する（図 41, 42）。
⑥　夜間の緊急手術などで人手が足りない場合，麻酔導入時に介助者がいないことがある。このような時の気管挿管時に筆者は喉頭展開時気管チューブを口にくわえることがある。他人には勧めないが，このようにすれば声門部から目を離さずに右手にチューブが把持できる。
⑦　義歯をはずした患者では，喉頭展開時に口唇が視野を防げることがある。このような場合は図 43 のごとく，麻酔介助者に右口角を開いてもらうとよい。
⑧　挿管に成功したか否かを確実に判定する方法は，カプノメータを装着して，

カプノグラフの波形を確認することである。

3. 経鼻挿管

手術操作が口腔，咽頭，下顎に及ぶ場合，術後も抜管せずに長期人工呼吸を予定している場合，開口障害があるが気管挿管が必要な場合などでは経鼻的気管挿管を行なうことが多い。ここでは通常の経口挿管の時と同様に静脈麻酔薬，筋弛緩薬を投与した後経鼻挿管を行なう手技について述べる。

① 静脈麻酔薬，筋弛緩薬を投与した後バッグとマスクで人工呼吸を行ない，次いで喉頭鏡で喉頭を展開し声門部を確認するまでは経口挿管時と全く同じである（開口障害のある場合は別）。

② 声門部を確認したら右手に経鼻挿管用チューブ（Portex や Shiley のチューブは経口的にも経鼻的にも使用できる。チューブのサイズは経口的に挿入する時と同じサイズかひとまわり小さいものを使用する。チューブにはあらかじめリドカインゼリーをたっぷり塗っておく）を受け取り，鼻孔（あらかじめ患者に空気の通りのよい側を聞き正しておき，8％リドカイン液を3〜4回噴霧しておくとよい）より静かに挿入する。この時麻酔介助者に経鼻エアウェイを挿入する時と同様に鼻の尖端をツンと頭の方向に持ち上げてもらい，チューブは鼻孔より真下に向かって進める。チューブは中程か下2/3位のところを持つようにする。あまり先端（上の方）を持つと挿入しづらい。

③ チューブが途中でひっかかりそれ以上進まない時はチューブを一度少し引き戻し，左右どちらかに少し回転させながら再び押し込んでみる。どうしても途中でひっかかるようであればチューブを引き抜き，カフなしのチューブに替えるか，もうひとまわり細いチューブに替えてみる。他側の鼻孔から挿入すると簡単に挿入できることもある。

④ チューブの先端が後咽頭壁に達すると喉頭鏡でチューブが確認できるので，さらに奥に押し進めチューブの先端を声門部の手前までもってくる。

⑤ ここで経鼻挿管用の鉗子（Magill の鉗子）を口腔内に挿入し（**図44**），鉗子でチューブの先端またはカフの手前をつまみ声門部に誘導する。カフをつまむとカフを破損することがある。チューブの先端が声門部に達したならば麻酔介助者にチューブを軽く押し込んでもらう。挿管に慣れてくると，鉗子を使用しなくて

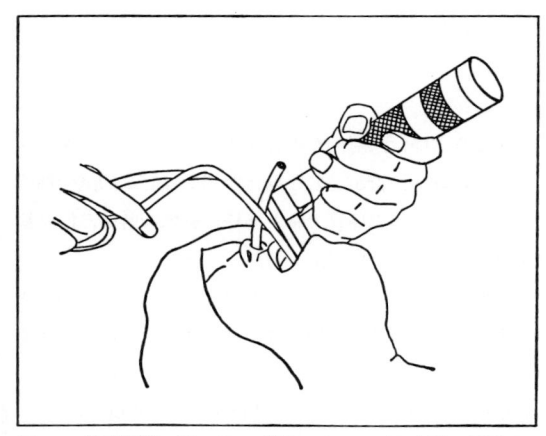

図 44 経鼻挿管，Magill の鉗子でチューブを声門に誘導する。

も挿管できることが多い。

⑥ チューブの先端が声門部を越えたところでひっかかってしまいそれ以上進めることができない時はチューブの先端が気管壁にぶつかっていることが多いので，頭部を少し持ち上げるような感じで頭部前屈位とするとスムーズにチューブを押し進めることができることが多い。

⑦ チューブを入れ終わったら経口挿管時と同様にチューブが正しく気管に挿入されたことを確認した後しっかり固定する。

⑧ カフなしのチューブを挿入した場合は，あらかじめ用意しておいたパック用のガーゼ（ガーゼ2～3枚をしっかり結びつけ，水に濡らした後固くしぼったもの，あるいは古い包帯のようなものでもよい）を喉頭展開下にチューブを取り囲むような感じで声門部近くまで押し込み，バッグを加圧した時著しいリーク（カフと気管壁の間隙からガスが洩れること）がないようにする。パックしたガーゼは術後抜管する前に必ず取り除く必要がある。

〈参　考〉

① 以上経鼻挿管の順序を述べたが，喉頭を展開するより先にまずチューブを鼻孔より挿入し，チューブの先端が後咽頭部まで達した後に開口して喉頭展開を行なう場合も多い。しかし初心者の間は喉頭展開までにかなりの時間がかかるた

め，まず先に喉頭展開をして声門部を確認した方がよい。チューブを経鼻的に挿入すると多少とも鼻出血を起こすことが多く，チューブを声門部に誘導する前に咽頭部を吸引する必要が生じることも少なくない。この時，先に喉頭展開ができていればすぐに吸引できるが，喉頭展開に時間がかかると鼻出血が咽喉頭部に充満して喉頭を展開した時に驚くことがある。

② 開口障害のある場合は盲目的経鼻挿管を行なうことがあるが，この場合Magillの鉗子でチューブを声門部に誘導することができない。したがって常日頃より普通の経鼻挿管を行なう際に，鉗子を使用しないとチューブの先端がどの方向に進んでしまうかをよく研究しておくと役に立つ。

③ ガーゼでパックする方法は麻酔維持中にカフが破れた場合にも応用できるので練習しておくとよい。

4. 意識下挿管（awake intubation）

(1) 適 応

次のような場合が適応となる。

① 胃内容が貯留している場合，あるいは貯留している恐れが強い場合，例えば最後に経口摂取してから麻酔開始までに十分時間が経過していない時，最後に経口摂取した時間が不明の時，妊娠末期の妊婦，高位消化管閉塞，食後間もなく外傷や肉体的精神的ショックを受けた時，食道・胃・腸管から多量の出血が見られる時，鼻出血などが多量で胃内に多量の血液が流れ込んでいる時，など。

② 全身状態が著しく悪く（重篤なショック状態，全身衰弱が著しい時など），静脈麻酔薬，吸入麻酔薬，筋弛緩薬などの投与が危険と思われる場合。

③ 新生児や超高齢者

④ あらかじめ気管挿管が非常に困難であると予測された場合

⑤ 特殊の疾患があり，静脈麻酔薬や筋弛緩薬の投与により気道閉塞の発生や挿管困難が生じる恐れのある場合，例えば口腔内や咽喉頭の腫瘍，気管や縦隔の腫瘍など。

⑥ 頸椎の骨折や腫瘍で意識消失下に挿管操作を行なうことが危険と思われる場合。

(2) 前準備

① まず，なぜ意識下挿管を行なうかという理由を十分説明し，少々苦しくとも我慢するよう患者を説得する。

② 意識下挿管といっても，患者の全身状態が著しく悪い場合を除いては前投薬は普通どおりに投与することが多く，また挿管直前に少量の鎮静薬（ジアゼパム，ドロペリドール）や鎮痛薬（モルフィン，ペチジン，フェンタニル，ペンタゾシン），あるいは両者（ドロペリドール＋フェンタニル，ジアゼパム＋ペンタゾシン，ペチジン＋プロメタジンなど）を投与する場合が多い。投与量は case by case であるが，例えば患者が体重 60 kg の成人であればフェンタニル 100 μg＋ジアゼパム 5 mg を 5 分間位かけてゆっくり静脈内投与する。

③ 頭部後屈位をとり，5 ml の注射筒に 2% リドカイン 4〜5 ml を吸い，25〜27 G の細い針を付け甲状軟骨と輪状軟骨の間（cricothyroid ligament）から針を垂直に穿刺し，針先が気管内に到達したら（注射器を吸引すると空気が容易に引ける）リドカインを一気に注入する。この時患者は咳をすることが多いが，できるだけ咳をさせないようにさせる。軽い咳であれば局麻薬が適当に散布されてよいが，強い咳がでると局麻薬が気管外に飛び出し気管が十分麻酔されない。

(3) 挿管手技

① 次いで通常の気管挿管と同様に喉頭鏡で喉頭を展開し，8% リドカイン 2 ml を舌根部，声門部に噴霧する。筋弛緩薬を使用していないので喉頭の展開はかなり困難なことがある。喉頭鏡のブレードをいきなり深く挿入すると咽喉頭反射が起こり声門部は確認できず，嘔吐を誘発する。ブレードは静かに徐々に進めて咽喉頭反射の起こる一歩手前で止めてまずできる範囲で局麻薬を噴霧し，患者に 2〜3 回深呼吸させる。次いでブレードをさらに声門部に向かって進め，咽喉頭反射が起こったならばその瞬間をとらえて局麻薬を声門部に向かって噴霧する。以上のような操作を 2〜3 回くり返せば舌根部から声門部にかけて局麻薬をほぼ十分に噴霧することができる。

② 局麻薬の噴霧が終ったら患者に深呼吸させ 30〜60 秒様子を観察する。特別な変化がなければ挿管操作に移る。チューブはひとまわり細いものを使用する方が挿管が容易である。

再び喉頭を展開し声門部を確認し,声帯の動きを観察する。チューブを声門の近くまで進める。患者が息を吸い込み声門が開いたところをねらってタイミングよくチューブを静かにしかも素早く気管に挿入する。無理矢理チューブを暴力的に押し込もうとしてはならない。失敗した場合はチューブを少し引き戻し,声帯の動きを見ながら再度挿管を試みる。2～3回試みても成功しない時はブレードを少し引き抜き深呼吸させる。血圧や心拍数が落ち着いたところで再度同様の操作を行なう。

③ チューブが気管に挿入されると反射的にバッキングが起こり,同時に呼気がチューブより強く呼出されるので,挿管が成功したか否かだいたい見当がつく。カフは声門部を完全に越えたところで膨らませ,同時に静脈麻酔薬または筋弛緩薬を投与して患者の意識を消失させバッキングを抑える(無論これらの薬剤の注入が危険な場合は別)。

〈参 考〉
① full stomach は挿管操作時の嘔吐が致命的となる恐れがあるため一瞬たりとも油断してはならない。胃内に固形物が充満している場合は胃カテーテルを挿入して吸引してもほとんど吸引することができない。嘔吐や逆流を防止するために約20°位の foot down position をとったり,喉頭展開時に麻酔介助者に甲状軟骨左縁を強く圧迫してもらったりするが,いずれも完全に嘔吐・逆流を防止することはできない。制吐剤の投与も無論無効である。full stomach 時の挿管操作は無茶をしてはならないが,おそるおそるやっていたのではいつまでたっても成功しない。冷静沈着に,しかも剣豪が一刀のもとに相手を真向唐竹割りに切り倒す時のようなある種の気魄がないと不覚をとる結果となる。
② 新生児では局麻薬の注入・噴霧は必要ないが,挿管操作が未熟であると喉頭痙攣を起こす恐れがある。スキサメトニウムは必ず用意しておくこと。
③ 意識下挿管時には血圧上昇,不整脈発生などが見られ易い。高血圧や心疾患のある患者では特に慎重に操作する必要がある。

5. 気管挿管が著しく困難な場合の挿管法

何百例に1回は必ず挿管困難な症例に遭遇する。導入前に挿管困難を予測できる場合はそれなりの準備と心構えができているからそれ程あわてないが,静脈麻酔

表 10 挿管困難な症例の分類と原因

分　　類	原　　因
第1型 開口不能・不全な場合	(1) 炎症性病変：顎関節の炎症・強直，顎関節周囲の炎症・拘縮 (2) 腫瘤・腫瘍：顔面・舌・口腔内の腫瘍 (3) 外傷・熱傷：顎・顔面骨折，顔面外傷・熱傷による瘢痕 (4) 先天性病変：小口症 (5) アレルギー性病変：血管神経性浮腫
第2型 開口可能・喉頭展開不能な場合	(1) 口咽頭腔内の炎症性腫脹：Ludwing's angina，扁桃肥大，扁桃周囲膿瘍，咽後膿瘍 (2) 上下顎・舌・口蓋・口腔内の腫瘍，先天性咽頭閉塞：悪性腫瘍，粘液腫，舌甲状腺腫，血管腫，嚢胞性水腫，鰓嚢胞，舌根部嚢胞 (3) 頸部腫瘍（甲状腺など），肺・縦隔腫瘍 (4) 頸椎の変形・運動制限：変形性脊椎症，強直性脊椎関節炎，脊椎後側彎，斜頸，外科的頸椎固定 (5) 外傷・熱傷：外傷，熱傷，酸アルカリ液による腫脹・瘢痕 (6) 先天性病変：巨舌，先天性小顎症（Pierre Robin syndrome, Treacher Collins' syndrome, gargoylism），下顎後退 (7) 極度の肥満，short neck (8) アレルギー性病変：血管神経性浮腫，喉頭浮腫
第3型 喉頭展開可能なるも挿管困難な場合	(1) 腫瘍・外傷などにより気管入口が偏位しているもの (2) 腫瘍や咽・喉頭浮腫により気管入口が不明なもの：悪性腫瘍，ポリープ，喉頭蓋嚢胞，咽・喉頭浮腫，声門・声門下浮腫 (3) 先天性喉頭異常：喉頭狭窄，web, congenital laryngeal stridor, laryngocele, laryngeal cyst (4) 歯牙変形・脱落により咽頭鏡操作の困難なもの

（松下芙佐子ほか：気道確保困難な症例，麻酔，25(6)：539〜546，1976 より改変引用）

酔薬と筋弛緩薬を投与した後に初めて挿管困難に気付いた時は，ベテランの麻酔科医でも冷汗をかくことが少なくない。通常の気管挿管は麻酔科を6カ月間位研修し150例位の気管麻酔を経験すればだいたいはできるようになるものである。したがって研修期間中に挿管困難な症例に当たらなかった研修医は「挿管なんて簡単」と豪語するであろうが，一度でも挿管できずに苦労し自分の心臓が止まるような思いをした研修医は挿管の怖さを生涯忘れないであろう。**表10**は気管挿

管が困難な症例の分類,原因をまとめたものである。術前より挿管困難が予測された場合は,麻酔方法,導入方法,挿管方法などについて慎重に検討する必要がある。一般にはまず以下のような事柄について検討する。

① 気管麻酔以外の方法で麻酔ができないか?
② 挿管困難な原因を何らかの方法で除外できないか?
③ 安全,確実に挿管する方法は?
④ 気管切開はすべきか否か?

これらの事柄は必要があれば耳鼻科,整形外科,外科,口腔外科,形成外科などの専門医の意見も聞いてみる。どうしても挿管が必要な場合は以下のごとき挿管方法がある。

① 盲目的経鼻挿管法 ― 意識下
　　　　　　　　　　 無意識下 ― 筋弛緩薬使用下
　　　　　　　　　　　　　　　　 筋弛緩薬使用せず
② 逆行性盲目的経口・経鼻挿管法
③ ファイバースコープによる有視下の誘導挿管法(後述)
④ 気管切開を行ない気管切開孔より挿管する方法
⑤ 特殊な喉頭鏡や挿管用器具を用いて挿管する方法(後述)

挿管困難が予測される場合や,挿管困難に遭遇した場合にまずやるべきことは,一人でも多くの医師・看護婦を招集することである。助けを求めることを躊躇してはならない。

意識下盲目的経鼻挿管法

① 前投薬は普通に投与する。
② 手術室内で点滴を確保した後,フェンタニル $100\,\mu\mathrm{g}$ をゆっくり静注し,5分間様子を観察する。
③ 甲状軟骨と輪状軟骨の間の靱帯から経皮的に 2% リドカイン 4 ml を気管内に注入する(この操作は省略してもよい)。
④ チューブを挿入する側の鼻孔内に 8% リドカイン液を 4〜5 回噴霧する。
⑤ 経鼻挿管用チューブを鼻孔よりゆっくり挿入する。チューブにはリドカインゼリーを十分塗っておく。
⑥ チューブが後鼻腔でつかえてチューブがそれ以上進まない時はチューブを左

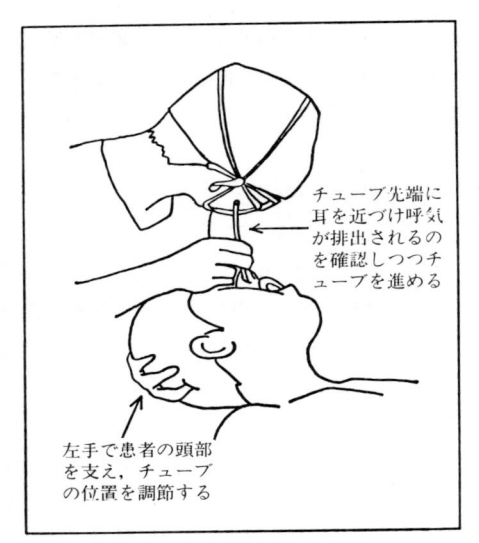

図 45 意識下盲目的経鼻挿管

右どちらかに回転させてみる。右側鼻孔より挿入している場合は左側に回転（時計の針のまわる方向と逆）させてみるとよい。多少抵抗があっても少し強く押し込むとスッと抵抗のある部位を通過する。暴力的に押し込むと，チューブの先端が後鼻腔の粘膜に突き刺さり，著しく出血することがある。

⑦ チューブの先端が咽頭後壁に達したならば，さらにチューブを少し進め，ここで一度経チューブ的に咽喉頭部を吸引する。多少鼻出血が見られることがあるが心配しなくてよい。

⑧ 次いでチューブの出口に耳を近づけ，チューブから呼気が十分呼出されてくるのを確かめながらさらにチューブを静かに進める（図45）。チューブがそれ以上進まなくなり呼気も呼出されなくなった場合は，チューブの先端がどこかに突き当たっていると判断し，呼気が十分呼出されるところまでチューブを引き戻す。

⑨ チューブの先端が声門部を通過すると反射的にバッキングが起こり，同時にチューブより呼気が強く呼出され，患者は発声できなくなるので気管に挿管でき

たか否か見当がつく。患者に深呼吸させ，吸気時に胸が十分膨らみ，チューブより呼気が十分呼出されるようであれば挿管成功と考え，なおもチューブを十分の深さまで推し進め，しっかりと固定する。もう一度両肺を聴診した後必要な薬剤を投与する。

⑩ 簡単に挿管できることもあるが，なかなか挿管できないこともある。この時は事情の許す限り次のような操作をしてみる。

㋑ 頭の姿位やまくらの高さを替えてみる。頭部が後屈位であれば前屈位としてみる。

㋺ 顔を左右に傾けてみる。

㋩ チューブを時計の針のまわる方向またはその逆に回転させてみる。

㋥ 甲状軟骨部を上から下に向かって圧迫してみる。

㋭ カフ付きのチューブであればカフなしのチューブに替えてみるか，ひとまわり細いチューブに替えてみる。

以上のような操作をいろいろな組み合わせでやってみる。時々経チューブ的に咽喉部を吸引したり，患者に深呼吸させる。あまり時間がかかると患者が「もうやめてくれ！」と言いだすこともあるが，この時患者をどなりつけたりしてはならない。穏やかに説得し，あるいは励まして協力してもらう。不用意に静脈麻酔薬や吸入麻酔薬を投与し鎮静させようとすると，取り返しのつかない重篤な結果を招く恐れがある。絶対に短気を起こしてはならない。

〈参 考〉

① 挿管困難な症例に遭遇した時の恐ろしさは経験した者でなければ理解できないであろう。特に1人で麻酔をしている時や，責任ある立場（研修医は挿管できなくても非難されることはない）の場合はなおさらである。したがって，常日頃から「挿管困難な症例に遭遇した場合はどのように対処するか」ということを自分ではっきり決めておくのがよい。例えば救急手術以外は一旦患者を覚醒させ，手術を中止するとか，麻酔指導医または専従医に連絡をとり急いで来院してもらうのも一方法である。とにかく無理をしてはならない。スキサメトニウムを600 mg使用したとか，挿管操作を2時間も繰り返したというような事を耳にすることがあるが，一定時間以上ねばるのはかえって危険である。

② 挿管操作を10回も20回も繰り返した後は咽喉頭，声門浮腫発生にくれぐれ

も留意する必要がある。術後に声門浮腫のため気道閉塞を起こし死亡した症例もある。

③ 脊椎麻酔で手術を施行中,急遽全身麻酔にする必要が生じたような場合にえてして挿管困難な症例にぶつかることがある。開口不全を見落としていたがための結果の場合もある。全身麻酔を予定していない場合も必ず気管挿管が容易であるか否かの見当だけはつけておくべきである。普通に会話ができても十分開口できるとは限らない。

④ 咽喉頭部の腫瘍,口腔内の血管腫,胸部の大動脈瘤などでは静脈麻酔薬や筋弛緩薬の投与により,あるいは挿管操作による血圧上昇により腫瘍の容積が増大し,これがために挿管困難となる場合があるが,もっとも挿管困難が予測し難いものである。上胸部,頸部,顔面,口腔,咽喉頭の腫瘍では麻酔導入,気管挿管を特に慎重にする必要がある。

⑤ 挿管困難な症例では抜管時にも油断は禁物である。一度抜管したら二度と挿管できないつもりで慎重に抜管操作をする。要は急いで抜管しないこと。

⑥ 挿管操作が長引くと,左手(マスクや喉頭鏡を持つ側の手)が次第に疲労してきて,ついには十分に力を入れることができなくなる。こうなるとマスクとバッグによる人工呼吸すら満足にできなくなる。挿管困難な場合は1人で頑張らずに,手を替える(他の人にやってもらう)ことも大切である。面子にこだわって大事を招くのは愚の骨頂である。

⑦ 逆行性気管挿管法,気管支ファイバースコープやラリンジアルマスク,特殊な喉頭鏡や挿管器具使用による気管挿管法については,別項に記載する。

第4項 脊椎麻酔(付録:指針参照)

脊椎麻酔(腰椎麻酔)を行なう場合は無論のこと,すべての局所麻酔(広義)を行なう際には,その麻酔に必要な解剖学的・生理学的知識,使用する局所麻酔薬の薬理学的知識,施行する麻酔の利点・欠点,適応と禁忌,合併症などを熟知した上で行なうべきであり,さらに偶発合併症が発生した場合ただちに処置できる準備をしておく必要がある。心電図,自動血圧計,パルスオキシメータ,カプノ

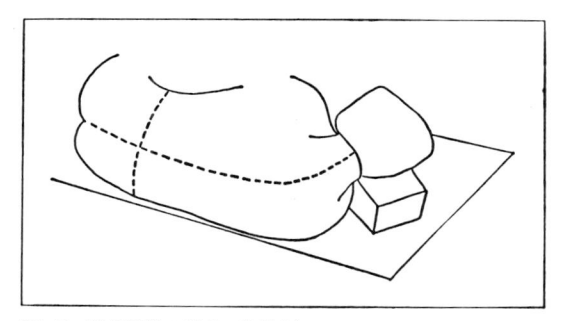

図 46 脊椎麻酔の患者の体位(1)

メータなどのモニターの装着は必須である。静脈確保は，麻酔開始前に静脈内留置針で実施しておく。急速輸液に備えて，針は太目のものを留置しておく（成人で 20 G または 18 G）。

(1) **体位のとりかた**

適切な体位がとれるか否かによって穿刺が成功するか失敗するかが決定すると言っても過言ではない。穿刺体位が適切であれば半分は成功したようなものであり，逆に体位が悪ければ 80% は失敗したようなものである。適切な体位が自分で指示できるようになれば一人前である。超肥満者，妊婦，高齢者，下肢の骨折患者などでは体位をとるのに苦労することも少なくない。

① 図 46 のように側臥位とする。体の右半側に十分麻酔を効かせたい場合は右下側臥位とする（局麻薬の比重が高比重の場合）。

② 両膝を自分でかかえさせ，頭部を前屈させ下顎を胸につけ，体全体を海老のように丸めさせる。臀部を突き出したような体位，背すじを伸展したような体位はだめである（図 47）。麻酔介助者は図 48 のように患者の頭部および大腿部をかかえるようにしてしっかりと固定する。まくらの高さは少し高めのものがよい。

③ 左右の肩を結んだ線および左右の腸骨稜を結んだ線が共に床面に対し垂直となるようにする。右下側臥位では左肩が前方に倒れ体軸をよじったようになってはだめである。

④ 第 7 頸椎棘突起と尾底骨を結んだ線が手術台の長軸と平行となるようにする。患者によっては穿刺に理想的な体位をとることによって呼吸・循環系が著明

90 第6章 麻酔主要手技

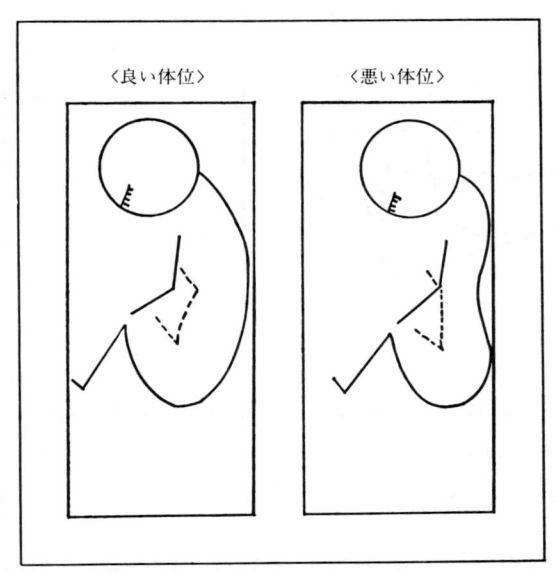

〈良い体位〉　　〈悪い体位〉

図 47 脊椎麻酔患者の体位(2)

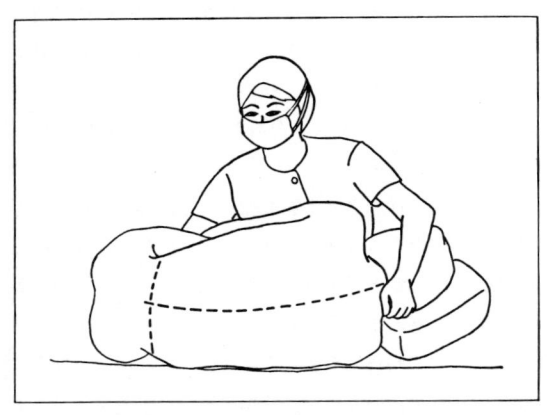

図 48 脊椎麻酔の患者の体位(3)，麻酔介助者は患者をしっかりと固定する。

に抑制されたり，その体位を持続することが苦痛（例えば著しい疼痛を伴う）であることもある．麻酔介助者は患者の様子を絶えず観察し，「穿刺体位をとるためには患者に有無を言わせずなにがなんでも押さえ込む」といった感じになってはならない（無論，穿刺体位をとることが危険や疼痛を伴う場合は脊椎麻酔の適応であるか否か問題ではある）．

(2) 手術台の高さと傾斜の調節

麻酔科医が椅子にすわり，穿刺部位が麻酔科医の頸部の高さ位になるように手術台の高さを調節する．手術台の長軸の傾斜の程度は，麻酔範囲を調節する上にもっとも重要な因子であり，穿刺する脊椎の高さ（例えば L_{2-3} 間とか L_{4-5} 間），薬剤の注入量や比重，麻酔効果を得たい範囲などによって決定すべきものであるが，通常は水平とするのがよい．少ない薬量(高比重の薬液)で十分高い範囲（例えば Th_4）まで効かせたい場合はトレンデレンブルグ位（head down position）とし，逆にサドルブロックにしたい場合は逆トレンデレンブルグ位（foot down position）とする．体位および手術台の調節が納得いったならば椅子にすわり穿刺部位（例えば L_{3-4} 間）を決定する．成人では第2腰椎以下，小児では第3腰椎以下とする（近年，小児に対しては脊椎麻酔はほとんど実施されなくなってきた）．次いで滅菌手袋をはめる．腰部の X 線写真があれば腰椎の形状を確認する．

(3) 皮膚の消毒

穿刺部位を中心として十分広範囲に行なう．感染は絶対に起こしてはならない．図49のように上から下に向かって順々に消毒するか，穿刺部位を中心として渦を描くようなつもりで消毒する（図50）．消毒が終了したならば穿刺部位を中心として滅菌した穴あきの布を掛ける．布を掛けると体位が変化しても気付き難いので注意する．

(4) 穿刺手技

大別すると正中法と旁正中法の2方法があるが，腰部脊椎麻酔では正中法で行なうのが普通であり，旁正中法でなければ穿刺できないことはまれである．ここでは正中法について述べる（図51）．穿刺針は23Gまたは25Gを使用する．

① 図52のように左手の示指と中指で脊柱を挟むようにして L_2 位から L_4 に向かって指をすべらせ，脊柱の彎曲の程度を調べる．次いで図53のように左拇指

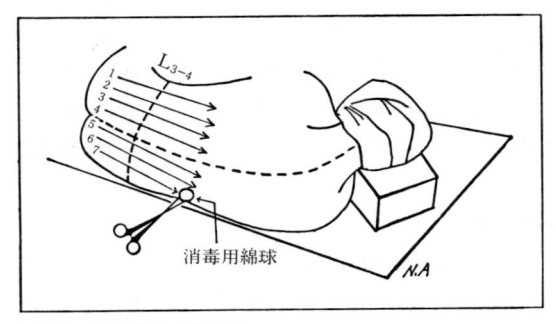

図 49 穿刺部位の消毒(1)

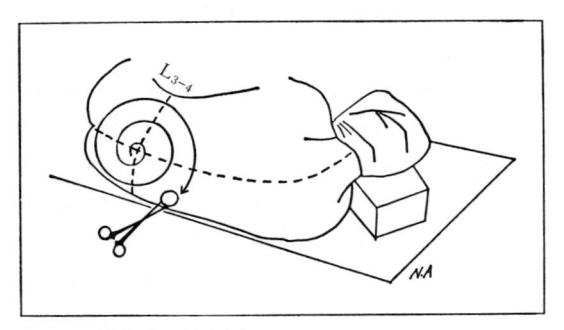

図 50 穿刺部位の消毒(2)

の指腹で各棘突起をしっかりと確認し,ヤコビー氏線（L_{3-4} 間または L_{4-5} 間）を指標として穿刺しようとする棘突起間をもう一度正確に定める。肥満患者では棘突起を明確に触知できないことがあるが,このような時は全身の力を左拇指に集中して脊柱を圧迫するようにすればかろうじて棘突起を触知できることが多い。この拇指で棘突起間を確実に触知する操作が重要である。

② 棘突起間の谷間を触知したならば,消毒薬をふき取り,拇指の指腹で皮膚を圧迫しつつ拇指を尾側に少しずらすようにして（右下側臥位の場合）皮膚を緊張させ,棘突起間の中点で,正中線上に局麻薬で皮内丘疹をつくり,次いで針（27G 針）を皮膚に対して垂直に刺して皮下組織,棘上・棘間靱帯に局麻薬を浸潤させる（**図54**）。この時針先は局麻薬で浸潤された後を追いかけるように徐々に深

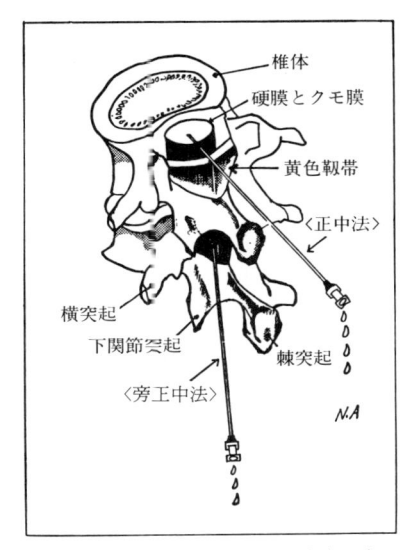

図 51 正中法と旁正中法の針の方向の違い。

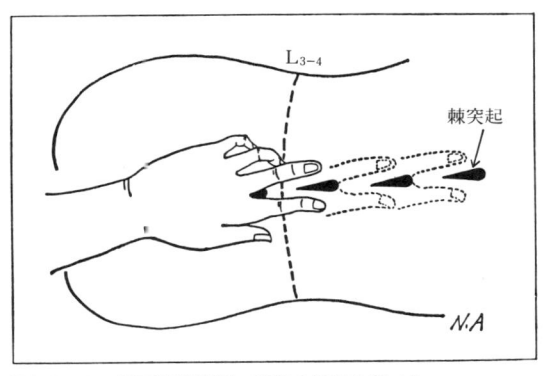

図 52 クモ膜下腔穿刺(1), 脊柱の彎曲を調べる。

く刺し進めるべきで,いきなり深く刺した後局麻薬を注入するのではいくら針が細くても痛い。丘疹が大きすぎたり,皮下に浸潤した局麻薬の量が多すぎると穿刺点が膨隆し,棘突起間や正中線が不明確となりやすい。通常 0.5〜1% プロカイン(メピバカイン,リドカインでもよい) 3〜5 ml を注入する。

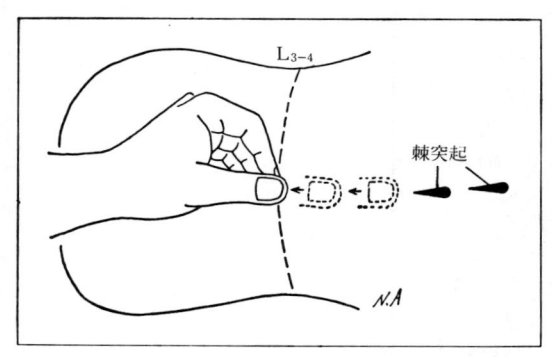

図 53 クモ膜下腔穿刺(2), 指腹で各棘突起を触知し, 棘突起間を確実に定め針の刺入点を決定する。

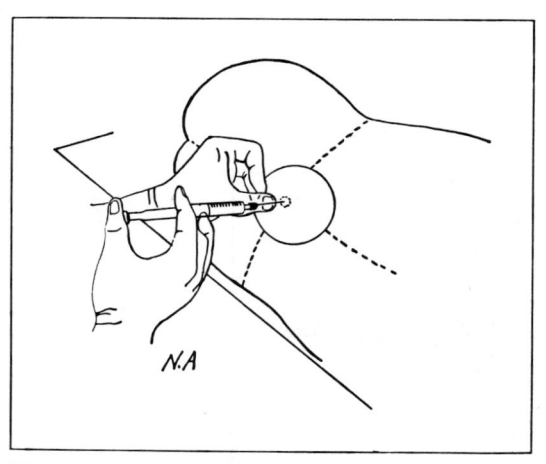

図 54 穿刺点に局麻薬を浸潤させる。

③ 拇指で棘突起間の皮膚を尾側にずらすようにして皮膚を緊張させつつ右手に穿刺針を構える。穿刺針の持ち方は普通は図55または図56のように持つ。穿刺針をある程度の深さまで刺入した後は図57のように両手拇指で穿刺針を押し進めることがすすめられる。拇指のかわりに左示指と中指を図58のようにして構えて皮膚を緊張させて刺入する方法もあるが, 棘突起間を確実に触知するためには拇指を使用した方がよい。

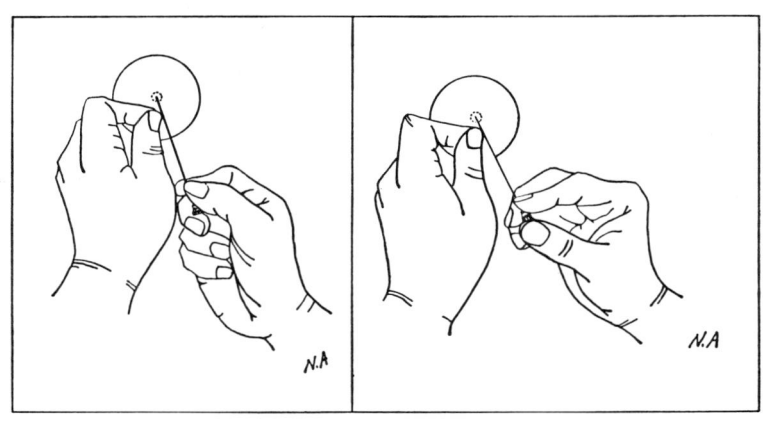

図 55 穿刺針の持ち方(1)　　　図 56 穿刺針の持ち方(2)

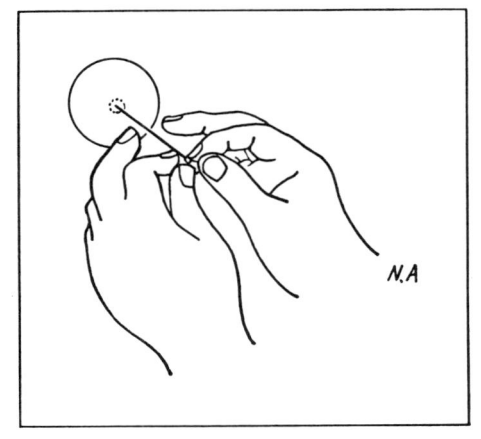

図 57 両拇指と示指で針をはさみつけるようにして
穿刺針を進めることがすすめられる。この
時，両肘を脇腹に引きつけ，両手指が八の字
形に広がり過ぎないように注意する。できれ
ば両手掌が触れ合うように心がける。また，
両小指か薬指が患者の腰の皮膚に触れている
ようにする。

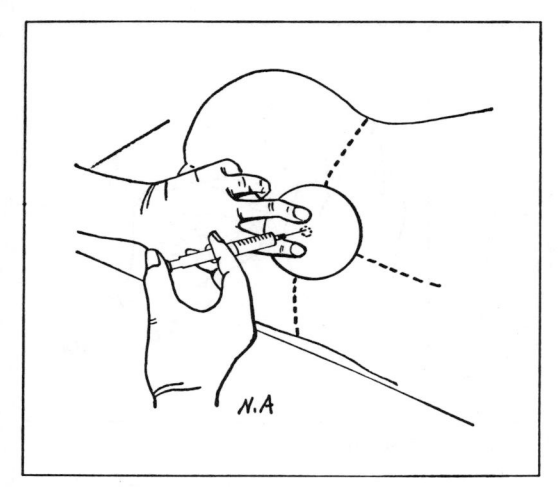

図 58 示指と中指で皮膚を固定し穿刺する。

④ 局麻薬でつくった皮内丘疹の中心より穿刺針を刺入する。穿刺針を進める方向は床面と平行に，針先は頭側または尾側を向くことなく皮膚に対して直角に刺すか，わずかに頭側を向くようにする。穿刺針を刺入する時は一気に 2 cm 位刺入するつもりで穿刺するのがよい。針先を 1 mm ずつ恐る恐る刺入するような方法は第 1 に皮膚をなかなか貫通できないことがあり，第 2 に穿刺方向がかえって狂ってしまい易い。あらかじめクモ膜下腔までの距離を予測しておくことが大切である。

⑤ 一気に 2 cm 位刺入したならば刺入を中止し，穿刺方向が正しいか否かチェックし，正しければ今度は針を徐々に進める。針先が黄靱帯の抵抗にぶつかると骨に突き当たった時と同様の抵抗を感じることがある。少し力を入れて穿刺針を推し進め，針がそれ以上どうしても進まず弓なりにしなうようであれば針先が骨に当たっていると判断し，針を一度皮下まで引き戻し，針先をわずかに頭側に向けて再び刺入してみる。ビリッとした電撃痛が上になっている下肢（右下側臥位では左下肢）に走った場合は針先が天井に向き過ぎていると判断し，下になっている下肢に走った場合は針先が床面に向き過ぎていると判断し，それぞれ針の方向を矯正する。基本的には，下肢に電撃痛が走るような穿刺はしてはならない。

⑥　針先が硬膜を貫く時はプツンという独特の手ごたえが感知できる場合もあるが100%感知できるとは限らない。針先がくも膜下腔に達したと判断したならば穿刺針の内筒（マンドリン）を静かに抜去してみる。脳脊髄液（髄液）が流出してこない場合は針を90°～360°回転させてみる。髄液がほんのわずか流出してそれ以上流出しない場合は針先をほんのわずか押し進めてみるか，再度針を回転させてみる。髄液の流出が確実でない場合は思いきって外筒も抜去し，あらためて穿刺し直す。血性の髄液が流出してきた場合はそのまま髄液を5～10滴落下させ，次第に髄液が澄んでくるようであれば局麻薬を注入してよいが，いつまでも血性であればとりあえず針先がクモ膜下腔内に刺入されていないと考え，穿刺し直す。髄液が白濁，黄褐色，血性を呈する場合には，脳脊髄領域に何らかの病変が存在している可能性が大なため，たとえ症状が認められなくてもいったん麻酔は中止し，主治医と相談するのがよい。

⑦　澄んだ髄液が十分流出してくるようであれば一度内筒を差し込みそれ以上髄液が流出するのを防ぐ。左手でしっかり外筒を固定しつつ内筒を抜去し，局麻薬を吸った注射筒を穿刺針の外筒にしっかりと接続する。この時穿刺針を押し込まないように注意する。局麻薬の注入速度が速い程薬液の広がる範囲は大となる。普通（患者が成人の場合）は1.5～3 mlの局麻薬を20～30秒かけてゆっくり注入する。針先の切口の向きは高い麻酔範囲を得たい場合は頭側に向ける。薬液を注入し終えたら注射筒をほんのわずか引き戻し，髄液が逆流することを確認した後，注射筒を接続したまま穿刺針を抜去する。

(5) 薬液注入直後の注意事項

①　穿刺針を抜去したらならば刺入点に滅菌ガーゼを当てるか，ノベクタンを噴霧した後ただちに仰臥位とするか，そのまま側臥位を保つかは，手術部位や注入した局麻薬の種類や比重などによって決める。下肢の手術で患側に十分に麻酔を効かせたい場合，高比重のジブカインやブピバカインを使用した場合には患側を下にした側臥位とし，等比重のブピバカインを使用した場合には患側を上にした側臥位で穿刺する。薬液注入後は，患者が自分勝手に動くことを禁じ，できるだけ静かに，体の動きを最小限に止めるように注意する。腰を持ち上げたり，起き上がるような姿勢をとらせてはならない。

②　仰臥位をとったならばただちに血圧を測定し，気分が悪いかどうか尋ねる。

いわゆるルンバールショックは驚くほど早期に発症することがあるので一刻たりとも油断してはならない。徐脈の発現にも注意する。血圧測定の頻度は、麻酔開始後 15 分間は 1〜2 分毎に、それ以後も 2〜3 分に 1 回は測定する。5 分間に 1 回の測定では急激な血圧低下を見逃す恐れがある。

③　次いで麻酔がどの範囲まで効いてきたかを調べ、麻酔範囲が必要以上に高い範囲まで及びそうな場合、あるいは必要な範囲まで及びそうにない場合はそれぞれ手術台の傾斜具合を調節する。麻酔範囲は比較的速やかに拡がることもあるし、徐々に拡がってくることもある。初めはなかなか効いてこない時でも時間の経過と共にかなり高位まで効いてくることもあるので、ちょっと油断をしていると麻酔範囲が著しく高位まで及び、血圧低下や呼吸抑制が惹起される恐れがある。

⑥　麻酔範囲がだいたい固定するには 15〜30 分前後かかる。最終的には 30〜60 分かかる。範囲がだいたい固定したならば手術に必要な体位をとってよい。体位変換により嘔吐や血圧低下が見られることがあるので注意する。なお、麻酔範囲のチェックは、麻酔開始後 3, 5, 10, 15, 30 分と手術終了時に実施する。

(6) 異常事態に対する処置

①　血圧低下：ただちに輸液速度を速め、同時に少量の昇圧薬を静脈内投与する。どの程度血圧が低下すれば昇圧剤を投与するか？　ということに関しては種々議論のあるところではあるが、筆者の考えでは早めに少量の昇圧剤を投与するのがよいと思う。例えば収縮期圧 130 mmHg あったものが 100 mmHg まで低下したならば、エフェドリン 5 mg（1/8 アンプル）を投与するのがよい。徐脈（成人で 50/分以下）が発現した場合は、アトロピン 0.3〜0.5 mg を静注する。昇圧剤により一時的に血圧が回復してもしばらくすると再び低下してくることも多いので、頻回に血圧を測定する必要がある。著しく血圧が低下した場合には（徐脈を伴うことが多い）、昇圧剤を反復投与すると同時に、輸液剤を急速注入する。あらかじめ血圧低下が予測される場合は、麻酔開始直前に乳酸リンゲル液 500 ml を点滴静注しておく。ドパミン 5〜10 μg/kg/min の持続投与も有用である（第 8 章：質問 17 参照）。

②　呼吸抑制：麻酔範囲が Th_4 以上に及ぶと、「多少息苦しい」、「深呼吸がしにくい」、「声が出しにくい」などと訴えることが多い。普通は純酸素 5 l/分を吸入

させ，ゆっくり深呼吸させれば大事に至ることは少ないが，呼吸抑制の程度によりマスクとバッグによる補助呼吸あるいは調節呼吸が必要となる場合もある。呼吸中枢刺激剤の投与を急いだりしてはならない。血圧低下による二次的な呼吸抑制でないことを必ず確認すること。鎮痛・鎮静薬を投与した場合には，くれぐれも中枢性の呼吸抑制や舌根沈下に留意すること。

③ 悪心，嘔吐：血圧低下に伴って発生することが多いが，手術操作（例えば内臓を引っ張るなど）によっても誘起される。血圧低下によるものであれば血圧上昇を図り，酸素吸入，輸液などにより落ち着くことが多い。嘔吐する場合は手術操作を一時中止してもらい，顔を横に向けて嘔吐させる。口腔内を十分吸引する。

④ 不安・不穏状態：血圧低下，呼吸抑制，疼痛などが原因している場合はまずこれらに対する処置を急ぐ。血圧低下，呼吸抑制もなく，麻酔効果も十分であるにもかかわらず，著しい不穏状態ないし一過性の錯乱状態となることがある。このような場合はいくら落着くように説得してもまず無駄であることが多い。ジアゼパム，チオペンタール，ペチジンなどの投与が奏効する場合があるが，中途半端な鎮静薬の投与は不穏・興奮状態を憎悪させることがあるので注意する。

⑤ 酸素は3 l/分程度を必ず吸入させておくことがすすめられる。

〈参　考〉

① 脊椎穿刺に時間がかかると患者も次第に疲労してきて徐々に背すじが伸びてきてしまう。このような時は一度背すじや膝を思いきり伸展させ，5～6回ゆっくり深呼吸させた後再度穿刺体位をとるようにする。穿刺に時間がかかると医師の方もいらいらして，あたかも患者に責任があるかのような感じでどなりつけたり，盲滅法に針を刺入したりする傾向があるが，うまく穿刺できないのは「自分の技術が未熟であるため」とまず悟る必要がある。

② 脊椎麻酔は効果が不十分だと患者は苦痛であるし，術者は手術がやりづらくて苦労する。血圧低下や呼吸抑制を恐れるあまり局麻薬の投与量を少なくしすぎると，あとで苦労する結果となる。患者の年齢，身長，全身状態，手術部位などを考慮し，あらかじめ，どの高さまで麻酔を効かせるかを慎重に考えて，必要にして十分な量の局麻薬を注入する必要がある。

③ 高齢者，脊椎に変形のある場合，下肢の骨折などで十分な穿刺体位がとれな

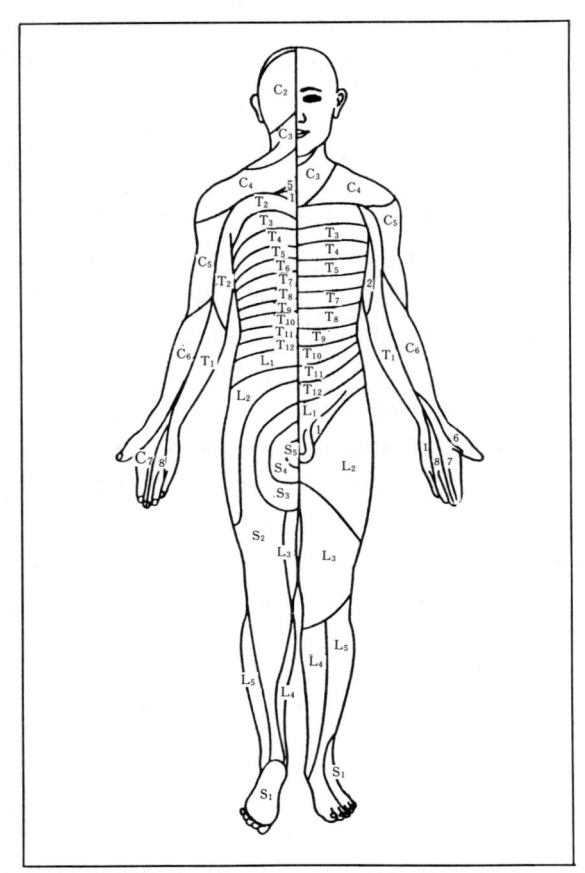

図 59 皮膚分節，脊髄節

い場合などでは正中法による穿刺ではどうしても成功しないことがある。このような場合，旁正中法で穿刺すると簡単に成功することがある。旁正中法では刺入点を棘突起間の正中線より約 0.5〜1.0 cm 下方とし，穿刺針は皮膚に対して約 75° の角度で刺入する。針先が骨に当たったら針先をわずかに頭側に向けてみるか，刺入点を前後に 0.5〜1.0 cm 位ずらしてみる。本法では針先は皮膚→皮下組織→筋膜→骨格筋→黄靱帯→硬膜外腔→硬膜→くも膜下腔に達する。

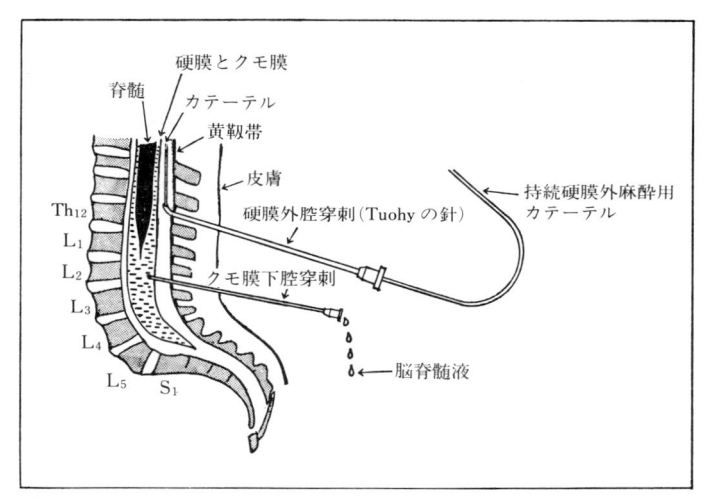

図 60 脊椎麻酔および硬膜外麻酔時の穿刺針の位置

④ 局麻薬の使用量は，成人の虫垂切除術であれば0.3%ジブカイン（高比重）で2.0～2.5 ml（体重40～50 kgで2.0 ml，50～60 kgで2.3 ml，70 kg以上で2.5 ml程度），帝王切開では1.5～2.0 ml（帝切では血圧が低下し易いので注意が必要），痔瘻根治術ではサドルブロック（約30°のfoot down positionまたは坐位で局麻薬を注入する）で1.5～1.8 ml程度で十分である。0.5%ブピバカイン（マーカイン®）には高比重と等比重の薬液がある。等比重の薬液を使用する場合には患側を上にした側臥位で穿刺し，局麻薬注入後も3～5分間はそのままの体位を保つことがすすめられる。成人の下肢の手術では，2～3.5 ml注入する。麻酔レベルの固定には時間がかかるので要注意である。

⑤ 脊椎麻酔，硬膜外麻酔を施行する際には，まず皮膚分節，脊髄節，クモ膜下腔，硬膜外腔の解剖をしっかりと頭に入れておかねばならない（図59，60）。

⑥ 肥満患者では，麻酔範囲が予想した以上に高位に達する場合があるので，局麻薬の注入量は過量とならないように十分注意する必要がある。

⑦ 呼吸抑制がみられた場合には，まず血圧を測定し，血圧低下による二次的な呼吸抑制（血圧低下に起因する延髄呼吸中枢の機能低下）でないことを確認する。肺活量のみならず，一回換気量が低下していると判断した場合には，ただち

に補助呼吸を開始した方がよい。

⑧　局麻薬注入後,手術開始までの時間については,局麻薬を注入してから12～15分間は手術開始を控え,血圧,呼吸,意識レベル,麻酔レベルのチェックを十分に行なうようにする。

⑨　喘息,アトピー性皮膚炎などのアレルギー性疾患を有する患者では,アナフィラキシーショックの発生に注意する。

⑩　開腹術では麻酔レベルが T_6,できれば T_4 にまで達していることが望ましい。この位の高さまで麻酔が効いていないと,十分な鎮痛が得られないことがある。

第5項　硬膜外麻酔

硬膜外麻酔は単に手術のための麻酔という以外に,ペインクリニック,整形外科,産科,泌尿器科などの分野でも広く利用される誠に有用な麻酔方法である。穿刺部位や手技によっていろいろに分類できる(**表11**)。したがって,硬膜外麻酔を実施するに当たっては以下の事柄を考慮しなければならない。

(1)　硬膜外麻酔単独で麻酔をするのか,あるいは他の麻酔方法を併用するのか？
(2)　穿刺部位はどこにするか？
(3)　単独法にするか,あるいは持続法にするか？
(4)　穿刺は正中法にするか,あるいは旁正中法にするか？
(5)　穿刺は1カ所のみとするか,あるいは2カ所とするか？
(6)　局麻薬の濃度と使用量はどの位にするか？
(7)　失敗してクモ膜下腔を穿刺したり total spinal(全脊麻)になった場合はどうするか？
(8)　穿刺針の種類は？

表12 は手術部位による穿刺部位,局麻薬の濃度と注入量のだいたいの目安を表したものである。硬膜外麻酔の手技を練習する場合は,まず腰部からの穿刺手技を十分マスターすべきであり,頸部や胸部からの穿刺は腰部からの穿刺手技に熟達した後に試みるべきである。仙骨麻酔法は覚えておいて損することはないが,

表 11 硬膜外麻酔のいろいろな分類

分 類 法	分 類	適 応
穿刺部位による分類	① 頸部硬膜外麻酔	頸，肩，上肢，上胸部，上背部の手術・除痛
	② 胸部硬膜外麻酔	胸部，背部，腰部，上腹部の手術・除痛
	③ 腰部硬膜外麻酔	下腹部，下肢，臀部，腎，上腹部の手術・除痛，無痛分娩
	④ 仙骨部硬膜外麻酔（仙骨麻酔）	会陰部，下腹部の手術・除痛，無痛分娩
単独法か持続法かによる分類	① 単 独 法（1回注入法）	60分以内で終わる手術，外来でのブロック
	② 持 続 法（カテーテルを挿入する）	60分以上かかる手術，入院患者のブロック，術後鎮痛に硬膜外麻酔を利用したい場合，poor risk などで局麻薬を少しずつ追加したい場合，無痛分娩
穿刺手技による分類	① 正 中 法	頸部または腰部から穿刺する場合，場合によっては上胸部から穿刺する場合
	② 旁 正 中 法	胸部から穿刺する場合，正中法で成功しない場合
穿刺する数による分類	① 1ヵ所での穿刺	手術範囲があまり広くない場合
	② 2ヵ所での穿刺（例えば C_7-Th_1 間で1本，L_3-L_4 間で1本の合計2本）	手術範囲が広い場合，手術部位が離れて2ヵ所以上ある場合（例えば上肢と下肢の植皮），無痛分娩

たとえできなくても腰部硬膜外麻酔法を知っていれば困ることはまずない。

1. 腰部硬膜外穿刺法（正中法）

① 体位は脊椎麻酔施行時と同じでよい。穿刺体位の取り方の正否が穿刺の成功・不成功を決定すると言っても過言ではない。自分で納得できる体位がとれるまでは穿刺を試みるべきではない。できれば患側を上にした側臥位とする（持続用のカテーテルを挿入した場合，カテーテルが椎間孔に沿って挿入されてしまうことがあり，右下側臥位であれば左側の椎間孔に挿入され易いと言われているため）。穿刺部位の決定法，消毒，浸潤麻酔の施行法も脊椎麻酔と同様である。

② 穿刺針は持続法ならばTuohyの針，単独法ならばTuohyの針でも，硬膜外穿刺針（単硬針：20ゲージ，6〜7 cm，針先の切口の角度約45°）でもよい。

表 12 硬膜外麻酔の穿刺部位と局麻薬の濃度，注入量

手術部位	穿刺部位	局麻薬濃度（％）	注入量（ml）
頸部，肩，上肢，上胸部	C_7-Th_1	1.0〜1.5	10〜15
胸　　　　　　部	Th_4-Th_5	1.0〜1.5	10〜15
上　　腹　　部	Th_7-Th_8	1.5〜2.0	10〜15
腰　　　　　　部	Th_{10}-Th_{11}	1.5〜2.0	10〜15
下腹部，臀部	L_1-L_2	2.0	10〜15
下　　　　　　肢	L_3-L_4	2.0	10〜15
背　　　　　　部	C_7-Th_1　Th_4-Th_5	1.0〜1.5	10〜15

① 局麻薬はメピバカイン，リドカイン。
② 局麻薬の濃度や注入量は患者の年齢，全身状態，他の麻酔方法を併用するか否かなどにより適宜増減する。
③ 直腸会陰部の手術は仙骨麻酔でも可能であるが，L_4-L_5 からの硬膜外麻酔で十分である。

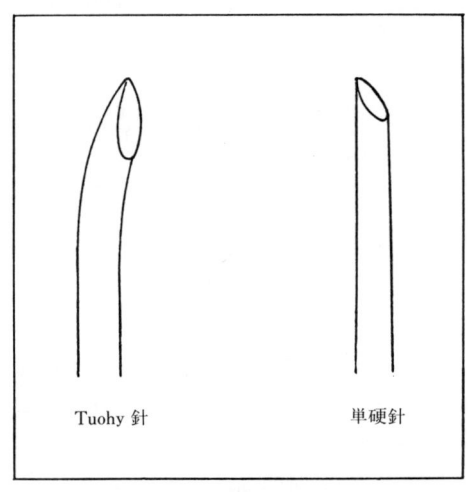

図 61　Tuohy 針および単硬針の針先の違い。

穿刺部位に浸潤麻酔を施したならば，次に 18 ゲージ位の太い針を穿刺部の皮膚および皮下に刺し，穿刺針（特に Tuohy の針）が容易に皮膚を貫通できるようにしておく。Tuohy の針の先端は図 61 のごとく鈍になっているため，皮膚を貫

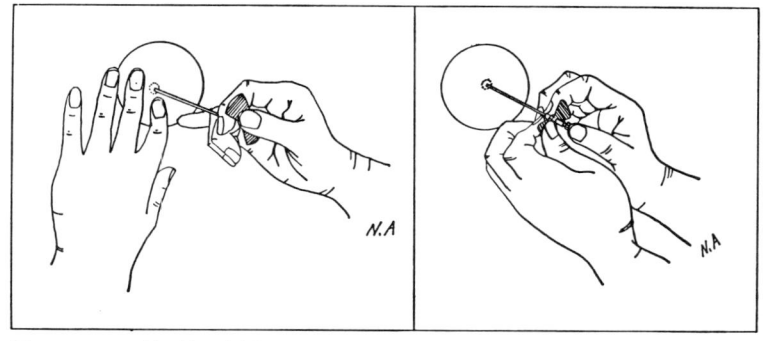

図 62　Tuohy 針の持ち方(1)　　　　図 63　Tuohy 針の持ち方(2)

通し難い。ディスポーザブルの針を使用する場合には、この操作は不要である。
③　穿刺針の先端が棘間靱帯に達するまでは内筒（マンドリン）を抜くな！
単硬針を刺入する場合は針は容易に皮膚を貫通できるが、Tuohyの針は皮膚を貫通し難いのでかなり力を入れて、一気に皮膚を貫くつもりで穿刺する。左手の拇指または示指と中指で穿刺部の皮膚をしっかりと固定し、右手に Tuohy の針を 図62 または 図63 のごとくしっかりと握り、あらかじめ穿刺部に太い針であけておいた針穴から Tuohy の針の切先を刺し込み、一瞬の間に皮膚を貫くような感じで刺入する。ジリジリと皮膚を圧迫するような感じで刺入しようとすると皮膚を貫通できずに苦労することがある。
穿刺針が皮膚を貫通したならば、さらに針を静かに押し進め、針先が棘間靱帯中にあると思われるところで内筒を抜く。穿刺針を持っている手を離した時に針がダラッと垂れ下がるようでは針の進め方が足りないと思ってよい。なお、あらかじめ硬膜外腔までのだいたいの距離を頭に入れておくことが大切である。
④　左手をしっかりと患者の背部に押しつけ穿刺針を進めよ！
内筒を抜いたならば針の切口が天井を向くように針を回転させ、次に 3〜5 ml の空気または生理食塩液を吸引した 5 ml または 10 ml の注射器を穿刺針に接続し、左手の小指ないしは環指を患者の背部にしっかりと押しつけ、八分の力で針を押し進め二分の力で針を手前に引き戻すぐらいの感じで針を押し進めると同時に、右手の拇指で注射器内筒の頭を圧し抵抗の程度を感知しつつ針を進める（図 64,

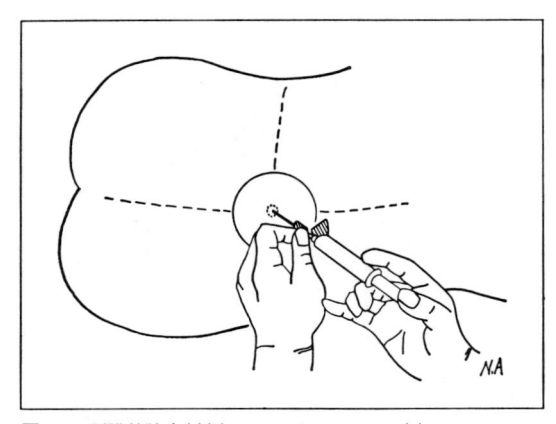

図 64 硬膜外腔穿刺(1), loss of resistance(1)

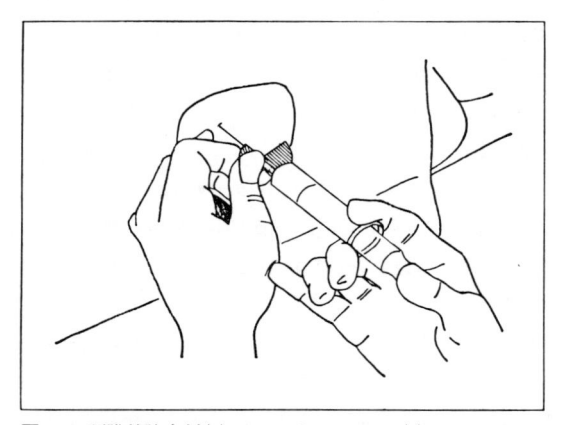

図 65 硬膜外腔穿刺(2), loss of resistance(2)

65)。この時両肘は体幹に引きつけ脇をしっかりと固めておく。脇があまいとクモ膜下腔穿刺になり易い。注射器内筒の頭に圧をかける場合間歇的に圧をかけても持続的に圧をかけてもよい。図63のように両手で針を進め，抵抗を確認しては再び針をほんの少し押し進めるという操作を繰り返して硬膜外腔を確認してもよい。針先が黄靱帯にある間は抵抗が強く空気や生理食塩液をスムーズに注入できないが，黄靱帯を貫いて硬膜外腔に針先が達すると急に抵抗が無くなり，空気

や生理食塩液をスムーズに注入することができる（以上が loss of resistance 法）。ここで注射器を外し，血液や脳脊髄液の流出がないことを確認する。単独法の場合は得たい麻酔範囲によって針の切口を頭側または尾側に向け，再び血液や脳脊髄液の流出がないことを確認した後局麻薬を吸った注射器を穿刺針に接続し，局麻薬を静かに注入する。左手でしっかりと針を固定し，けっして針を押し進めるような力を加えてはならない。場合によっては頭側と尾側の両方に局麻薬を半量ずつ注入することもあるが，このような場合も針を180°回転させる時に針先の位置が変わるような力を加えてはならない。

⑤　持続法はこれからいろいろなトラブルが発生する！

loss of resistance 法により硬膜外腔を確認し，血液や脳脊髄液の流出が無ければ，Tuohy の針の切口を頭側または尾側に向け，持続硬膜外用ポリエチレンカテーテルを挿入する。カテーテル先端を生理食塩液または局麻薬に浸し，滑りをよくしておき，左手で針をしっかりと固定し右手でカテーテルを針の内腔を通して進める。カテーテルが針の切口に達すると多少抵抗があるが，さらにカテーテルを進める。カテーテルが針の先端でつっかえてどうしてもそれ以上進まない場合は，一度カテーテルを引き抜き，loss of resistance 法で針先が硬膜外腔にあることを再確認して後，再びカテーテル挿入を試みる。これでもカテーテルが針先から先に進まなければ針の切口の方向を少し変えてみたり，生理食塩液 3 ml 位を針を通して注入したり，患者に深呼吸させたりしながらカテーテル挿入を試みる。カテーテルが針の切口を通過したならばさらにカテーテルを 7〜8 cm 押し進める。これ以後起こりうるトラブルとして以下のごときものがある。

㋑　カテーテルが硬膜外腔の血管内に挿入される。

㋺　カテーテルがクモ膜下腔内に挿入される。

㋩　カテーテルが左右どちらかの椎間孔に沿って挿入される。

㋥　針を固定したままカテーテルだけ引き戻す操作をすると針の切口でカテーテルが切断され，カテーテルの一部分が硬膜外腔に残留してしまう。

㋭　針を引き抜く際にカテーテルも一緒に引き抜いてしまう。

カテーテルを硬膜外腔に 7〜8 cm 押し進めたならば，なおもカテーテルを押し進める操作をしながら左手で Tuohy の針を少しずつ引き抜いてくる。この時左手の中指は患者の背部にしっかりと押しつけるようにし，左拇指と示指で針の翼

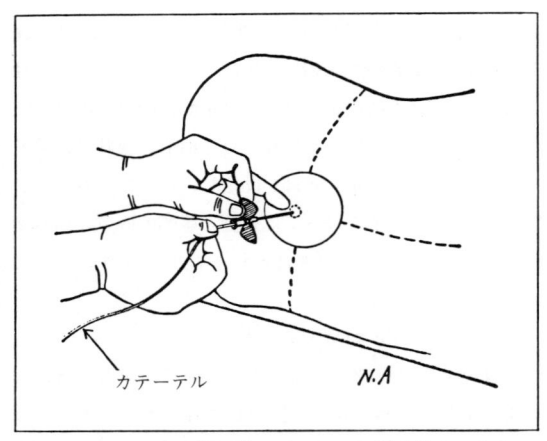

図 66 カテーテルを押し進めつつ Tuohy 針を抜いてくる。

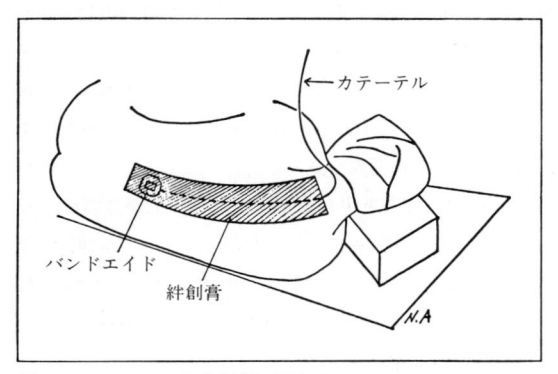

図 67 カテーテルを絆創膏で固定する。

の部分を持って針を引き抜く（**図66**）。針の先端が皮膚の外に出てきたならば引き続き針を抜き去り，次いでカテーテルにつけてある目盛りを目印にして，硬膜外腔に挿入されているカテーテルの長さを測り，硬膜外腔にカテーテルが約5 cm挿入されているように調節する。血液や脳脊髄液の逆流が無いことを確認したならばカテーテル先端に局麻薬注入用の小さな針を接続し，カテーテルを絆創膏でしっかりと固定する（**図67**）。患者を仰臥位に戻したならば血圧を測定した後局麻薬をカテーテルを通してゆっくり注入する。

⑥ 試験量を注入してみて何事も起こらないからといって安心はできない！

持続用カテーテルを挿入した場合は，カテーテルがクモ膜下腔や血管内，椎間孔などに挿入されていないかどうかを確かめるためには，通常少量の局麻薬（1％メピバカイン3〜5 ml 程度）を試験的に注入して5分間位様子を観察する。クモ膜下腔穿刺になっていれば局麻薬の作用がただちに発現するのでミスに気付き易いが，血管内にカテーテルが挿入されている場合，1 mg/kg 程度の局麻薬が注入されても特別な症状を示さないことが少なくない。したがって，試験量を注入してみて何事も起こらないからといって，カテーテルが血管内には入っていないとは断言できない。カテーテルが椎間孔に挿入された場合は，いわゆる"片効き"（左右どちらか片側のみに麻酔効果が強く発現する）となり易い。

⑦ 局麻薬中毒に備えてジアゼパムかバルビツレート剤（チオペンタール，チアミラール）を用意せよ！

硬膜外麻酔は局麻薬を大量に使用するため局麻薬中毒を起こし易い。ジアゼパム，チオペンタール等がいつでも投与できるように用意しておかねばならない。局麻薬中毒以外にも著しい血圧低下や呼吸抑制などの合併症を起こすことがあるので十分注意する。total spinal になった場合は意識消失，呼吸停止などの症状が見られるのでただちに適切な処置を施す。

⑧ 硬膜外麻酔はすぐには効いてこない！

硬膜外麻酔では局麻薬の作用が発現するのに10〜20分かかる（小児は比較的早く効いてくる）。局麻薬を注入して15分間経過を観察し，何事も起こらないからといって患者のそばを5分程離れた間に血圧が測定不能となるまでに低下することもある。患者のそばはけっして離れてはならない。

2. 胸部硬膜外穿刺法（旁正中法）

胸部で硬膜外腔を穿刺する場合や，腰部での穿刺で正中法では穿刺に成功しない場合（十分な穿刺体位がとれない場合や高齢者で靱帯が硬化している場合など）は旁正中法で穿刺する。旁正中法は基本的には正中法とまったく同じであるが，穿刺針の刺入点と刺入角度が多少異なる。体位は側臥位で穿刺部位がもっとも突出した型にする。ベッドの高さは多少高めにした方が穿刺し易い。

① 刺入点は正中線より0.8〜1.3 cm 下方で棘突起の真下より1 cm 位尾側に向

かった点とする。

② 27ゲージ，19 mm の針に 0.5％プロカイン 5 ml を吸った 5 cc の注射器を接続し，まず刺入点に皮内膨疹をつくり，次いで針先を少し天井（正中）に向け，かつ少し頭側に向けて局麻薬を注入しつつ針を静かに進める。局麻薬を 3 ml 注入したならば針をいったん抜去し，23ゲージ，60 mm のカテラン針に替え，同じ刺入点より針を静かに刺入する。局麻薬を少量ずつ注入しながら針を進め，針が骨（椎弓板）にコツコツと当たったならば（ここまでの刺入距離を覚えておく），針先を少し頭側に向け，骨に当たらずにスッと刺入できる部位を探す。

③ 骨に当たらずに刺入できる部位を探し当てたならば針はそれ以上進めず，針の刺入方向をよく確認した後針を抜去する。

④ 18 ゲージの針で刺入点の皮膚に小切開を加えた後，硬膜外腔穿刺針を刺入し，前記の要領でまず針先を骨（椎弓板）に当て，次いで針先を少しずつずらし，骨に当たらない部位を探し当てたならば針の刺入を止め内筒を抜く。以下 loss of resistance 法により硬膜外腔を確認する。

⑤ 針が硬膜外腔までの最短距離を進んだ場合は驚く程短い距離で硬膜外腔まで達することがあるので（特に患者が痩せている場合），針を深く刺し過ぎないように注意する。そのためにはまず針先を一度椎弓板に当てることが重要である。

⑥ 硬膜外腔の確認がなかなかできない場合は，一度穿刺針を抜去し，体位，刺入点，刺入方向などをチェックする。特に正中から刺入点までの距離の再確認が大切である。刺入点が正中に近すぎるとうまく穿刺できないことがある。うまく穿刺できないと，穿刺手技がだんだん乱暴になってくる傾向があるので注意する。

〈参　考〉

① 硬膜外腔穿刺の操作で最も重要な事は，左手の手指または手背を患者の背部にしっかりと押しつけ穿刺針の動きを確実にコントロールすることであり，このことは偶発的硬膜穿刺を避けるためのポイントでもある（図 68）。翼のついていない穿刺針を用いる場合は図 69 のごとく拇指と示指で穿刺針をしっかりと保持し，示指と中指の中手骨頭を患者の背部に強く押しつけるようにする。

② 硬膜外腔に留るカテーテルの長さは 5 cm までとする。それ以上長く挿入するとカテーテルがとぐろを巻いたり，Uターンしたり，椎間孔に沿って挿入され

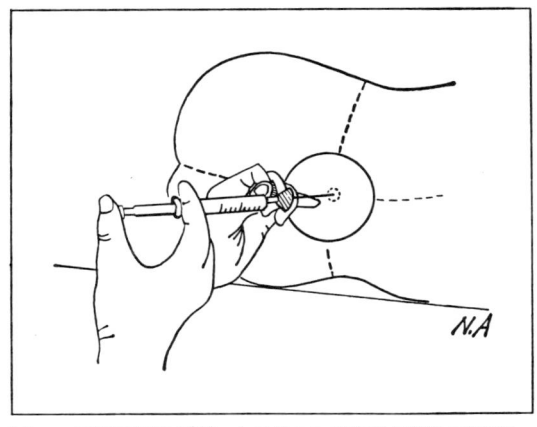

図 68 硬膜外腔穿刺(3)，左手指または手背を患者の背面に
しっかりと押しつける。

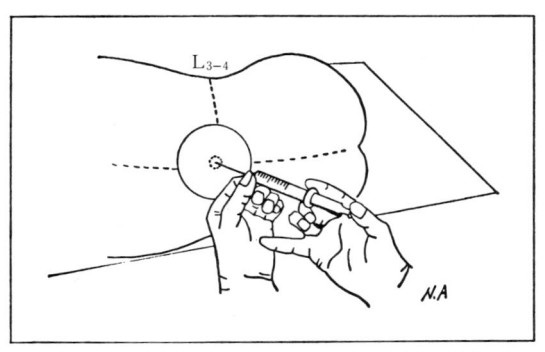

図 69 硬膜外腔穿刺(4)，翼のついていない穿刺針を用いる
場合

てしまう恐れが強い。したがって，カテーテルの先端を理想的な位置に留置させ
るためには穿刺部位はできる限りもっとも麻酔を効かせたい部位を支配している
神経の高さにすべきであり（例えば $Th_6 \sim Th_{10}$ まで麻酔効果を得たい場合は
$Th_8 \sim Th_9$ 間位で穿刺する），はるか離れた部位より穿刺しその分カテーテルを
長く挿入すれば同じ事であると考えるのは間違っている。このことは局麻薬の使

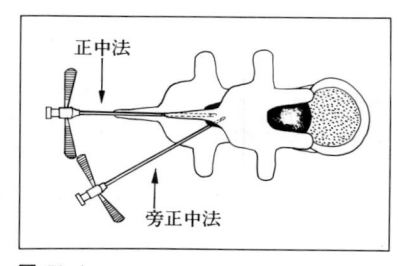

図 70-A

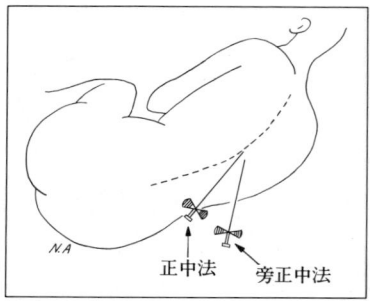

図 70-B

用量を最小有効量に止めるためにも重要である。

③ 頸部や上胸部から穿刺する場合，坐位で正中法による穿刺を行なう場合もあるが，筆者は坐位での穿刺は好まない。

④ 偶発的硬膜穿刺（クモ膜下腔穿刺）となった場合は，ⓐ 別な部位よりあらためて硬膜外腔穿刺を試みる，ⓑ 脊椎麻酔に変更する，ⓒ 全身麻酔に変更する，の3通りの対処方法がある。loss of resistance 法でクモ膜下腔に空気を注入してしまった場合は術後強度の頭痛を訴えることがある。外来患者で硬膜穿刺となった場合は，できれば最低限一晩は入院させた方が安全である。（質疑応答「問28」参照）硬膜穿刺となった場合は，硬膜外腔への麻薬の注入は避けた方が無難である。

⑤ 旁正中法を行なう場合は，まず椎骨の解剖をしっかりと頭に入れ（特に棘突起，椎弓板，椎間孔などの相互関係），針先の位置を立体的にとらえつつ穿刺しなければならない（図70）。旁正中法を行なう前に，まず正中法で試み，うまく穿刺できない場合にのみ旁正中法で穿刺するという考え方もあるが，肥満や筋肉の発達が著しい場合，上背が低い場合などでは初めから旁正中法で穿刺することをすすめる。旁正中法で穿刺に成功したときは，カテーテルが針先でひっかかることはまずない。カテーテルがスッとスムーズに挿入されることが多い。

第 6 項　腋窩部腕神経叢ブロック

上肢の手術に対して以前は鎖骨上部腕神経叢ブロック（クーレンカンプ原法その他）がよく用いられたが，同法は気胸・血胸などの合併症を起こし易い，成功率が低い，小児や意識のはっきりしない患者には施行し難い，などの欠点があり最近ではほとんど行なわれなくなり，代わって腋窩部で腕神経叢をブロックする方法が広く用いられるようになってきた。腋窩部法は合併症が少ない，成功率が高い，小児や意識のはっきりしない患者にも施行できる，外来患者にも比較的安全に使用できる，持続注入法も可能である，などの利点があり，整形外科，形成外科，一般外科の医師達には是非とも覚えてもらいたい手技である（第9章第3項参照）。

(1) **肢位は手指で後頭部を掻く時の肢位と思えばよい。**すなわち上腕を100〜120°開き，肘は曲げて外旋させる（図71）。腋窩は剃毛する。肘の下に薄い枕を

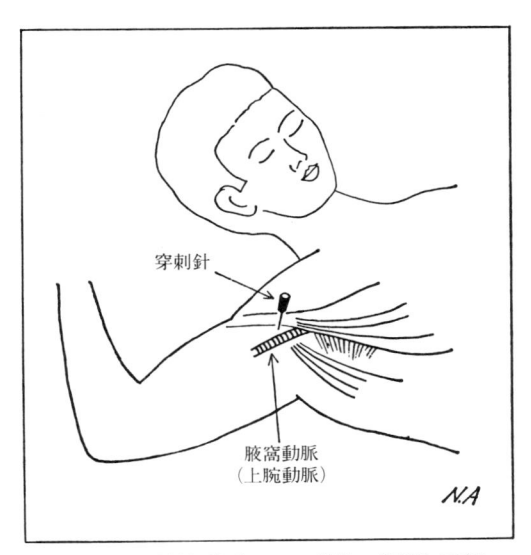

図 71　腋窩部腕神経叢ブロックの肢位，穿刺針の刺入部位

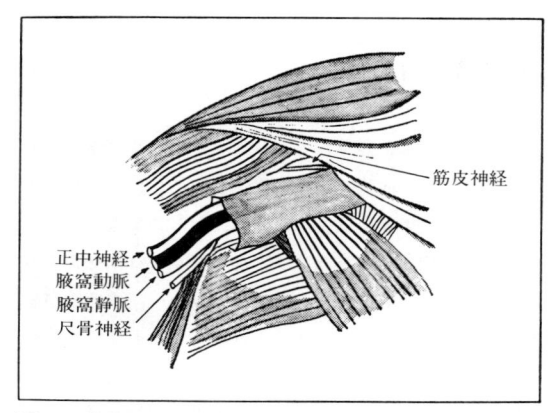

図 72 腋窩部の神経血管鞘

置くとよい場合もある。

(2) 穿刺針の太さおよび長さ

普通の成人で,太さ 24 ゲージ,長さ 2.5〜3 cm の針で十分である。針の先端はあまりシャープでない方がよい。

(3) 目 標

大胸筋の上腕附着部の下縁(小胸筋外縁)で腋窩動脈の拍動をもっともよく触れる点(図 71, 72, 73)。この部位では腋窩動脈,静脈,腕神経叢は同一の結合組織鞘内に存在する。ただし筋皮神経(前腕橈骨側の知覚を司る)はこの鞘内には存在せず,腋窩動脈の直上方の鞘外を走っている(図 72)。

(4) 準 備

10〜20 ml の注射器に 1% メピバカイン(または 1% リドカイン)を吸い,できるだけ細い extension tube を接続し,extension tube 内も局麻薬で満たす。
穿刺針が目的の部位に穿刺できたならば,この extension tube を穿刺針に接続して局麻薬を注入する。extension tube を使用せずに穿刺針に直接注射器を接続すると,局麻薬注入時に針先に外力が伝わり針の位置が移動して(要するに,針をしっかりと固定しているつもりでも局麻薬注入時に針が押し込まれたり,引き戻されたりするために),失敗する恐れがある。

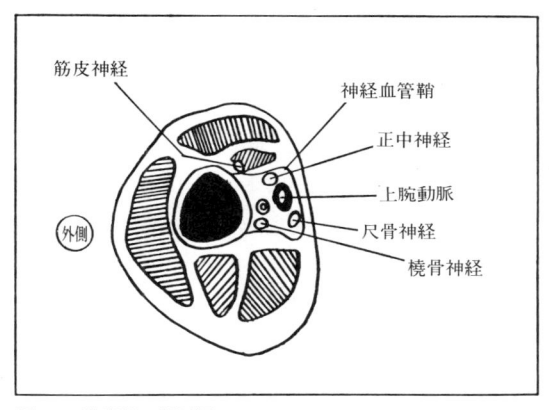

図 73 腋窩部の断面図

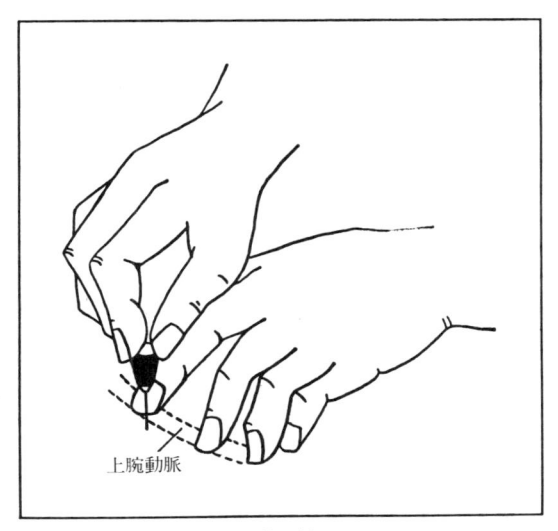

図 74 腋窩動脈を固定し,針を刺入する。

(5) 穿刺手技

腋窩動脈を示指と中指(あるいは中指と環指)でしっかりと固定し(図74),穿刺針を腋窩動脈上縁に向けて腋窩部に垂直の方向で刺入する(刺入点に局麻薬で

皮内膨疹をつくることもある)。針を静かに1〜2cm進めると，針先が神経血管鞘を貫く抵抗を感知できることもあるが，できない場合が多い。針先が動脈付近に達すると動脈の拍動に一致して針がピクンピクンと振動するようになるので，針の方向や深さをわずかずつ変えて針がもっともよく振動する部位をさがす(もし正中神経の支配領域に電撃痛が得られれば理想的である)。しばらく針の動きを観察し，血液の流出がみられなければ前記の extension tube を針に接続し，一度吸引して血液の逆流がないことを再度確認した後局麻薬10〜15 ml をゆっくり注入する。ここで針を更に0.5〜1 cm 上腕骨上縁に向けて進め，筋皮神経の周囲に局麻薬5〜10 ml を注入する。次いで針をいったん皮下まで引き戻し，腋窩動脈下縁に向けて針を進める。正中神経を狙った時と同じ要領で尺骨神経付近に局麻薬10〜15 ml を注入し，更に針を進めて橈骨神経付近に10 ml 注入する。通常成人では1%メピバカイン40 ml を注入してよい。効果が発現するまでに20〜25分かかる。電撃痛が得られた時は効果発現が早い。

〈参　考〉

① 電撃痛は得られないことも少なくないが，得られた方が確実である。特に肥満者や腋窩動脈を触知しにくい場合は電撃痛を得るべく針の方向や深さを工夫してみる。

② 血管を刺した場合は一旦針を抜去し，血腫形成を防ぐため3〜4分間圧迫止血する。血管を刺したということは，針先が目的とする神経血管鞘内にあるということであるから，この時の針の深さをよく確認しておけば再度穿刺する時役に立つ。

③ 局麻薬の注入量はだいたい成人で7 mg/kg，小児で6 mg/kg で十分である。

④ 注入した局麻薬を腋窩部に停留させる目的で上腕部に駆血帯をかけることがある。駆血帯は局麻薬注入直後に締め，10分後にはずしてよい。局麻薬注入直前に駆血帯を締める操作をすると針が動いてしまう恐れがある。

⑤ 持続法にしたい場合は成人で22ゲージ，小児で24ゲージのアンギオカット針を用いて穿刺し，外筒のみを神経血管鞘内に留置して針を固定する。外筒を多少神経血管に沿って押し込むようにしておかないと，外筒を固定している最中に抜けてしまう恐れがある。外筒が硬い材質の穿刺針(八光エラスター針やメディ

カットなど）では成功率が低い。
⑥　このブロック方法では筋皮神経を十分にブロックできないことがあるので，手術操作が筋皮神経の支配領域に及ぶものではできる限り正中神経に電撃痛を得るべく努力し，更に針を少し先に進めて筋皮神経を十分ブロックする必要がある。
⑦　本ブロックを確実に成功させるために，絶縁電極注射針（ポール針®）と簡易神経刺激装置を用いたブロック法が勧められる（第9章第3項参照）。
⑧　20 ml の注射器は薬液注入時の抵抗が強いので，20 ml の注射器2本を使用するよりも，10 ml の注射器4本を使用した方が注入しやすい。

第7項　動脈カニュレーション

poor risk，ショック状態，出血多量や大量輸血・液が予測される手術，開胸・開頭術などでは，動脈内にカテーテルを留置し，トランスデューサーを介して動脈圧を直接持続的に測定するのが現在では常套手段となっており，またこのカテーテルを介して動脈血採血が随時可能となるため，術前から術後にかけて動脈血ガ

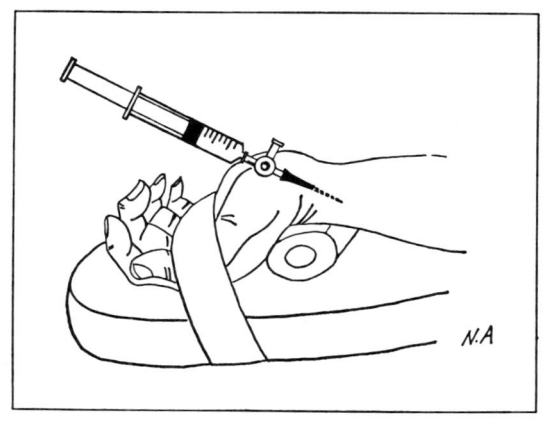

図 75　動脈穿刺の肢位

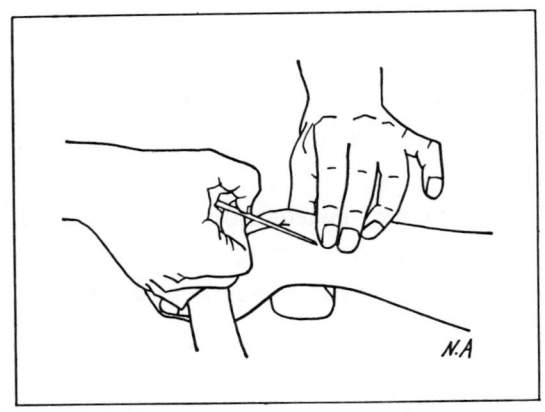

図 76 動脈穿刺をする時の穿刺針の持ち方(1)

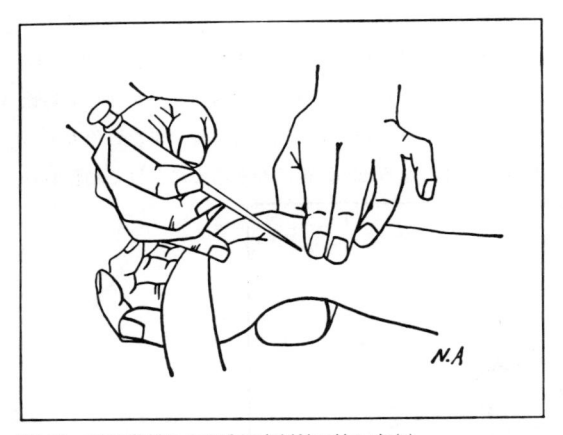

図 77 動脈穿刺をする時の穿刺針の持ち方(2)

ス分析を行なう上にもきわめて有用である。動脈として通常橈骨動脈または足背動脈が使用されるが,ここでは橈骨動脈カニュレーションについて記述する。
(1) 肢位:手関節の下に高さ4～5 cm の小さなマクラを入れ,手指を絆創膏でしっかりと固定し,手関節内側を十分伸展させる(**図75**)。穿刺部位をアルコールその他で十分消毒する。

(2) 穿刺針は 20～24 ゲージのメディカットまたはアンギオカットがよい。動脈の蛇行，硬化，内腔狭小などがある場合はメディカットを使用した方が穿刺し易い。血液の逆流が視認しやすい穿刺針もある。

(3) 穿刺手技

① 左手の示指と中指あるいは中指と環指で動脈の拍動をしっかりと触れ，動脈の走行，硬さ，などを頭に入れる。拍動をもっとも強く触れる部位を刺入点とする。

② 刺入点に 0.5% プロカイン 0.5 ml で皮内膨疹をつくる。

③ 前記のごとく左手指で動脈の拍動を触れつつ右手に穿刺針を図76または図77のように持ち，刺入点より皮膚に対して約 30° の角度で静かに刺入する。メディカットを使用する場合，注射筒は穿刺針につけたままでもよいし，はずして穿刺してもよいが，つけたままであれば針先が動脈内に刺入されても血液が噴出してこないので血液を周囲にこぼさずにすむ。

④ 針先が動脈内に挿入できたと思ったならば穿刺針の内筒をゆっくり引き抜いてみる。外筒に血液がただちに逆流してくるようであれば内筒を抜去し，左手指で動脈を圧迫し血液が噴出するのを防ぎつつ，三方活栓に接続した 5 ml の注射器（ヘパリン加生理食塩液 5 ml を吸引しておく）を外筒に接続する（図75）。

⑤ 注射器を吸引し，血液がスムーズに吸引できるようであれば穿刺は成功したものと考えてよく，穿刺針を更に奥まで進め，穿刺針と三方活栓をしっかりと接続し，再度吸引してみる。血液が逆流してくるのを確認したならばヘパリン加生食液 2～3 ml を注入した後穿刺針をしっかりと固定し，図78 のごとく穿刺針とトランスデューサーを extension tube を使用して接続する。

⑥ 注射器を吸引しても血液の逆流が認められない場合は注射器ごと穿刺針をゆっくりと引き戻してみる。あるところまで引き戻すと急に血液が逆流してくることがあるので，そのような場合は逆流するのを確かめつつ少しずつ穿刺針を進めてみる。

⑦ どうしても成功しない場合は一度穿刺針を引き抜き，ただちに刺入点を滅菌ガーゼで強く圧迫し血腫形成を防ぐ。ひとたび血腫を形成すると再度の穿刺がはなはだ困難となる。

⑧ 穿刺針と三方活栓，あるいは三方活栓と extension tube との接続は金輪際

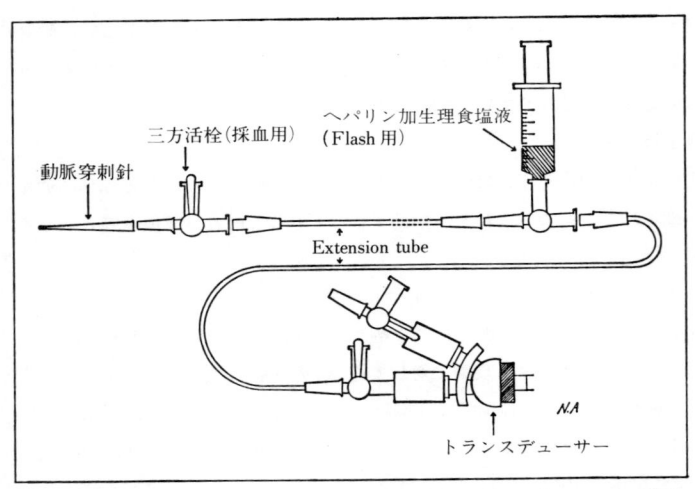

図 78 動脈穿刺針とトランスデューサーを三方活栓と extension tube で接続する。

はずれないように接続しておかねばならない。

第7章
麻酔の偶発・合併症，事故

麻酔はあらゆる薬剤，機器，技術を駆使して，生体を一時的に生理的状態から著しくかけ離れた特異な状態に導き，その間に必要な手術なり検査なりを終らせ，再び生体を本来の生理的状態に戻すという，あらゆる医療行為の中でも一段と特殊な，場合によっては奇異な行為である。患者の意識を奪い，知覚・運動神経を麻痺させ，反射を抑制し，呼吸を止め，時には低血圧や低体温状態をつくり出すという一連の行為は，考えようによってはすべて「天の理に反く」ものであり，それが証拠には一歩誤まれば患者の生命はたちまち死の危険に曝される結果となる。麻酔事故は絶対に起こしてはならないものであり，そのためには麻酔をかける医師は一時も油断することなく事故発生の予防に努めねばならず，また不幸にして事故が発生した場合には全知全能を傾けて治療に当たり被害を最小限にくい止めなくてはならない。周知のごとく麻酔行為には全経過を通じてあらゆる事故ないしは偶発・合併症が起こる可能性があり，この中には避けることが不可能であったと考えられる症例もあるが，一方熟練した麻酔専門医が慎重に対処すれば多分避けうれたと考えられる症例も少なくない。「事故を起こさない」ということは「良い麻酔」の絶対条件であり，麻酔初心者はまず「事故を起こさない麻

酔」を心懸けなければならない。

麻酔事故や重篤な偶発・合併症の発生を防止するためには、まず麻酔の基本的要素、麻酔の特異性・危険性、麻酔事故の特異性などを十分に理解・認識し、次いで具体的にどのような事故や偶発・合併症が実際の臨床の場面で発生するのかということを熟知した上で、麻酔を実施しなければならない。さらに、常日頃より麻酔のリスクに関与するさまざまな要因に留意し、事故が発生しにくい麻酔に係る作業システムや労務管理を他科・他部門と協力して構築する必要がある。麻酔科医が同時に2列の麻酔を担当したり（いわゆる掛け持ち麻酔）、絶えず手術室を駆けずり廻らなければならないようなことがないように、麻酔科医の作業環境を整備することが事故防止のためのまず第一の必須要件である。

第1項　麻酔の基本的要素

1) 麻酔とは、「神経細胞の機能の可逆的な抑制状態」と定義されるが、麻酔の本質を理解するためには、麻酔がかかっている患者の状態・状況をしっかりと認識する必要がある。前述の如く、麻酔がかかっている状態・状況—例えば意識が消失している、自発呼吸が停止している（患者は自力で呼吸できない）、痛みを感じない、反射が抑制されている—などは、手術を行うためには甚だ好都合であるが、生体にとってはまさに危機的状況である。生体は著しく非生理的状況に陥り、内部環境の恒常性を保とうとする調節機構は破綻する。すなわち、麻酔とは「本質的に危機的状況を避けては通れない」という性質を内包した行為であり、麻酔事故を防止するためにはまずこの事を認識することが肝要である。

2) 麻酔がかかっている状態は、一過性の薬物中毒状態と捉えることができる。静脈麻酔薬や吸入麻酔薬によって意識が消失し、筋弛緩薬によって呼吸筋が麻痺して自発呼吸が停止した状態は、いささか乱暴なたとえかもしれないが、急性睡眠薬中毒と河豚中毒が同時に発症したようなものである。「麻酔をかける」ということは、まず患者を麻酔がかかった状態に導き、次いでこの一過性の薬物中毒状態に陥った生体の全身管理・危機管理を注意力や集中力を持続させて実践し、手術終了後は可及的速やかに生体を麻酔開始前の生理的状態に復帰させることで

あり，単に針を刺したり気管の中にチューブを挿入することだけが麻酔ではない。

3) 1804年，通仙散を用いて全身麻酔下に乳癌の手術を施行した麻酔の先駆者華岡青洲先生は，「麻酔とは毒を薬として用いる術である」と看破されておられたようであるが，この考え方は現代でもそのまま通用する，麻酔という医療行為を的確に捉えたものであると言えよう。麻酔に使用する薬剤は大部分が毒薬，劇薬，麻薬である。

第2項　麻酔の特異性・危険性

臨床的なあらゆる行為は，程度の差はあるものの，おのおのに特有の危険性（リスク）を伴うものであるが，麻酔は「特に危険を伴う医療行為」として認識される必要がある。それは，麻酔が以下のような特異性，危険性を有しているからである。

(1) 侵襲的な処置を遂行する：例えば気管にチューブを挿入する，直視できない部位に盲目的に針を刺入し，危険な薬液を注入する，など。

(2) 危険な薬剤を使用する：麻酔に使用される薬剤は，毒薬，劇薬，麻薬の範疇に属するものが多く，これらの薬剤の特徴は，① 安全域が狭い（有効量と中毒量との差が少ない），② 作用の発現が迅速，③ 効果が確実，④ 生命維持器官に直接的に作用する，⑤ 誤投与（種類，速度，量，経路などの誤り）が致命的となりかねない，など。

(3) 複雑な装置，機器の操作が必要である：全身麻酔器は年々改良され，ますます多くの機能を具備するようになり，麻酔中に装着されるモニターの種類は増加する一方である。自動注入器も複数使用が普通となってきたが，これらの装置・機器の操作に習熟していない場合は，麻酔事故発生準備状態といえよう。

(4) 麻酔下にある患者の状態は動的，不安定である：血圧，心拍数，循環血液量，血中の酸素分圧や二酸化炭素分圧，酸素飽和度などは刻々と変動する。手術操作や体位変換などにより循環動態や呼吸状態が著しく変動する場合もあり，麻酔下に置かれた患者の状態は，まさに「一寸先は暗闇」といっても過言ではな

い。

(5) 時間が切迫していることがある：突発的に発生した危機的状況に対しては，短時間内（秒単位からせいぜい2〜3分以内）での状況認識，判断，決断，行動，結果の再評価などが要求される。わずかな判断の遅れや行動の躊躇が取り返しのつかない結果を招きかねない。

(6) 得られる情報が不十分，不正確なことがある：緊急手術の際などでは，患者に関する情報が十分でない場合が少なくないため，思わぬ落とし穴に落ち込む危険性がある。また，麻酔中に各種モニターに表示される数値や波形は，必ずしも生体の情報を正確に反映しているとは限らない。体動，体温低下，カテーテル先端の位置変位や閉塞，人工呼吸器や電気メスの使用，手術操作などの影響により，数値や波形が不正確となる場合がある。機器が故障していたり，アラームがoffになっていることもある。麻酔中の血液生化学検査や血算は，採血部位によっては輸液や輸血の影響を受けることがあるため，採血部位に留意する必要がある。

第3項　麻酔事故の特異性

(1) 損傷（害）の程度が高い（死亡，植物状態，重篤な神経障害など）。
(2) 短時間で危機的状況に陥る。
(3) 突発的，瞬間的に発生することがある。
(4) 手術の大小に関係なく発生する。
(5) 麻酔に対する患者側の理解・認識の程度が低く，一般に「麻酔は簡単，うまくいって当たりまえ」と考えられており，さらに，「麻酔は直接病気を治す医療行為ではなく，手術の添え物」との思いがあるため，麻酔でトラブルが発生すると患者や家族の怒りは倍増する。
(6) 患者や，その家族との接触時間が短い麻酔科医と，患者側との間には相互信頼関係が構築されておらず，麻酔でトラブルが発生すると，「全て麻酔科医が悪い！」と決めつけられがちである。また，「手術ミス」が「麻酔ミス」に置き換えられてしまう事例も存在する。

第 *4* 項　麻酔事故，偶発・合併症

1. 麻酔器，気化器，酸素およびガス麻酔薬のボンベに関連したもの

① 中央配管からのガス供給圧は正常か？

全身麻酔器を使用する際には，まず麻酔器および人工呼吸器のチェックが必要である。医療ガスを使用するためには，医療ガス配管設備が必要である。医療ガス配管設備とは，中央ガス供給装置，制御装置，送気配管，配管端末器，ホースアッセンブリからなる設備である。供給源装置には，ボンベ，可搬式液化ガス容器，定量式液化ガス貯槽による供給装置，吸引装置，圧縮空気供給装置がある。医療従事者（特に日常的に医療ガスを使用する麻酔科医）は，自分が働いている施設のガス供給システムについて知っておかなければならない。このことは，突発的な災害対策のためにも必要なことである。麻酔器を使用する際にはまず中央配管からのガス供給圧の値をチェックする必要がある（麻酔器によっては，ガス供給圧が表示されない場合もある）。ガスや電気はいつも十分に，かつ正常に供給されているとは限らない。

② 酸素ボンベあるいは亜酸化窒素ボンベが空になっているのに気がつかない！

近年，大病院では酸素や亜酸化窒素は中央配管システムになっているところが多いため，手術室やICUで酸素や亜酸化窒素のボンベを使用する機会は減ったが，中・小病院や大病院でも院内出張をして麻酔をかけるような場合（例えば内視鏡室に麻酔をかけにゆく時）には酸素や亜酸化窒素のボンベを使用することは少なくない。亜酸化窒素ボンベが空になった場合は吸入ガスの総流量が減り，麻酔が浅くなるだけで，致命的となることはまずないが（しかし，レスピレータを使用している時や自発呼吸で麻酔をしている場合にはいろいろ問題がある），酸素ボンベが空になっているのに気付かなければ3〜5分で致命的な結果となる恐れがある。したがってボンベを使用する場合には，ボンベ内のガスの量を絶えず確かめ，特に酸素ボンベは少し早めに交換する方が安全である。なお，ボンベの交換を素早くできるように日頃から練習しておくとよい。万一酸素ボンベが空になっているのに気付いた場合はただちに新しいボンベに交換するのは無論だが，気管麻酔中であればmouth to tubeの人工呼吸を施すのを忘れてはならない。気が転

倒し，自分で酸素ボンベを捜しに行ったりすることのないように！　人間あわてて頭に血がのぼると常識では考えられないような「へま」をするものである。酸素の予備ボンベは中に酸素が充填されているのを確かめた後いつでもすぐに使用できるように麻酔器に取り付けておくのがよい。さらに，麻酔器にはアンビューバッグを装備しておくことが強くすすめられる。

③　酸素と亜酸化窒素を間違える！

もっとも単純で，結果ははなはだ重篤なのがこの事故である。中央配管室で酸素と亜酸化窒素の配管をとり違えたために事故が発生したという話もあるが，普通は麻酔器のフローメータの操作の間違いが原因である。導入時および覚醒時に純酸素を投与しているつもりで，実は純亜酸化窒素を投与してしまうのが大部分であり，特に覚醒時に発生し易い。「患者の色」およびSpO_2の値を注意深く観察していればたとえ酸素と亜酸化窒素を間違えてもすぐに気付く事が多いが，患者から目を離しているとなかなか気付かないことも少なくない。最近の全身麻酔器は，酸素を切ると亜酸化窒素も自動的に切れるような安全機構が組み込まれているため，純亜酸化窒素を投与してしまう危険はまずないであろうが，フローメータの操作はくれぐれも慎重に！

④　麻酔器とフローテックやエンフルラテックとの接続チューブがはずれたり，閉塞（屈曲または圧迫による）している！

最近の麻酔器は気化器がすでに組み込まれているものが多いが，一方いちいち気化器を接続しなければならない麻酔器もまだ使用されている。接続チューブが軟らかい材質の場合は簡単に屈曲したり圧迫によって閉塞を起こすので注意が必要である。接続チューブの上に物を置いたり，麻酔器に附属している「引き出し」でチューブを挟んだりすることのないように。接続チューブは少々圧迫しても閉塞が起こらないようなものがよく（細いアメゴムは不適当），また接続チューブが不必要に長いのも危険である。用手人工呼吸をしている場合はチューブのはずれにすぐ気付くが，自発呼吸やレスピレータ使用時はすぐに気付かないことが多い。

⑤　気化器が空だったり，inlet と outlet を間違えている！

気化器内の麻酔薬の液量を必ずチェックすること。inlet と outlet を間違えて逆に接続すると，濃度が不正確となる。気化器を使用している場合，酸素をフラッ

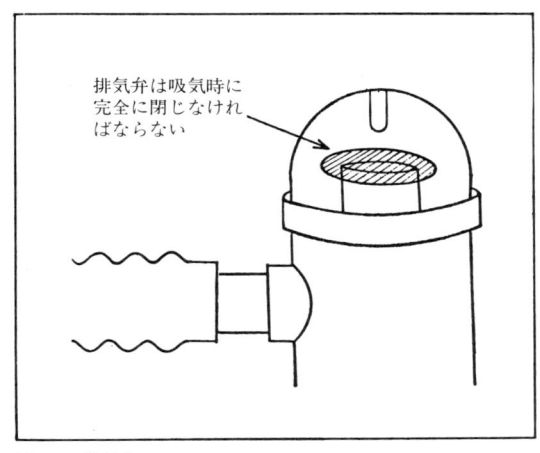

図 79 排気弁

シュするのは高濃度のハロタンなどが吸入される恐れがあるし,麻酔器と気化器の接続チューブがはずれ易いので,やってはならない。

⑥ いつの間にか酸素の流量が著しく減少している！

よくあることである。確かに酸素 $2\,l$/min で流していたはずなのに,ふっと気が付くと酸素の流量が $1\,l$/min 位に減少している。原因は主としてフローメータのコックがゆるく,わずかに触れただけでも流量が著しく変化してしまうためである。したがって,コックが著しくゆるい場合は絆創膏でフローメータのコックを止めるのもよいが,まず麻酔器の台上にはゴチャゴチャと物を置かないこと,見学者は麻酔器に触れないこと（見学者の手や肘がコックに触れることがある）などを守るのがさきである。3分間に1回は酸素の流量をチェックする習慣をつけよう。麻酔器は定期的に専門家によるチェックが必要である。

⑦ 排気弁が完全に閉じないために炭酸ガスがどんどん蓄積する！

意外に気付きにくいのが弁の異常による偶発症である。原因不明で Pco_2 がどんどん上昇してくるようであればまず排気弁をチェックしてみる必要がある。排気弁が吸気時に完全に閉じないと吸入気に呼気が混じるため Pco_2 は次第に上昇してくる。排気弁口には水滴が付着するので,時々弁口部の蓋を開けてガーゼで水滴を拭き取るようにするとよい（図79）。

⑧　リークテストおよび人工呼吸器のチェックは必ず実施せよ！

人工呼吸が開始されてからはじめて，ガス漏れに気付いたり，人工呼吸用のバッグが装着されていないことに気付くことがある。また，人工呼吸器の一回換気量を成人用にセットしたままで乳幼児に接続してしまうことがある。接続する前に一回換気量や呼吸回数を患者に合わせてセットしておく必要がある。用手人工呼吸から機械的人工呼吸に切り替えたつもりが，切り替わっていないことがあるので，切り替え操作は慎重に行うこと。前日に使用した PEEP 弁がそのまま装着されているのに気付かないこともある。

⑨　ソーダーライムが使用済みとなっている！

ソーダーライムは新鮮なものほど炭酸ガス吸収性能がよいのは当然である。使用済みのものは ⓐ $CaCO_3$ に変化しているため指先でつぶそうとしても固くてつぶれない，ⓑ アルカリ性が減少しているため舌先でなめてもピリッとしない，ⓒ 色が白から紫に変る（バラライムではピンクから黄に）。ソーダーライムは早めに交換するのがよい。

2. 気管挿管時の挿管操作に関連したもの

挿管操作に関連した偶発合併症を大別すると，
① 外傷，② 挿管失敗，③ 気道閉塞，④ その他，に分けられる。

(1) 外　傷

①　喉頭鏡で口唇を切る，歯を折る，舌を損傷する！

喉頭鏡の操作が粗暴だと上記のごとき事象が発生する。口唇を傷つけた場合，普通はそのまま放置しても大丈夫だが，傷が深い場合は 1～2 針縫合した方がよいこともある。喉頭鏡を口腔内に挿入する時は最大限に開口し，口唇をブレードで巻き込まないように注意する。歯を折ってしまった場合は折れた歯が咽喉部に落ち込まないように急いでペアンやピンセットで拾いあげる。もし落ち込んで見えなくなった場合はただちにX線写真撮影を行ない，折れた歯が気管内に無いことをチェックする必要がある。歯が食道内に留まっていれば食道鏡で摘出した方がよいが，胃内に落ち込んでしまっている場合は放置してもよい。術後は必ず歯科を受診させ，歯牙残存の有無をチェックしておいた方がよい。ブレードの挿入した位置が浅すぎるにもかかわらず上歯列をテコの支点として力まかせに喉頭展開

をしようとすると，ブレードの先端で舌を傷つけることがある。

② 咽喉頭，気管，食道を損傷し，大出血，気胸，縦隔気腫，皮下気腫などを起こすことがある！

喉頭展開時に声門部を確実に直視しながら気管チューブを静かに挿入すれば上記のような偶発症はまず起こらないが，硬めのチューブで盲目的に，しかも粗暴に挿管操作を行なうと時として致命的な合併症が起こる。特に喉頭や気管・食道からの出血は止血し難いため，このような部位からの出血が認められた場合はただちに耳鼻科医，胸部外科医などに連絡し，処置してもらうのが上策である。気胸を起こした疑いのある場合は気管挿管後ただちに胸部X線写真撮影を行なうのは無論のこと，結果がはっきりするまではバッグはできるだけ軽く加圧し，あるいは自発呼吸とするのがよい。挿管時にスタイレットを使用する場合は，スタイレットの先端がチューブの先端より先に出ていると気管周囲損傷のもとになるので注意が必要である。

③ 声帯の損傷により反回神経麻痺や嗄声が起こる！

挿管操作が粗暴だとチューブ先端で声帯を損傷することがある。嗄声，声門浮腫，喉頭肉芽腫などの原因となる。

④ 馬鹿力でいきなり頭部屈曲位を取ると頸髄損傷，頸椎骨折を起こす！

まれな偶発症であるが，一度起これば致命的である。もともと頸椎に異常がある場合は当然のこと，正常人でも喉頭展開時には静かに頭部屈曲位を取るように注意しないと危険である。特に骨粗鬆症や高齢者では頸椎の脱臼，骨折を起こし易い。

⑤ 開口時に顎関節脱臼を起こす！

時々起こることがある。簡単に整復できることが多いが，整復方法を知らないと以外に苦労することがある。整復方法を必ず修得しておくように。

(2) 挿管失敗

① どうしても挿管ができない！

何百例に1例位は挿管が著しく困難な症例に遭遇することがある。このような場合の対処の仕方は第6章-3に詳しく述べてあるので参照されたい。対処の仕方が適切でないと重篤な結果を招く。気管挿管を予定している場合は挿管が容易そうか否かあらかじめ予測しておくことが大切である。挿管困難が予測される場合

は周到な準備が必要である。いざという場合は多くの人手を必要とするので，できる限り多くの麻酔科医を招集しておくことも重要である。
② 食道挿管に気付かない！
なかなか挿管できない場合は麻酔科医が未だ挿管されていないことを認識しているからまだよいが，もっとも危険なのはチューブが食道内に挿入されているにもかかわらず，気管挿管できたと思い込んでいる場合である。「そんな馬鹿な勘違いするわけない」と思ったら大間違いである。通常食道挿管となった場合はバッグを加圧すると奇異な音を発したり，胸が膨らまずに上腹部が次第に膨隆してくるなどの症状からすぐに気付くことが多いが，患者が著しく肥満しているような場合は，たとえ胸部や上腹部を聴診してみても気管に挿管されているか否か判定がつかないこともある。また，患者の術前状態が悪く，導入前からチアノーゼなどが見られる場合も食道挿管に気付くのが遅れる。正確に気管に挿管できたか否か判定がつかない場合は思いきって一度チューブを引き抜き，再度挿管を試みる方が確実である。判定に一定以上時間をかけてはならない。気管挿管か食道挿管かを判別する最も確実な方法は，カプノグラムの波形とET_{CO_2}の値を確認することである。

(3) 気道閉塞（気管チューブに関連したものは除く）
① 喉頭展開と同時に嘔吐，静的逆流が起こる！
患者が術前の経口摂取禁止を守らずに何か飲食した場合や full stomach のため awake intubation を試みる場合，嘔吐や静的逆流は喉頭鏡のブレードを挿入して喉頭展開を試みている際中や抜管時に起こることが多い。挿管前に発生した場合，気管挿管を先にするか，吐物の吸引を先にするかは case by case で一概には言えないが，声門部が確認できている場合は無論素早くチューブを挿入すべきである。吐物のために声門部が確認できない場合は吐物を吸引し，麻酔介助者に甲状軟骨を強く圧迫してもらい吐物が咽喉部に充満するのを防ぎつつ声門部確認を急ぐほかはない。もし吐物が気管に誤嚥された疑いが強い場合は，気管挿管後に気管・気管支洗浄，気管支鏡検査，胸部Ｘ線写真撮影，抗生物質や副腎皮質ホルモンの投与などを適宜行い，メンデルソン症候群発生の予防に努める。
② 喉頭痙攣や声門浮腫で気道閉塞が起こる！
喉頭痙攣は静脈麻酔薬（特にチオペンタール）の注入や，挿管操作（特に麻酔が

浅い場合）によって誘発されることが多い（乳幼児ではG-O-Fのマスクで導入し，スキサメトニウムを使用せずに挿管操作を繰り返したりすると起こることが多い）。喉頭痙攣が発生したならばただちにスキサメトニウムを静注し痙攣の緩解を図ると共に，純酸素をマスクとバックで加圧吸入させる。痙攣が緩解しなければいくらバッグを加圧しても酸素を吸入させることはできないが，スキサメトニウムが効いてくれば間もなく加圧に応じて胸が膨らむようになる。痙攣が緩解していないにもかかわらず無茶苦茶に加圧すると酸素が胃内に充満し，上腹部が著しく膨隆してくるので注意しなければならない。

声門浮腫は，小児でも成人でも挿管操作がスムーズにゆかずチューブの先端で繰り返し声門部を突ついたり，太すぎるチューブを無理に押し込もうとしたりした時に起こり易い。声門浮腫が起こった場合は少し細めのチューブを手早く挿管し，副腎皮質ホルモン，消炎酵素剤などを投与し，経過を慎重に観察する。まれには気管切開が必要となることもある。

繰り返すが，粗暴な挿管操作はあらゆる偶発症を誘起するため絶対に避けねばならない。また，頸椎手術，喉頭直達鏡を挿入した場合なども，気管チューブ抜去後に咽喉頭部の浮腫による気道閉塞が発生することがある。このような場合には，直ちに再挿管しないと短時間で浮腫が著しく増悪し，物理的に通常の経口挿管が不可能になることがある。

(4) その他

① スタイレットが折れて気管内に落ち込む！

スタイレット（金属性）は一見折れそうにないが，古くなると以外に脆くポッキリ折れてしまうことがある。スタイレットを使用する場合は折れそうなところが無いかチェックし，使用し終った時は折れて短くなっていないことをチェックする必要がある。

② 挿管操作により血圧上昇，不整脈，などの循環系異常が発生する！

挿管時には迷走神経反射，酸素欠乏，炭酸ガス蓄積，薬剤による心筋抑制や心被刺激性上昇などによって種々の循環系異常が惹起される。特に挿管操作が粗暴であったり，時間がかかったりした場合には血圧の著しい上昇や不整脈が発生し，このため脳血管障害や心停止すら起こす危険がある。術前より循環系に異常のある患者では特にスムーズな挿管操作が要求される。高血圧症患者で著しい血圧上

昇が予測される場合には，挿管操作開始直前に少量のニカルジピンを静注するのもよい。

3. 気管チューブに関連したもの

① チューブの逸脱および片肺（気管支内）挿管が起こる！ （図80）

チューブの逸脱や，逆にチューブが深く入り過ぎたいわゆる片肺挿管は，手術操作が顔面，口腔，咽喉頭に及ぶ場合，乳幼児や新生児，術中に体位を変換する場合などに起こり易い。チューブの固定を確実にすると共に，歯列よりチューブが何 cm 位外に出ているか時々確認するとよい。仰臥位から側臥位に体位変換をすると，チューブが 0.5～1.0 cm 位抜けてくることが多い。

② チューブの内腔閉塞，屈曲，圧迫，カフの異常などによって気道閉塞が起こる！ （図81, 82）

チューブ内に分泌物や凝血が貯留した場合，チューブの先端口が気管壁に密着し閉塞した場合，チューブが長すぎたり，特殊な体位（腹臥位，極端な頸部屈曲位など）によってチューブが屈曲した場合，開口器でチューブを圧迫したり，患者がチューブを噛んでしまった場合，カフの異常膨張によりチューブ先端口が閉塞した場合など，チューブのトラブルにより気道閉塞が発生した場合はただちに適切な処理を施さなければ患者の生命は危険に曝される。したがって気管麻酔の際に留意すべきことは，

㋑ 気管挿管をしたからといって，必ずしも気道が確保されているとは限らない（表13 参照）。

㋺ 手術が気管，気管支に及ぶものでは血液がチューブ内に逆流入し，凝固してチューブ内腔が塞がることがある。

㋩ 手術が口腔，咽喉頭に及ぶものでは術者がチューブを引き抜いたり，チューブを傷つけ血液がチューブ内に流入することがある。

㋥ 開口器を使用する手術では，チューブの逸脱や片肺挿管，チューブの圧迫などが起こり易い。

㋭ カフは均等に膨張するものを使用する。

㋬ 長すぎるチューブはトラブルのもとである。挿管後適当な長さに切ってしまうのがよい。

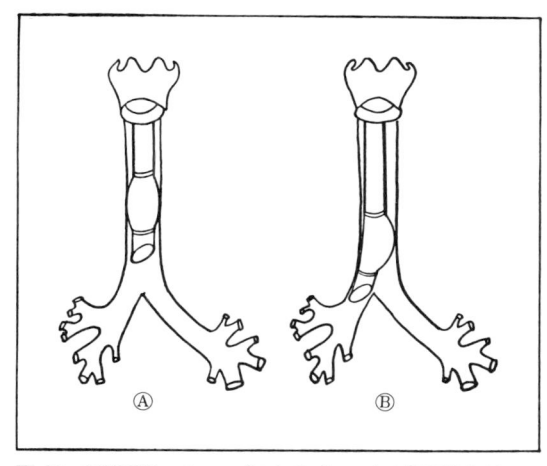

図 80 気管挿管,チューブのトラブルによる気道閉塞(1)
　　A.正しいチューブの位置
　　B.チューブが入り過ぎ片肺挿管(気管支挿管)となる。

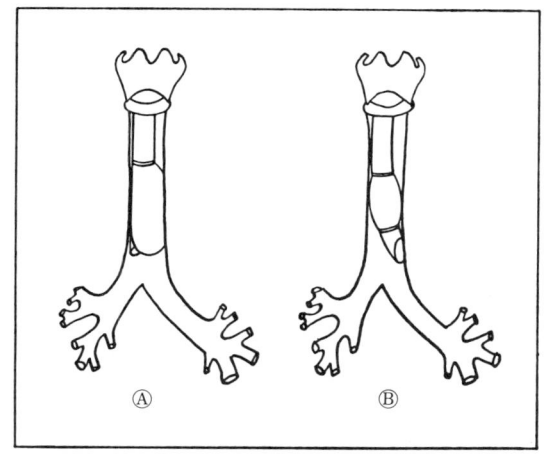

図 81 気管挿管,チューブのトラブルによる気道閉塞(2)
　　A.カフによってチューブの先端が塞がれる。
　　B.チューブの先端が気管壁に当たり塞がれる。

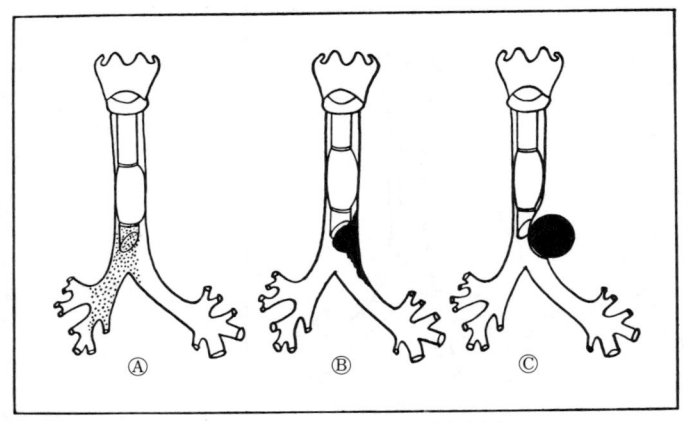

図 82 気管挿管,チューブのトラブルによる気道閉塞(3)
A. 分泌物,凝血などによりチューブの内腔が閉塞する。
B. 気管内に腫瘤があり,チューブを挿入したためにかえって気道閉塞が起こる。
C. 気管外の腫瘤その他による圧迫があり,チューブ挿入により気道閉塞が起こる。

表 13 気管挿管後に気道確保困難となる場合の分類と要因

分 類	原 因
第1型 あらかじめ気管,気管支内に原因がある場合	(1) 気管内異物,気管内腫瘍,気管損傷・気管切開後の瘢痕性狭窄 (2) 気管損傷,気管内出血
第2型 麻酔中途より気管,気管支内に原因が生ずる場合	(1) 気管内異物(異物,分泌物,出血) (2) 手術操作が気管に及ぶもの:気管損傷,気管内腫瘍形成,気管食道瘻 (3) 気管チューブに原因のあるもの:チューブの圧迫・屈曲・異物による閉塞・ちぎれ,片肺挿管,カフの異常による気道閉塞
第3型 気管外に原因がある場合	(1) 気管の走行異常・狭窄:甲状腺腫,肺結核,肺腫瘍,縦隔腫瘍,胸部大動脈瘤,脊椎彎曲症 (2) 術中体位変換による気管の狭窄:首・体の屈曲・伸展・回転による気道の狭窄

(松下芙佐子ほか:気道確保困難な症例,麻酔 25(6):539〜546,1976 より)

ⓑ 材質が透明でないチューブは使用前に内腔が閉塞していないこと，異物が貯留していないことを必ずチェックすること。

ⓒ 抜管時にバイトブロックを早く取り除いてしまうと患者がチューブをギュッと嚙んでしまいあわてることがあるため，バイトブロックは抜管終了まで残しておいた方がよい。その方が口腔内を吸引するにも都合がよい。

ⓓ 術中は絶えずチューブのトラブル発生に注意しなければならない。体位を変えた時，枕を入れたりはずしたりした時，バッグ加圧時の抵抗やレスピレータの気道内圧が急激に変化した時，原因不明のハイポキシアが発生した時，などはただちにチューブ（カフも含む）をチェックし，両側胸部を聴診してみる。

表13 は気管挿管後に発生する気道異常についてまとめたものである。

③ チューブのサイズが極端に不適当（太過ぎ，細過ぎ，長過ぎ，短過ぎ）だと危険である！

太過ぎるものは声帯損傷，声門浮腫，短過ぎるものはチューブの逸脱，長過ぎるものはチューブの屈曲，細過ぎるものは炭酸ガス蓄積，カフの過膨張による気道閉塞などを起こし易い。したがってチューブは必ずもっとも適当なサイズのものを使用しなければならない。

④ カフの過伸展により気管壁の循環障害が起こる！

カフをあまりに強く膨張させると気管壁を強く圧迫し，気管壁の循環障害を起こし気管壁の壊死を起こす恐れがある。数時間の手術であれば普通は大丈夫であるが，極端に長時間の手術や，術後も抜管せずに引き続きICUなどで人工呼吸を施行する場合には，時々（3〜4時間に1回位）カフをゆるめる（3分間位）のが安全である。high pressure cuff で亜酸化窒素麻酔を行なうと特にカフ内圧が著しく上昇するので注意しなければならない。

⑤ チューブが抜去できなくなる！

気管切開後には気管カニューレまたは気切用チューブの抜去困難が起こることはよく知られている。通常の気管挿管でも，カフが古くなってベトベトしているものを使用したり，カフを過伸展させた場合などでは抜去困難が起こりうる。スパイラルチューブ（ラセン入りチューブ）が破損していて中の針金が飛び出し気管壁に喰い込んで抜去できなくなった症例もある。

⑥ 術中にカフが破れる！

よくあることである。用手人工呼吸をしている場合にはバッグ加圧時の抵抗が急激に低下し，加圧時に吸入ガスが咽喉頭へ逆流し異音を発するのですぐに気付くことが多いが，レスピレータを使用している場合はすぐに気付かないことがある。ただちにチューブを交換するか，濡れたガーゼを固くしぼったものでパックをする必要がある。経鼻挿管でマギール鉗子を使用したときは，鉗子でカフを損傷することがある。

〈参 考〉

特殊な気道閉塞：麻酔中の気道閉塞の大部分は舌根沈下，嘔吐・逆流，気管チューブのトラブルなどに関連したものであるが，ごくまれに想像もしなかったようなことが原因で気道閉塞や挿管困難が発生することがあるので，参考までに例を挙げておく。

① 胃カテーテルが気管内に挿入されたり，咽頭部でトグロを巻いて停留していることがある。

② 頸部，顔面に巻いたギプスや包帯によって気道が圧迫されることがある。

③ 頸部，上胸部（肺，縦隔，気管）に腫瘤がある場合，体位のとり方によって気道閉塞を起こすことがある（例えば半坐位では大丈夫だが，完全な仰臥位にすると気道が圧迫される）。

④ 口腔，咽喉頭部に腫瘤がある場合，静脈麻酔薬，筋弛緩薬などの投与により腫瘤が弛緩，膨隆して気道閉塞を起こすことがある。

⑤ 口腔，咽喉頭，上胸部，気管周囲などに大きな動脈瘤，血管腫などがある場合，挿管操作などにより血圧が上昇すると腫瘤が膨隆し気道を圧迫することがある。

⑥ 義歯がはずれて気道を塞ぐことがある。

4. 静脈穿刺，動脈穿刺（動脈内留置カテーテル挿入）に関連したもの

① 静脈穿刺のつもりが誤って動脈穿刺となる！

肘窩部の尺骨側の静脈に穿刺を試みた場合に起こり易い。動脈穿刺に気付いたならばただちに針を抜去し，穿刺部位を数分間強く圧迫すれば普通は止血できるので特に心配はいらない。動脈穿刺に気付かず点滴セットを接続し，チオペンタールをセットのゴム管より投与した場合はただちに適切な処置を必要とする。針は

ただちに抜去せずに，ゴム管より局麻薬（プロカイン，リドカインなど），パパベリン，レヂチンなどを投与し，その他星状神経節ブロック，上腕神経叢ブロックを行ない副血行路の開通，血管拡張を図る。血圧が正常の場合は動脈内に穿刺した針に点滴セットを接続すると血液が逆流してくるためただちに異常に気付くが，血圧が著しく低下しているような場合は異常に気付かないこともある。肘窩部尺骨側には静脈穿刺を行なわない方が安全である。

② 点滴が漏れているのに気付かない！

点滴が漏れているのに気付かず特殊な薬剤を投与した場合は局所が壊死に陥ることがある。肘窩部皮下・皮内に大量の輸液剤が漏れた場合は動脈を圧迫し，肘窩部以下の血行障害を起こす恐れがある。外頸静脈附近に大量に漏れた場合は気道を圧迫し呼吸困難を起こすことがある。近年秀れた静脈内留置針が使用されるようになったおかげでこのような偶発症は著しく減少したが皆無ではないので注意を要する。

点滴は漏れていないのに，点滴セットのゴム管より針を刺して薬剤を投与する際に針先がゴム管を貫通し皮下に薬剤を注入してしまうことがある。チオペンタールを皮下に注入してしまった場合はただちにその部位に0.5%プロカインを5ml位注入し，温罨法を行なう。ゴム管より薬剤を注入する場合は必ずゴム管を少し持ち上げて注入するように気を付ける。

③ 穿刺針で神経を損傷する！

患者に痛覚が残在している場合は，針先が神経に触れれば電撃痛が走るためすぐに判るが，痛覚が消失している場合は判らないことがある。肘窩部尺骨側を穿刺して尺骨神経を損傷することが多い。なお，注射後の神経麻痺は上腕部の筋注後にも多発するため，筋注する場合は筋肉をしっかりつまみあげるようにして，針を極端に深く刺入するのは避けるようにする。

④ 鎖骨下静脈や内頸静脈の穿刺では致命的な合併症を起こすことがある！

合併症としては気胸，動脈穿刺（血腫形成，血胸），胸管損傷，胸腔内輸液などがあり，患者の状態によっては致命的となる場合もある。「鎖骨下静脈穿刺で合併症の起こる率は4〜5%である」とか，「乳幼児に行なったがまったく合併症は発生しなかった」などの報告もあるが，初心者が行なった場合はかなりの割合で合併症が起こると考えられるため，絶対的にこれらの穿刺が必要な場合に限って

行なうべきであろう。穿刺後は必ず胸部X線写真撮影を行ない，合併症の有無およびカテーテルの位置を確認しなければならない。

⑤ 動脈内留置カテーテルの接続がはずれて大出血を起こす！

この偶発症も時として致命的となる。術中はモニターの動脈波形が消失したり動脈圧が異常値を示すので比較的早期に気付くことが多いが，回復室や病室では気付くまでにかなりの時間が経過して，500 ml 位出血してから気付くこともある。無論気付くのが遅ければ出血多量で死亡することもある。したがってどうしても必要でない限り手術終了後ただちに抜去した方が無難であり，どうしても留置しておきたい場合は固定，接続に十分注意すると共に，カテーテル挿入部位は必ず直視できるように露出しておくのがよい（布で覆ったりしない）。

⑥ 動脈内カテーテル留置により手指末端の壊死を起こすことがある！

橈骨動脈を穿刺する場合は，穿刺前に必ずアレンのテストを行ない，尺骨動脈よりの血流が良好であることを確認しておかねばならない。動脈内にカテーテルを留置した場合は，手指のチアノーゼの有無を時々チェックする必要がある。手指の循環不全の徴候が見られた場合はただちにカテーテルを抜去すると共に，星状神経節ブロック，頸部持続硬膜外麻酔，少量の局麻薬（プロカイン）やレヂチンの肘窩部（または腋窩部）動脈内注入などの処置を行なう。

5. 薬剤に関連したもの

① 間違えて他の薬剤を投与してしまう！

時には致命的となることもある。注射液の入ったアンプルの色が互いに似かよっているもの——例えば，ジアゼパム，フロセミド——は特に間違え易い。筆者の知っているものでは，ネオスチグミンを投与したつもりでノルエピネフリン5アンプルを一度に静注した例，ネオスチグミンを投与したつもりでd-ツボクラリン 21 mg を投与した例，ジモルホラミンを投与するつもりでスキサメトニウムを投与した例，などが印象に残っている。注射薬を投与する場合はアンプルを必ず確認すること，注射筒には薬液の名前を書き込むこと，アンプルの色が似ているものは互いに離して置いておくこと，などの注意が必要である。脊椎麻酔でクモ膜下腔に局麻薬と間違えて有害な薬液を注入したために致命的となった症例もある。また，レラキシン®（スキサメトニウム）を投与するつもりで，その溶解

液のみ注入しいつ迄待っても筋弛緩が得られなかったという例もある。

② 投与速度（投与量）や投与経路を間違える！

通常ゆっくり点滴投与しなければならないような薬剤を静脈内に急速投与してしまい不幸な結果を招くことがある。例えばKCl，カテコラミン類など循環系に著しい影響を及ぼす薬剤（昇圧薬，降圧薬，強心薬，電解質，抗不整脈薬その他）を投与する際には特に投与速度に注意しなければならない。点滴速度の変更時も注意が必要である。

投与経路の間違いとしては，静脈内投与しなければならない薬液を硬膜外腔や筋肉内投与したり，動脈内に静脈麻酔薬を注入したりすることがある。自動注入器を使用する場合には，その操作方法を正しく知った上で使用すること。機器のセッティングの誤りや，機器の故障によって薬液の過量投与や過少投与が起こりうる。

③ 投与方法を間違える！

例えば，アトロピンを投与せずにネオスチグミン2.5 mgのみを投与したり，0.5％ブピバカイン（局麻薬）はリドカインにすれば2％に相当することを知らないで投与し，著しい血圧低下を招いた例もある。エピネフリンを生食200 mlに溶解して手術局部に使用するつもりが，エピネフリンを静注したため心停止寸前に陥った例がある。薬液を希釈して使用する場合も希釈濃度を間違えないように注意する。

6. 特殊な体位や体位変換に関連したもの

① 体位変換により循環系，呼吸系に異常を起こす！

長時間ベッドに寝たきりの患者をいきなり坐位や腹臥位にすると著しい血圧低下や徐脈を起こすことがある。特に全身麻酔下で，しかもhypovolemia，ハイポキシア，低栄養状態，四肢麻痺などが見られる場合には心停止すら起こす恐れがある。心不全があり起座呼吸をしている患者を仰臥位にすれば心不全が一層著明となる。著しい肥満患者を仰臥位にすれば呼吸不全に陥ることがある。腹臥位や極端なトレンデレンブルグ位では肺・胸廓コンプライアンスの低下などにより呼吸が抑制される。妊娠末期や腹部巨大腫瘤の患者を仰臥位にすれば仰臥位低血圧症候群を起こす。腎摘位やジャックナイフ姿位でも血圧低下が起こる。

坐位での開頭術は空気栓塞を起こす危険が強く,頸部や上胸部に巨大腫瘍のある患者では体位によっては気道が圧迫され閉塞を起こす可能性もある。

体位変換時に気管チューブが原因で気道閉塞を起こしたり,チューブの逸脱や片肺挿管が起こる。長時間の側臥位では下側肺に無気肺を起こし易く,上側肺に感染があれば下側肺に伝播し易い。wet case では上側肺からの分泌物が下側肺に流れ込む。脊椎麻酔下の砕石位を仰臥位に戻すと血圧低下が起こる。

② 骨折,神経麻痺などが起こる!

高齢者,骨粗鬆症,病的骨折を起こし易い患者などでは体位変換時や,手術台からストレッチャーに移す際に骨折,脱臼を起こすことがある。したがって体位変換時などではできるだけ沢山の人手で静かに行なわねばならず,特に頭部はしっかりと支えないと頸椎損傷を起こす恐れがある。長時間の砕石位,上腕挙上位,側臥位などでは神経の圧迫,過伸展などにより四肢の神経麻痺が起こることがある。潜在的に頸椎症や腰椎症がある場合にも,術後に神経麻痺を認めることがある。

③ その他の偶発症!

体位変換により,静脈点滴,諸種留置カテーテル(動脈カテ,膀胱内留置カテ,中心静脈カテ,硬膜外カテなど),直腸体温計などが抜けることがある。腹臥位では眼球や顔面皮膚圧迫(発赤,水疱形成),静的逆流が起こり易い。消毒薬が眼球に流入して失明した事例もある。頭頸部を不自然に屈曲した体位では,術後に上気道に浮腫が発現し,気道狭窄を起こすことがある。

7. 輸血,輸液に関連したもの

① 異型輸血は少量でも危険である!

どの位の量の異型血を輸血すれば致命的となるかは一概には言えない。非常に少量(20 ml)でも安心はできない。異型輸血の症状としては,全身麻酔中では血圧低下,毛細管性出血(血液の色が朱色がかった特有な色を呈する),血色素尿,などがあり,患者の意識が明瞭な場合は,胸内苦悶,呼吸困難,腰痛(特徴的である),頭痛などがみられる。対策としては交換輸血,副腎皮質ホルモンの大量投与,酸素吸入,昇圧薬投与,利尿薬投与などであり,腎不全(無尿)に対しては人工透析,腹膜灌流などを行なう。輸血を行なう際には必ず複数の人間が複数

回血液型をチェックするようにする。
② 二連球を用いて急速輸液するのは空気栓塞発生準備状態である！
二連球を加圧して急速輸液をするのは絶対にやらない方がよい。ほんの一瞬の油断であっという間に空気栓塞を起こす恐れがある。急速輸液をしたい場合は輸液用点滴セットの途中に三方活栓を装着し，これに20〜50ccの注射筒を接続し，注射筒の中に一度輸液剤を吸引し，次いでこの注射筒内に吸引したものを患者に加圧注入するようにすれば空気栓塞を起こすことはない。
四肢の末梢静脈に点滴注入を行なっている場合は，たとえ輸液ボトルの中が空になっても静脈圧（陽圧）のために空気が患者の静脈内に吸引されることはまずないが，外頸，内頸，鎖骨下などの静脈から輸液を行なっている場合はボトルの中が空になると，大静脈の陰圧により空気が吸い込まれる恐れがあり，特に坐位でこれらの部位から静脈点滴を行なう場合は空気栓塞発生に注意しなければならない。空気栓塞を起こしたならばただちに頭部を低くし，左側臥位として空気を肺動脈から右室に移動させ，中心静脈カテーテルを右室に挿入して空気を吸引するか，直接右室穿刺を行なって抜去する。全身麻酔中で亜酸化窒素を使用している場合はただちに亜酸化窒素を切り，純酸素を吸入させる。坐位で開頭術を施行する際には術前に中心静脈カテーテルを右房近くまで挿入しておかねばならない。
③ 輸血液は冷たいまま注入してはならない！
冷い血液をそのまま輸血してはならない。一般的には血液加温器を使用するのがよいが，溶血には常に留意する必要がある。特に輸血速度が遅い場合は要注意である。加温器の故障にも十分に気を付ける必要がある。図83は，手術室における注射・点滴ミス，事故についてまとめたものである。なお，冷却した血液を急速大量投与すると心室性不整脈や心室細動を起こす恐れがある。
④ その他の合併症！
輸血の合併症としては他にアレルギー反応，発熱反応，感染，クエン酸中毒，代謝性アシドーシス，高カリウム血症，出血傾向，過剰輸血による心不全や肺水腫などがある。輸血中に原因不明で著しい血圧低下が見られた場合は輸血液を検鏡してみる必要がある。時として大量の細菌を認めることがある。自家血を採血する際には針の穿刺部をしっかり滅菌消毒することが大切である。

ミス・事故の種類	ミス・事故の内容
1) 薬液の種類を誤る	・意図したものと全く別の種類の薬液を選択する ・薬液名は間違っていないが，濃度（％）や用法の異なるものを選択する
2) 薬液の注入量を誤る	・注入量の設定を誤る（計算ミス，思い違い，知識不足などによる） ・うっかりミス（よそ見，集中力不足，点滴速度変更などによる）
3) 薬液の注入速度を誤る	・注入速度の設定を誤る（計算ミス，思い違い，知識不足などによる） ・機器（自動注入器，シリンジポンプなど）の故障や操作ミス
4) 薬液の注入経路を誤る	・静注すべき薬液を動脈内，筋肉内，硬膜外腔などに注入する（うっかりミスなどによる） ・静注してはならない薬液を静注する（うっかりミス，思い違いなどによる）
5) 不適切な薬液を選択する	・禁忌・適応外の薬液を選択する ・混合禁の薬液を混合する ・十分な効果が得られない薬液を選択する ・その他不適切な薬液・輸液剤などを選択する
6) 点滴漏れ	・局所の腫れ，循環障害，壊死などを起こす ・注入した薬液の効果・効力が発現しない
7) 接続チューブ・三方活栓の外れ，操作ミス	・意図した薬液が注入されない ・意図しない薬液が注入される ・出血，空気塞栓などを起こす ・薬液の注入量・注入速度を誤る
8) 加温ミス	・設定温度を誤る ・機器の故障・操作ミス（加温不足，加温過剰） ・長時間加温による溶血
9) 空気塞栓	・加圧注入による空気注入 ・点滴セット，加温用コイルなどの接続ミス・操作ミスによる空気注入 ・中心静脈穿刺時の空気吸引
10) 中心静脈穿刺に関わるミス・事故	・動脈穿刺による出血，血腫形成 ・神経損傷 ・気胸，血胸 ・胸腔内輸液 ・カテーテルの走行異常 ・カテーテルによる血管・心臓損傷，不整脈 ・感染 ・その他

図 83　手術室における注射・点滴ミス，事故

8. レスピレータに関連したもの

① 電源や接続がいつの間にかはずれている！

単純な事故ではあるが比較的よく起こり、結果は時として重篤である。特別な予防方法はなく、絶えず油断しないで監視する以外にない。電源が切れたり、酸素の流量が減少するとアラームが鳴るような装置の付いたものもあるが、アラームが故障している場合もあるであろう。レスピレータを使用している場合も絶えず吸入ガスの流量、気道内圧、胸の膨らみ具合、気道内分泌物の有無、などに留意する必要がある。レスピレータを装着したまま患者のそばから離れるのがもっとも危険である。パルスオキシメータ、カプノメータの装着は必須である。

② 一回換気量、呼吸回数、圧などが不適当！

一回換気量、呼吸回数、圧などは患者の年齢、体重、身長、性、心肺機能、筋弛緩薬使用の有無、意識の有無などを考慮してもっとも適当な数値を選ぶ必要がある。一般的には手術中にレスピレータを使用すると多少過換気気味になることが多く、術中に原因不明の不整脈が発生した場合、過換気による P_{CO_2} の低下、血清K値の低下が原因となっていることがあるので注意を要する。通常換気不足の害はよく認識されているが、過換気の害は見逃されていることが少なくない。

③ 電気系統の故障でレスピレータがいつの間にか停止してしまうことがある。レスピレータの中が突然燃えはじめた事例もある。

9. 脊椎麻酔、硬膜外麻酔に関連したもの

① 悪心、あくびは血圧低下のサイン！

血圧低下はもっとも頻繁に起こる合併症である。昇圧薬投与、輸液、酸素吸入、下肢の挙上などの処置を適宜行なえば大事に至ることはまれであるが、油断すると取り返しのつかないことになる。悪心やあくびがみられたならば血圧が低下していると思って間違いない。硬膜外麻酔では局麻薬注入後15分位は異常がみられなくとも安心できない。次の5分位で血圧測定不能となることもある。サドルブロックで得られた麻痺の高さが Th_{12} 以下位でも著しい血圧低下がみられることがあるので、麻痺が高位に及んでいないからといって安心してはならない。

② 持続硬膜外麻酔で局麻薬のテスト量を注入してみて何事も起こらないからといって安心はできない！

挿入したカテーテルが血管内やクモ膜下腔内に入っていないことを確認するために，通常 1.0% リドカイン（またはメピバカインなど）3〜5 ml をテスト量として注入することが多い。5 分間位待って下肢に麻痺がみられなければ，カテーテルがクモ膜下腔内には入っていないと考えてよいが，血管内に入っていないとは断定できない。普通，成人ではリドカイン 1.0〜1.5 mg/kg 位をゆっくり静注しても特に変化がみられないことが多い。また，カテーテルが血管内に入っていれば，吸引により血液が必ず逆流するとも限らない。したがって，局麻薬の血管内注入を確実に予防する方法は無いと思っていれば間違いない。ということは，局麻薬を注入した後も絶対に患者のそばを離れてはならない！　事故が起こってから，いくら「テスト量注入で何事も起こらなかった」とか，「吸引しても血液の逆流は絶対になかった」などと弁解してみても後の祭りである。硬膜外麻酔時は血管内への局麻薬注入による痙攣をいつでもすぐに抑えることができるように，チオペンタールあるいはジアゼパムを手元に用意しておくのがよい。

③　全脊麻（total spinal）は硬膜外麻酔の単独法で起こり易い！

硬膜外麻酔は使用する局麻薬の量が多いため，針先がクモ膜下腔内に刺入されれば容易に全脊麻を起こす。Tuohy の針でなく，先端がまっすぐな針を使用して，局麻薬を single shot で注入した場合に針先がクモ膜下腔内に押し込まれて全脊麻となることが多い。全脊麻が起こればただちに無呼吸，意識消失，場合によっては血圧の著しい低下などが起こるので素早く対処しなければならない。嘔吐や静的逆流による気道閉塞は致命的となるので，早めに気管挿管を施行するのが確実である。血圧低下は高位脊麻よりかえって起こりにくいと言われているが，著しい血圧低下が起こる場合もあるので油断してはならない。

④　Tuohy の針を残したままカテーテルを引き戻してはならない！

持続硬膜外麻酔で硬膜外腔にカテーテルを留置する場合，カテーテルの先端が一度 Tuohy の針の先端を越えたならば，カテーテルだけを引き戻す操作をしてはならない。カテーテルが針の切口で切断され，カテーテルの先端が硬膜外腔に残留してしまう恐れがある。

また，手術終了後カテーテルを抜去しようとしても抜去できなくなってしまうことがある。無理に引っ張ればカテーテルが切れてしまうため，ほとほと苦労することがある。このような場合は，カテーテル挿入時と同じ体位をとらせる，筋弛

緩薬を投与してみる，カテーテルの周囲に局麻薬を浸潤させてみる，すぐに抜かないで4～5日してから抜去を試みる，などの工夫をしてみる。
⑤ 頸部や胸部からの硬膜外麻酔は脊髄神経損傷に注意せよ！
頸部や胸部の硬膜外麻酔は手術室の麻酔のみでなくペインクリニックの分野でも広く用いられるはなはだ有用な麻酔方法ではあるが，一方脊髄神経損傷という恐ろしい合併症を起こす危険があるため，まず腰部硬膜外麻酔を十分マスターした上で初めて試みるべき手技である。通常頸部硬膜外麻酔は正中法で行なうが，胸部では傍正中法で行なうことが多く，傍正中法では意外に浅い距離で硬膜外腔に達することがあるため，針を深く刺入しすぎないように注意する必要がある。
⑥ 硬膜外腔に血腫を形成したり，感染による膿瘍が発現することがあるため必要に応じて MRI などの検査を早急に実施せよ！

10. その他の合併症，偶発症，実例

① 静脈麻酔薬や吸入麻酔薬の過量投与により循環系が著しく抑制される！ チオペンタールやハロタンの過量投与は poor risk や高齢者では特に危険である。
② ハロタン麻酔中にエピネフリン（ボスミン®）を使用して，著しい不整脈を起こす！
高濃度ハロタンを使用している時，過量のエピネフリンを使用した時，炭酸ガスが蓄積している時などに起こり易い。心室性急拍症や心室細動を起こすことがあるので，不整脈がみられたならばただちにハロタンを切り，換気を十分行ない，リドカインやプロプラノロール（インデラール®）なども適宜投与する。局所に使用するエピネフリンの濃度は必ず10万倍以上に希釈する必要がある。
③ エピネフリンの過量投与により著しい血圧上昇，心室細動，肺水腫などを起こすことがある！ エピネフリン希釈時に希釈法を間違えて過量投与になって起こることが多い。十分換気を行ない，降圧薬，抗不整脈薬，末梢血管拡張薬などを適宜使用する。
④ 低体温麻酔で冷却しすぎたり，低血圧麻酔で血圧を下げすぎてしまう！ ブランケットを使用して冷却する場合，体温が低下し始めると意外に速やかに体温が30℃位まで低下することがあるため，after drop（2～3℃）を計算に入れて冷却を中止する時期を慎重に決定しなければならない。交感神経遮断薬を用いて

低血圧麻酔を行なう場合は，動脈内にカテーテルを留置して血圧を持続的にモニターしながら行なう必要がある．トリメタファン（アルフォナド®）は必ず1%溶液を点滴で投与する．血圧がなかなか下がらないからといって一度に大量投与するのは事故のもとである．低体温に低血圧を併用する場合は特に慎重さが要求される．

⑤　ブランケットや電気メスの対極板の故障により熱傷を負うことがある！

⑥　亜酸化窒素麻酔で鼓膜穿孔を起こすことがある！

⑦　うつ熱により体温が著しく上昇することがある！　特に乳幼児では体温上昇に注意せよ．

⑧　術後胃カテーテルに吸入用酸素を接続したため上腹部が膨満し呼吸困難を来した！

⑨　胃カテーテルを挿入する際に粗暴に行なったため食道静脈瘤破裂を起こした！　胃カテーテルが気管内に迷入してしまった！

⑩　腹部大動脈瘤の患者にスキサメトニウムを投与したところ，筋攣縮により動脈瘤破裂を起こした！

⑪　胃ファイバースコープにリドカインゼリーをたっぷり塗り挿入したところ，しばらくして心停止を起こした！　局麻薬のアナフィラキシーショックか？　過量投与か？　原因不明

⑫　PEEP弁を吸気側に装着したため，換気不全に陥った！

⑬　電気器具で感電を起こす！

⑭　術前に抗凝固薬を長時間服用していたのを知らずに硬膜外麻酔を行ない，硬膜外血腫をつくってしまった！　（アスピリンの長期服用で出血傾向が起こる）

⑮　自然気胸の発生を見落し気管挿管をして陽圧呼吸を施行したため心肺危機に陥った！

⑯　マスク麻酔でマスク保持に力を入れすぎて顔面神経麻痺を起こした！

⑰　止血剤，抗生剤などでアナフィラキシーショックを起こした！

⑱　腹臥位手術で眼球を圧迫していたために術後視力障害が発生した！

⑲　患者を取り違えたり，手術部位を取り違える（例えば患側と健側を間違える）ことがある．

〈**参　考**〉〈偶発事故防止のための一般的注意〉

麻酔をかけているのが人間である以上，偶発事故を確実に防止し得る方法などあるはずがないし，将来たとえコンピュータがすべての麻酔管理を行なう時代が到来したとしても，偶発事故は絶対になくならないであろう。しかしながら，偶発事故の99％までが未熟な手技，判断力の甘さ，ほんの一瞬の不注意などに起因するものであれば，技術を磨き，大局観に基づいた的確な判断力を養い，常に注意を怠らず，絶えず先を読んで事に当たるように心掛ければ，致命的な偶発事故を起こすことはごくごくまれであると断言できる。筆者がなぜ偶発事故に執拗にこだわるかというと，第一にわれわれ医師が患者の病気に関った場合，最低限「患者の病状をそれ以上に悪化させてはならない」という事が医療の大前提であり，第二に言うまでもなく，致命的な偶発事故が発生すれば患者は生命を失い，医師もまた医師としての生命を断たれ，一生かかっても払いきれないような賠償金を要求され，その悲惨さを見聞しているからである。

以下，これまでに各項目で記述してきた事柄と重複するところが多々あるとは思うが，偶発事故防止のための一般的な注意を気管麻酔を行なう場合を想定して，まとめて列挙してみる。麻酔初心者は「同じような事を何度も言われなくても分かっています」という前に，一読されたい。なお，まず第1章「麻酔をかける時の心構え」を再読せよ。

(1) 患者の術前状態を的確に把握せよ！
① 重要な合併症を見落してはいないか？
② 手術危険度の判定に誤りはないか？
③ 麻酔手技上障害となる解剖学的事項の見落しはないか？
④ 術前指示が守られたか？　例えば禁煙，喀痰排出練習，特殊な体位をとる練習など。
(2) 前投薬は患者を診察した後慎重に指示せよ！
(3) 導入直前の患者の状態を詳細に観察せよ！
① 前投薬の効果は？　義歯ははずしてあるか？
② 術前の経口摂取制限は守られたか？
③ 発熱，咽頭痛などはないか？
(4) 術前に必要な処置や検査は終っているか否かチェックせよ！

(5) 予定している麻酔方法が最適か否かもう一度考えよ！
(6) 麻酔に必要な器具，麻酔器，レスピレータ，モニターなどに故障がないか，不足しているものはないかチェックせよ！
① 麻酔器に酸素は流れ込んでくるか？ 酸素ボンベには酸素が十分充満しているか？ 中央配管からのガス供給圧は正常か？
② 酸素の予備ボンベは用意してあるか？ 中が空ではないか？
③ フローメータのコックはスムーズに動くか？ ゆるすぎないか？
④ リークテストで回路に漏れはないか？
⑤ 蛇管やバッグの大きさは適当か？
⑥ 気化器の接続は正しいか？ 気化器の中に麻酔薬は入っているか？
⑦ 蛇管の中には水は溜っていないか？ 蛇管がひび割れていないか？
⑧ ソーダーライムは消耗していないか？ キャニスターは closed になってないか？
⑨ 吸気弁，呼気弁はスムーズに作動するか？
⑩ 酸素を flash できるか？
⑪ pop-off valve は故障してないか？
⑫ 吸引器はいつでも使用できるか？
⑬ 気管挿管に必要な器具はそろっているか？
⑭ 喉頭鏡は点滅するか？ ランプはしっかり固定されているか？ ブレードの大きさは適当か？
⑮ 気管チューブの太さ，長さ，材質は適当か？
⑯ チューブのカフは破れていないか？ カフは均等に膨らむか？ カフはベトベトしていないか？
⑰ コネクターの大きさは適当か？
⑱ スタイレットは用意してあるか？ 折れそうなところはないか？
⑲ マスクは顔面に密着するか？
⑳ レスピレータは正常に作動するか？ 換気量，回数のセッティングは適当か？ 警報ブザーは鳴るか？ 呼気の排出口は閉じられていないか？
(7) 必要な薬剤はそろっているかチェックせよ！
① 導入時に必要な薬剤はそろっているか？

⑵　急変時に必要な薬剤はそろっているか？
(8)　導入前に必ず血圧計，心電図モニター，パルスオキシメータを装着せよ！
①　血圧計は正しく装着されているか？　音はよく聞こえるか？
②　マンシェットの大きさは適当か？　マンシェットからの排気はスムーズか？
③　血圧計の装着部位は手術の邪魔にならないか？
(9)　静脈確保はできる限り導入前に行なえ！
(10)　導入はできる限り2人以上の医師で行なえ！
(11)　麻酔介助役のナースは気管挿管が終了するまでは患者のそばから離れてはならない！
(12)　気管挿管時は極度に緊張し，また神経を集中しなければならないので，周囲の者はできるだけ静かにすること！
(13)　挿管の確認は最低限2人で行なえ！
(14)　導入直後は血圧を頻回に測定せよ！
(15)　絶えず麻酔器のフローメータに酸素が流れていることをチェックせよ！
(16)　絶えず気道閉塞の有無に留意せよ！　気管挿管をしたためにかえって気道閉塞が起こることもある！
(17)　心電図，動脈内留置カテーテル，パルスオキシメータ，ドップラー聴診器，食道内聴診器，胸壁聴診器のうち最低限1つは装着して心臓の拍動を持続的にモニターせよ！
(18)　体位に無理がないかチェックせよ！
(19)　口唇，耳介，手足の指趾のうち，どこか1カ所は直視できるように工夫せよ！　（皮膚や爪の色が見えるように）
(20)　胸廓運動が直視できるように工夫せよ！
(21)　術野を絶えず直視し，血の色，出血量などに留意せよ！
(22)　大手術では静脈は最低限2カ所は確保せよ！
(23)　その薬剤の能力を超えた用い方をしてはならない！　例えばチオペンタールのみで強い痛みを取ろうとしたり，ハロタンのみで十分な筋弛緩を得ようとするのは危険である！
(24)　輸血する場合は必ず自分で血液型をチェックせよ！
(25)　患者の状態が急変した場合は，ただちに術者に報告せよ！　術者に分からな

いようにこっそり処置しようなどと考えてはならない！

(26) 術者に注文したいことがあれば躊躇せずにはっきりと依頼せよ！ 例えば手術を一寸中断してほしい，執刀を一寸待ってほしい，腸を強く牽引しないでほしい，手術を急いでほしい，十分換気させてほしい，など。

(27) 気管内分泌物の有無に留意せよ！ 時々蛇管に耳を当てて呼吸音を聞くように！

(28) 術中の体温，発汗に注意せよ！

(29) 輸液量，輸血量，尿量，出血量を絶えずチェックせよ！

(30) 患者の側を離れる時は外回りのナースに一言伝えておくこと！ 原則として離れてはならない！

(31) 使用薬剤は必ずアンプルをチェックせよ！

(32) 手術が終了したならば吸入麻酔薬を切り純酸素を投与せよ！ 亜酸化窒素と酸素の間違いに注意せよ！

(33) 抜管する前にもう一度意識状態，呼吸・循環状態，筋力をチェックせよ！

(34) 抜管直後の喉頭痙攣，嘔吐，舌根沈下に注意せよ！ 喉頭浮腫に留意せよ！

(35) 抜管後の呼吸状態，胸廓の動き，血圧，皮膚・粘膜，爪の色に注意せよ！

(36) 患者をストレッチャーに移す時はできるだけ多くの人手で行なえ！

(37) 回復室で患者の状態を監視せよ！

(38) 必要のない静脈点滴，動脈内留置カテーテルなどはただちに抜去せよ！

(39) 回復室において鎮痛薬や鎮静剤を投与した場合は，その効果を確認するまでは帰室させてはならない！

(40) 血圧や呼吸に多少でも不安があれば帰室を急いではならない！ 帰室させてしまってからもなお心配な場合は，自分で病室を訪れて観察せよ！

(41) エラー防止の3大原則は，警戒すること，確認すること，留意すること，である！

第5項 麻酔事故防止対策

手術や麻酔は，患者を中心として術者，麻酔科医，看護職員，臨床工学技士たち

がチームを組んで行う医療行為であり，麻酔の安全性（裏を返せば危険性）には多くの要因が直接的・関接的に関与している（図84）。麻酔事故を防止するためにはこれらの要因に常日頃から留意し，事故が発生しにくい麻酔システムや麻酔科医の作業環境を構築・整備することが必須の要件である。さらに，麻酔事故を防止し，その安全性を向上させる方策（図85）というものを十分に理解・認識し，麻酔事故をも含めた医療事故防止対策というものを，各医療施設が組織全体

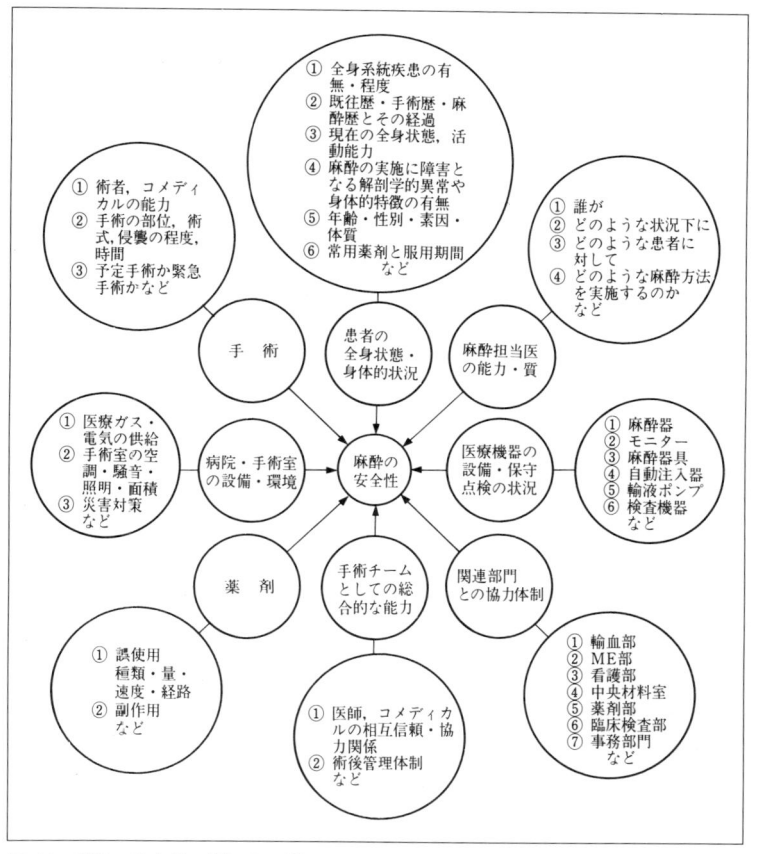

図 84　麻酔の安全性に関与する諸因子

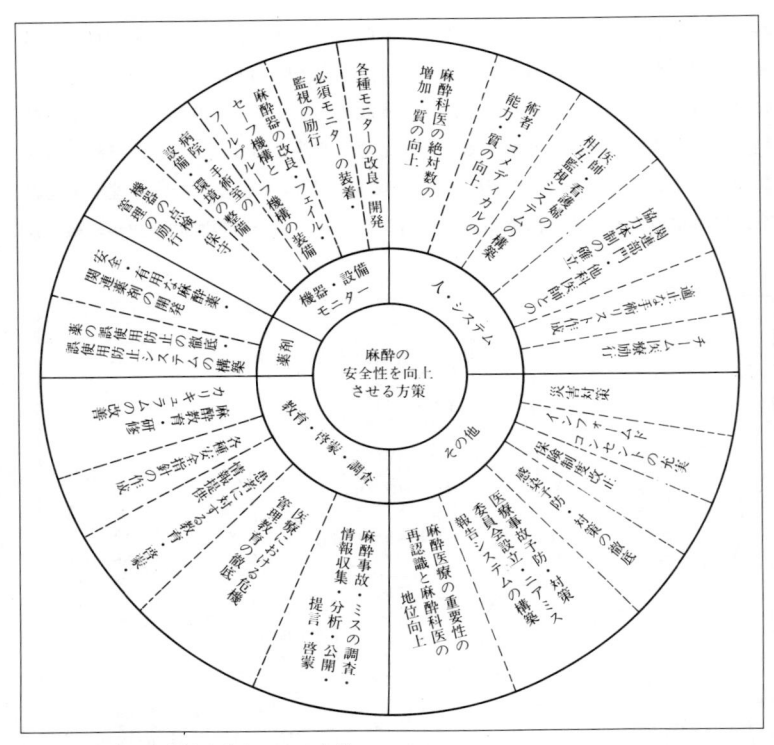

図 85　麻酔の安全性を向上させる方策

の重要取り組み事項として認識することが肝要である。麻酔の安全性に関与する要因のなかでも，とりわけ麻酔担当医の能力・質が重要因子であるのは当然ではあるが，同一医師であっても常時100％の能力が発揮できるとは限らない。その日その時の体調，心理状態，睡眠不足や薬物（例えば鎮痛薬や風邪薬）服用の有無などによって総合的な能力に差が生じるのは当然である。疲労，寝不足，イライラ，退屈，性急さ，無関心，慌ただしさ，無気力などによって，注意力，集中力，認識力，判断力，決断力，行動力，持久力，手先の技能力などが低下することは否めない。麻酔中に麻酔科医に要求される能力は，難しい数学の問題を1時間かけて解くような性質のものではない。どれ程まじめな性格であっても，危機

的状況に直面した時にパニックに陥ったり，手が震えるようでは麻酔科医は務まらない。学者としての知識と職人としての技能は車の両輪のようなものであるが，危機的状況下においては，優れた技能のみが患者の生命を守るのに役立つことも稀れではない。医学の世界では，とかく技能・技術を高く評価しない傾向があることは否めないが，医療の現場においては，技能・技術を伴わない理論は畳の上の水練のようなものである。危機的状況下においても冷静・沈着に判断・行動できる能力や，急いでも的確な技能力が発揮できる能力は，天性の資質もさることながら，常日頃から優れた先輩達の一挙一動をつぶさに観察することによって会得できるものである。麻酔事故を防止するためには，麻酔初心者はまず技能力を高めること，危険を察知する動物的な感を養うこと，注意力・集中力を養うこと，判断力を養い自分勝手な判断をしないこと，警戒・確認を怠らないこと，などを銘記する必要がある。

第8章
質疑応答

麻酔科学教科書で麻酔に関する一通りの知識はマスターしても，いざ実際に手術室で働いてみると，いろいろ迷ったり，困ったりすることが少なくない。本章では麻酔初心者達が，実戦に臨んで迷ったり困ったりする頻度が比較的高い事柄を，いくつか【質問】と【回答】形式にして記述してみた。回答内容は無論絶対的なものではなく，ただ「筆者はこうしている」というだけのものであるから，疑問があればほかの麻酔専門医達にも相談してほしい。

【質問 1】 G-O-S＋ベクロニウムの麻酔下に胃切除術を施行中，しゃっくりが出はじめたが，これを止める方法は？

【回答】 術中のしゃっくりは上腹部手術中に多く見られ，特に内臓を強く牽引したり，肝臓鈎で肝臓を強く圧迫した時などに起こり易い。手術操作を中止したり，鈎を緩めると止まることもあるが，時にはどうしても止まらずに苦労することもある。以下のごとき操作をしてみる。

① ベクロニウムが不足しているようであれば 1〜2 mg を静注してみる。
② 胃カテーテルを十分吸引する。
③ 胃カテーテルより冷い生食液 30〜50 ml を注入し，胃内を洗浄してみる。

④　気管内を吸引したり、甲状軟骨部を 4～5 回グリグリ押してみる。
⑤　鼻腔内，口腔内を吸引してみる。

【質問 2】 G-O-S の自発呼吸下に顔面の植皮術を施行したが，術者より抜管時にできるだけバッキングさせないでくれと頼まれた。どのような方法があるか？

【回答】 ある種の脳外科手術，顔面の形成術，腹部のヘルニア根治術，眼科や耳鼻科の手術などでは，抜管時の激しいバッキングや強い咳のために折角の手術が台無しになることがあり，したがって抜管操作は慎重に行なう必要がある。抜管時のバッキングや咳を抑える方法には次のごとき方法がある。

①　すべての麻酔薬を切った後，スキサメトニウム 1 mg/kg を静注し，純酸素で過換気を行なう。スキサメトニウムの効果が発現してきたならば気管内，口腔，咽頭部を十分吸引した後気管チューブを抜管し，ただちにマスクで自発呼吸が再開するまで純酸素で人工呼吸を行なう。顔面の手術で初めからマスクによる人工呼吸がやりづらいと判断した場合は，純酸素による過換気を十分行ない，自発呼吸が再開する直前まで抜管を待つ。抜管するタイミングが難しいが，抜管してから自発呼吸が再開するまでが 20～30 秒位ならば抜管時にバッキングも起こさないし，人工呼吸をしないで自発呼吸の再開を待つこともできる。

②　亜酸化窒素を切り，純酸素 6 l/min を吸入させつつ，セボフルラン濃度を 5% まで上げ，約 2～3 分間待つ。口腔内，咽頭部を吸引し，反射が十分抑制されてきたと判断したならば気管内の吸引をしてみる。バッキングが起こらないようであれば静かに抜管し，マスクで純酸素を吸入させる。

③　すべての麻酔薬を切って純酸素を十分吸入させた後，リドカイン 1.0～1.5 mg/kg をゆっくり静注し，約 30 秒待ってから静かに抜管する。

以上の方法の中では ① の方法がもっとも確実である。② と ③ の方法を組み合わせてもよい。

【質問 3】 ベクロニウム使用下の全身麻酔で，閉腹しようとしたところバッキングが始まった。ここでベクロニウムを追加したのでは覚醒が遅延するので，代わりにスキサメトニウムを使用してもよいか？

【回答】 スキサメトニウムは原則として使用しない方がよい。多少覚醒が遅延してもベクロニウムを追加投与すべきである。例えば胃切除術であれば閉腹するのに 15～20 分位はかかるものであり，皮膚縫合が終了してもガーゼを当てたり，

いろいろ整理している間に30分位はすぐに経過してしまう。ベクロニウムの最終投与量が1.5 mg位であれば効果は30分位で切れてしまう。したがって，ベクロニウムのためにたとえ覚醒が遅延したとしてもせいぜい10分以内である。わずかな時間を節約するために定跡を無視するのは愚の骨頂である。なお，チオペンタール100 mg程度を急速投与すると，一時的にバッキングを抑えられることが多いが，これから閉腹するという場合は筋弛緩薬を追加投与するのが本手である。

【質問　4】 気管挿管時に血圧を絶対に上昇させない方法は？

【回答】 高血圧症，動脈瘤（脳，胸部，腹部など），顔面・口腔内血管腫，心疾患などの患者では，挿管時の血圧上昇によって致命的な偶発症が惹起される恐れがあるため，挿管時の血圧上昇を極力抑えなければならない。以下，患者は成人と仮定していくつかの方法を記述する。

① チオペンタール5 mg/kgで就眠させたならば，亜酸化窒素3 l，酸素3 l，セボフルラン1〜2%で初めは自発呼吸に合わせて補助呼吸を行ない，血圧を測定しながらセボフルランを5%とし，次第に調節呼吸に切り替え，収縮期圧がやや低下（10〜20 mmHg）してきたところで非脱分極性筋弛緩薬を少量（ベクロニウムならば1 mg程度）静注し，3分後にスキサメトニウム2 mg/kgを静注し，挿管する。あるいはスキサメトニウムは使用せず，初めから十分量の非脱分極性筋弛緩薬（パンクロニウムで6〜8 mg，ベクロニウムで6〜10 mg）を投与して3分後位に挿管する。

② フェンタニル50〜100 μgをゆっくり静注し，次いでチオペンタール4 mg/kgとベクロニウム1 mgを投与して完全に就眠させた後，ベクロニウム1.5 mg/kgを静注し，酸素6 l，セボフルラン5%で約3分間人工呼吸を施行する。血圧をチェックした後8%リドカインスプレーを声門部に十分噴霧し，挿管する。

③ ①，②のような操作に加えて，挿管操作開始30秒位前にニカルジピン0.5 mgを投与して挿管する。挿管操作終了直後にさらにニカルジピン0.5 mgを追加投与することもある。

④ なによりも肝腎なことは，スムーズな挿管操作を行うことである。

【質問　5】 胃切除術が終了したので気管チューブを抜管しようとしたところ，

片肺（気管支）挿管になっているのに気付いた。そのまま抜管してもよいか？

【回答】 換気されていなかった側の肺に無気肺を起こしていることが少なくないため，すぐに抜管してはならない。まず，患者がすでに覚醒しているようであれば静脈麻酔薬または吸入麻酔薬で患者の意識を消失させ，次いで胸部を聴診しながらチューブを少しずつ引き戻し，両側肺に空気（吸入ガス）が均等に入るところでチューブを固定する。できればここで胸部X線写真撮影を行なう。純酸素または酸素-空気混合気体で肺胞が十分開くように間歇的陽圧呼吸を施行しつつ，気管，気管支を十分吸引する。できれば換気されていなかった側を上にした半側臥位として，種々の physiotherapy（例えば胸壁を軽くポンポンと連続的に叩く，呼気に合わせて胸郭をもみほぐす，バイブレーターを胸壁に押しつけて肺に振動を与える，など）を行なう。

以上のような操作を 15～20 分続ける。できればもう一度胸部X線写真撮影を行なう。X線写真撮影ができなければ左右肺を聴診し，左右差がないようであれば覚醒させ抜管する。抜管後も深呼吸を繰り返させ，十分加湿した酸素を 4～5 l/min マスクまたは鼻腔カテーテルで吸入させる。なお，片肺挿管でなくとも側臥位での長時間手術（特に開胸手術）では下側肺に無気肺を起こし易いので注意を要する。

【質問 6】 パンクロニウム使用下の全身麻酔で，手術が終了したので，アトロピンとネオスチグミンで reverse しようとしたところ，自発呼吸が出はじめ，開眼もできるようであるが，これでも reverse する必要があるか？

【回答】 非脱分極性の筋弛緩薬を使用した場合は，原則として必ず reverse するのが安全である。ただし，reverse する以前にすでに十分に覚醒して，自発呼吸も再開しているような場合は，アトロピンとネオスチグミンの投与量は多少減らしてもよい。

【質問 7】 患者は 42 歳，男性，頭蓋内血腫除去のため開頭術が予定されているが，意識はまったく消失している。このような場合，導入にチオペンタールを使用する必要はあるか？

【回答】 意識がすでに消失しているのであれば今さらチオペンタールを使用する必要はないとも思えるが，実際問題としてはむしろ積極的に使用すべきである。その理由としては，第1に挿管時の血圧上昇予防のため，第2に脳の保護のた

め，が挙げられる。特に脳の保護ということに関しては，開頭術においてはチオペンタールを間歇的に投与（総投与量1.0〜1.5g）するのが良いと推奨する専門医もいる（脳の保護とは，脳への酸素供給障害に対し脳を保護するという意味である。近年，心停止後の脳蘇生に関し，バルビツレートの深麻酔は低体温と共に有効であるといわれている）。

【質問 8】 G-O-NLA＋ベクロニウムで麻酔を維持していたが，手術が終了したのでアトロピン1mg，ネオスチグミン2.0mgでreverseしたところ，応答もあり，チューブの存在を苦しがるので抜管したが，どうも呼吸状態が今ひとつすっきりしない。大声で名前を呼べばうなずくが，このような場合の処置はどうすればよいか？

【回答】 呼吸抑制がNLAによるものなのか，筋弛緩薬の影響なのか，気道の開通に原因があるのか，あるいはほかの原因によるものなのかはっきりしないが，もっとも安全確実な方法はただちに再挿管してしばらくは調節呼吸または補助呼吸を施行することである。再挿管が困難な場合はマスクとバッグで調節呼吸または補助呼吸を施行する。次いでアトロピン0.5mg＋ネオスチグミン1.0mgやグルコン酸カルシウム10mlをゆっくり静注してみるか，少量の中枢神経刺激薬（ジモルホラミンやドキサプラム）を投与してみることもある。呼吸抑制の原因を探すことも重要ではあるが，まずは十分換気してハイポキシアとハイパーカプネアを防止することが肝要であり，薬剤はあくまでも補助的に使用すべきである。麻薬拮抗薬のナロキソンやベンゾジアゼピン受容体拮抗薬フルマゼニルを投与する場合もある。なお，当然のことではあるが，血液ガス，電解質，血糖，体温，一回換気量，分時換気量なども測定できればただちに測定し，ほかに尿量，筋弛緩の程度などもチェックする。気管チューブを抜管することによって，呼吸状態はかえって改善される場合と，逆に舌根沈下や気道分泌物停留のために呼吸が抑制される場合とがあるので，抜管はくれぐれも慎重に行なう必要がある。

【質問 9】 気管麻酔中，突然バッグ加圧時の抵抗が強くなり，胸が十分膨らまなくなった。喘息発作ないしは気管支痙攣が発生したと考えられるが，このような場合の処置は？

【回答】 気管チューブやチューブのカフによる気道閉塞はしばしば気管支痙攣と間違えられるので，まずその鑑別が必要である。ただちにカフを緩め，吸引用カ

テーテルをチューブ内に挿入してみてチューブのトラブルや気道分泌物貯留による気道閉塞の有無を確かめる。気管支痙攣の発生が確実であれば，まず亜酸化窒素を切り純酸素（ハロタン使用中であれば，ハロタンは切らなくてよい）で用手換気しながらアミノフィリン 10 ml をゆっくり静注し，副腎皮質ホルモン（例えばコハク酸ヒドロコルチゾン 200〜500 mg）を静注する。発作を繰り返す時はアミノフィリンを点滴投与する。呼吸状態が安定するまで手術操作は中断してもらう。

【質問 10】 患者は 18 歳，男性。急性虫垂炎のため脊椎麻酔下に緊急手術を行なったが，術中"ふるえ"が止まらない。このような場合の処置は？ なお，前投薬は投与していない。

【回答】 "ふるえ"の原因はよく分からないが，体温低下や精神的要素（例えば著しい緊張感，恐怖感，あるいは著しい緊張からの解放感）などが関与しているものと考えられる。処置としてはペチジン 0.5〜1.0 mg/kg の静注が有効である。ほかにジアゼパム 0.1 mg/kg，ペンタゾシン 0.5 mg/kg，ヒドロキシジン 1.0 mg/kg などの静注も奏効することが多いが，どちらかといえばたとえ脊椎麻酔が十分効いている場合でも鎮静薬よりは鎮痛薬を投与した方が効果的であることが多い。前投薬が投与されていない場合は，ヒドロキシジン 1.0 mg/kg＋ペチジン 0.5 mg/kg の静注程度が適当であろう。鎮痛・鎮静薬を投与した場合には，くれぐれも呼吸抑制や舌根沈下による気道閉塞に注意すること。最近ではプロポフォール 1〜2 mg/kg/時を鎮静目的で使用する医師もいる。

【質問 11】 気管麻酔中，チューブのカフが破れてリーク（カフ漏れ）があるが，この場合の処置は？

【回答】 まず口腔，咽喉頭部をよく吸引する。胃カテーテルが挿入してあればこれも十分吸引する。次いで酸素と亜酸化窒素の流量を増し，一時的に換気量を十分保つようにする。手術がまだ当分終りそうにない時は思いきってチューブを交換した方がよい。手術が間もなく終りそうな時，チューブの交換が著しく困難な時，自発呼吸で麻酔を維持している時などでは，チューブはそのままにしてガーゼでしっかりとパックすればよい。一般に，古いカフを使用している場合，カフが均等に膨らまない場合，挿管時に歯牙や挿管用鉗子でカフを傷つけた場合，low pressure cuff 以外のカフを使用して長時間亜酸化窒素を使用した場合など

にカフの破裂が起こり易い。自発呼吸中やレスピレータ使用中はカフの破裂に気付きにくいので注意を要する。

【質問 12】 成人の急性虫垂炎の手術のため脊椎麻酔を施行した。L_{3-4} 間からくも膜下腔を穿刺し、脳脊髄液の流出を確認した後 0.3% ジブカイン 2.6 ml を静かに注入し15分間経過したが麻酔効果が Th_{10} までにしか及んでいない。この場合の処置は？

【回答】 術者の腕がいくら優秀でもこのまま手術したのでは患者にとっては相当な苦痛であるだけでなく、腹膜刺激などによる副交感神経刺激症状（血圧低下、徐脈など）が発現する恐れがある。腹筋の弛緩が不十分であれば手術もやりづらい。すでに手術が開始されてしまっているかどうか、full stomach か否かなどにより対処方法が異なる。

① 手術開始前であれば、思いきって再度脊椎麻酔か硬膜外麻酔を行なう。あるいは、full stomach でなく、全身麻酔が禁忌でなければ全身麻酔（できるだけ気管麻酔）に切り替える。ラリンジアルマスクの使用は避けた方が無難である。

② すでに手術が開始されてしまっている場合は case by case であるが、full stomach でなければ気管麻酔にするのが最良である。マスクで G-O-F を吸入させるのは慣れた麻酔科医のすることであり、初心者は必ず気管挿管した方が無難である。もっとも苦労するのは full stomach の時である。まず手術を中断してもらう。次いで、前投薬の有無、投与している場合は使用薬剤や量を考慮しつつペチジンまたはペンタゾシンを 0.5 mg/kg ゆっくり静注する。効果が発現してきたならば、術者に 1% リドカインを皮膚・皮下、筋膜、筋肉に十分浸潤してもらい、手術を再開する。腹膜が露出されたならば腹膜にもリドカインを浸潤する。腹膜を切開するまでは局麻薬が十分奏効するはずである。手術操作が腹腔内に及んで疼痛を訴えるようであれば、血圧、呼吸、意識状態などを監視しつつペチジンまたはペンタゾシンを 0.5 mg/kg 追加投与する。大抵の場合はこの程度の麻酔でなんとか手術を終了できることが多い。full stomach の場合は、たとえ短時間といえども静脈麻酔薬や吸入麻酔薬で患者の意識を完全に消失させることははなはだ危険である。特に亜酸化窒素をマスクで吸入させるのは、時に患者をかえって興奮させたり、嘔吐を誘発したりするので絶対にしない方が安全である。full stomach の場合、awake intubation をして気管麻酔にすることも可能

```
① 脊椎麻酔 ──→ 効果不十分なので
  ② ジアゼパム 10 mg 静注 ──→ まだ痛がるので
    ③ ペンタゾシン 30 mg 静注 ──→ まだ痛がるので
      ④ オピスタン 35 mg 静注 ──→ まだ腹筋が固いので
        ⑤ 笑気―酸素 (4 l : 2 l) 吸入 ──→ 体動あるので
          ⑥ ラボナール 100 mg 静注 ──→ 舌根沈下，呼吸抑制あるので
            ⑦ サクシン 60 mg 静注して気管内挿管 ──→ 手術が長引きそうなので
              ⑧ 非脱分極性筋弛緩薬静注

              注：④は省略することもある。
```

図 86 麻酔のフルコース，もっともまずい麻酔経過

であるが，麻酔科医が自分1人しかいない場合は余程自信がない限り止めたほうが無難であろう．腹筋の弛緩が不十分で手術操作ができない場合は，気管麻酔とすることがすすめられる．

もっともまずい麻酔経過をとる場合として，いわゆる"麻酔のフルコース"（図86）がある．高級料理のフルコースははなはだ結構であるが，"麻酔のフルコース"はいただけない．

【質問　13】　前立腺摘出術のための持続硬膜外麻酔で，L_{1-2} 間より穿刺しカテーテルを5cm頭側に向けて挿入し，2%メピバカインを5ml注入してみたところ，主として右側のしかも L_1 の範囲のみに麻酔効果が得られた．このような場合の処置は？

【回答】　カテーテルの先端が右 L_1 の椎間孔に沿って挿入されたためと考えられ

るので，カテーテルを3〜4cm引き抜き，もう一度2％メピバカイン5mlを注入してみる。これでもなお片側の限局した範囲にのみ麻酔効果が得られるような場合は，カテーテルを抜去し，改めて穿刺し直すのがよい。なお一般的には右下側臥位で穿刺した場合はカテーテルは左側の椎間孔に挿入され易いといわれている。

【質問 14】 乳児の全身麻酔（G-O-Fの自発呼吸）で抜管と同時に声門痙攣を起こした場合の処置は？

【回答】 乳幼児の気管麻酔では抜管時に声門痙攣を起こすことはまれでない。声門痙攣が起こると tracheal tug や external paradoxical breathing が見られ，下顎を挙上し舌根沈下を防いでもマスクとバッグで人工呼吸ができなくなる。放置しておくと自然に緩解することもあるが，一方ただちに適切な処置を施さなければハイポキシアから心停止に至ることもある。手元にスキサメトニウムがあればただちに0.5mg/kgを静注し（点滴が確保されていなければ1mg/kgを筋注する），純酸素で人工呼吸を試みる。人工呼吸は初めは軽く加圧し，筋弛緩薬が効いてくるに従って強く加圧する。人工呼吸は無論マスクとバッグで行なうのであって，このような時にあわてて再挿管を試みるのは止めた方がよいし，急いで再挿管する必要もない。人工呼吸は初めから強陽圧呼吸とした方が痙攣が緩解し易いと主張する人もいるが，少なくとも痙攣発生直後の強陽圧呼吸は酸素を胃内に押し込むばかりで有効な人工呼吸とならないことが多い。なお，人工呼吸時は経口エアウェイを使用した方がよい。スキサメトニウムが手元になければナースに用意するように依頼しつつ純酸素で陽圧呼吸を試みる。いずれにしろ乳幼児の気管麻酔では抜管時にスキサメトニウムを用意しておくことが肝要である。抜管時の声門痙攣発生の予防にリドカイン2mg/kgの静注は有効なこともある。

【質問 15】 胃切除術の麻酔で筋弛緩薬としてベクロニウムを使用している場合，ベクロニウム追加投与のタイミングがよく分からないが……？

【回答】 非脱分極性筋弛緩薬を使用している場合，一定時間毎に追加投与していたのでは手術が長時間に及んだ際には当然過量投与となる恐れがある。追加投与のタイミングは当然筋弛緩薬の初回投与量や麻酔方法によって異なるが（例えばG-O-S＋ベクロニウムとG-O-S＋ベクロニウム＋硬膜外麻酔で麻酔を維持している場合とではベクロニウムの使用量は前者の方が後者よりも多くなる），一般

的には次のような事柄を目安としている。

① バッキングやしゃっくりが出はじめる。
② 血圧が次第に上昇してくる。
③ 術野に腸などが膨隆してきて手術操作の邪魔になる。
④ バッグを加圧した時の抵抗が次第に増してくる。レスピレータ使用時では回路内の圧が次第に増してくる。
⑤ 術者からもう少し筋弛緩を効かすように依頼される。
⑥ 自発呼吸が出はじめる。カプノグラフの波形が乱れてくる。
⑦ 以上のほかに四肢を動かす,開眼する,顔をしかめる,首を振る,など。

追加投与量は初回投与量の1/3〜1/4程度が普通であり,成人の開腹術で手術時間が3時間程度であればベクロニウムの総投与量が0.3 mg/kg(体重)を超えることはまずない。

【質問 16】 患者は4歳,扁桃腺摘出術の術中に体温が39℃まで上昇した。この場合の処置は?

【回答】 術中の体温上昇の原因としては,前投薬として投与したアトロピンによる発汗抑制,経口摂取制限による脱水,体にかけた布などによる・う・つ・熱,などが考えられるが,まれには悪性高熱の発症ということもある。術中に高熱を発した場合,これが悪性高熱か否かをただちに見極めることは容易でないが,食道温あるいは直腸温を持続的にモニターしながら,以下のごとき処置を施してみる。

① ハロタンなどの揮発性麻酔薬を使用している場合はただちに投与を中止する。
② 吸入気酸素濃度を50%以上とする。
③ 十分に換気する。ET_{CO_2}の値に留意する。
④ 十分に輸液する。血液ガス分析を行う。代謝性アシドーシスの有無をチェックする。
⑤ 氷のうで体表面をどんどん冷却する。
⑥ アルコールを体表面に振りかけ,扇風機で風を吹きかけるか,うちわでどんどん扇ぐ。
⑦ 以上のような処置でも体温が下降しない場合は,ブランケットを用いて冷却したり,胃内にバルーンを挿入し,バルーン内を冷却水で灌流する。

以上のような処置で通常は体温が下降するはずであるが，なお体温が上昇し40℃を超えるようであれば悪性高熱を疑い，積極的に治療しなければならない。手術は早急に中止し，精力的に冷却すると共にすべての麻酔薬を切り，純酸素を吸入させ，副腎皮質ホルモンの大量投与，酸塩基平衡の補正，循環系管理，チオペンタールの間歇的投与，そのほかの治療を施す。本症の特効薬ダントロレンも使用してみる。プロカインの静注が奏効したとの報告もある。

質問の患者の場合は，体表面の冷却，輸液速度を速める，体に布などを掛けてあればこれを除去する，などで普通は体温が下降してくるはずである。なお，輸血中に高熱が発生した場合はただちに輸血している血液および患者の動脈血の細菌検査を施行する必要がある。

【質問 17】 脊椎麻酔で血圧が低下した場合，どの程度低下したならば昇圧薬を使用すべきか？

【回答】 だいたいの目安として，収縮期圧が麻酔開始前の3/4位まで低下した場合あるいは100 mmHg以下となった場合は昇圧薬を投与した方がよい。「収縮期圧が120 mmHgから80 mmHgに低下しても十分輸液さえすれば昇圧薬は使用する必要ない」と主張する麻酔専門医もいるが，筆者は昇圧薬は少量を早めに投与するのが良いと考えている。例えば収縮期圧120 mmHgのものが100 mmHgまで低下したならばこの時点でエフェドリン5 mg程度を静注する。昇圧薬を投与せずに放置して収縮期圧が90 mmHg位まで低下すると患者によっては悪心，嘔吐を訴えることも多い。理屈では「収縮期圧が90 mmHgあれば腎血流は保たれている」とか「悪心だけでは死なない」とか，いろいろ言えるが，臨床医学は理屈ではないのであって，「悪心が起こるまでには血圧を低下させない」のが臨床医である。麻酔開始前より脱水気味で，脊椎麻酔により血圧下降が予測されるような場合は，麻酔開始直前に十分な輸液（10〜15 ml/kg程度）を施行しておくとよい。血圧下降を予防するために昇圧薬（例えばエフェドリン40 mg）をあらかじめ筋注するのはやめた方がよい。思春期の患者，妊婦，腹腔内に巨大腫瘍のある患者，脱水，高血圧，著しい肥満が認められる場合などでは血圧が低下しやすいので注意する。

【質問 18】 持続硬膜外麻酔で手術予定時間3時間の下肢の手術をする場合，局麻薬の使用許容量はどのくらいか？

【回答】 だいたいの目安として

　　　初めの1時間……6〜7 mg/kg

　　　次の1時間……3 mg/kg

　　　その次の1時間……2 mg/kg

無論個人差があるので，もっと大量に使用しても局麻薬中毒を起こさない場合もあるであろうが，下肢の手術では上記使用量で十分過ぎる位であり，普通は3時間程度の手術であれば総使用量は12 mg/kg 位ですむことが多い。また，体重120 kg の力士でも初回投与量は600 mg（600 mg＝2% メピバカインで30 ml）位で十分なはずである。なお，硬膜外麻酔時は局麻薬中毒発生に備えて，ジアゼパムあるいはチオペンタールはいつでも使用できるよう準備しておくのがよい。また，超肥満者は予測していたよりも麻酔レベルが高位に達する傾向があるので要注意である。初回投与で局麻薬を大量に使用するのは危険である。

【質問 19】 患者は2歳，G-O-F をマスクで吸入させ導入し，スキサメトニウム 1 mg/kg を静注したところ著しい徐脈（心拍数 30/min）に陥った。この場合，気管挿管と徐脈に対する処置とどちらを先にすべきか？

【回答】 徐脈に対する処置を先にする方がよい。まず亜酸化窒素とハロタンを切り純酸素で調節呼吸をしながらアトロピン 0.2 mg を静注する。調整呼吸は過度の陽圧がかからないように軽くバッグを加圧する（過度の陽圧は循環系をますます抑制する）。心拍数が回復してきたところで挿管を試みる。徐脈の際中に挿管操作を施すと，徐脈の程度が増加したり，場合によっては心停止すら起こりうる。なお，小児の気管挿管時にはアトロピンの用意をしておいた方が安全である。

【質問 20】 全身麻酔（G-O-S＋ベクロニウム）後の患者が回復室でひどく暴れるが，この場合の処置は？

【回答】 全身麻酔からの覚醒期にみられる譫妄状態は，半覚醒時によく見られ，程度が軽ければそのまま放置して様子を観察していてもよいが，程度がひどい場合はただちに処置を施さなければ，ベッドから転落したり，点滴や膀胱内留置カテーテルを抜去したり，手術創を掻きむしったりする恐れがある。覚醒期譫妄の原因としては，術中・術後のハイポキシア，手術創の疼痛，膀胱内充満，不自然な体位，手足の抑制，経鼻カテーテルの刺激，などが考えられる。まず血圧，心

拍数，呼吸状態などの一般状態をよく観察した後，上記諸原因の有無を確かめ，該当する原因があればそれに対する処置を施す。一般的には鎮静薬（ジアゼパム，ドロペリドール）よりも鎮痛薬（ペチジン，ペンタゾシン）の投与が奏効する傾向にある。ペチジンまたはペンタゾシン 0.5 mg/kg 程度をゆっくり静注し，様子を見る。効果不十分の場合は適宜増量する。

【質問 21】 脳外科の開頭術で，術野に生食液を多量に使用するため出血量の見当がつかないことがあるが，何を目安として輸血を行なうべきか？

【回答】 輸血を開始すべきか否か？ するとすればどの位の量を輸血すべきか？ で迷うことが少なくない。一般的には血圧，心拍数，中心静脈圧，脈圧，Hb，Ht，赤血球数，出血量，などを参考にして決定することが多いが，皮膚や眼瞼結膜の色も必ずチェックする。血圧や中心静脈圧は種々の因子で変動するので，これだけで輸血量を決定するのは危険である。術野を注意深く観察することも重要である。慣れてくれば，例えば 1,000 ml 以上出血しているかどうか位はだいたい見当がつくようになる。皮膚や眼瞼結膜の色などは出血量の正確な指標にはならないが，実際にはこれらの色を見て，「もう少し輸血しましょう」ということが少なくない。輸血を開始するか否かは上記諸因子以外に，患者の年齢（若い人には感染などの問題もあるのでできたら輸血したくない），術前にすでに輸血しているかどうか，受持医の希望，なども考慮して決定するのがよい。成人の場合，いわゆる one bottle transfusion（200 ml だけ輸血すること）はやらないのが普通である。なお，輸血についてのインフォームド・コンセントをきちんと実施しておくように。

【質問 22】 2 歳の幼児，両側扁桃腺摘出後，気管チューブを抜管したところ上気道閉塞症状が見られたので喉頭鏡で口腔内を観察したところ，口蓋垂の浮腫が著明で吸気時に，口蓋垂と後咽頭壁が互いに密着して，気道閉塞を起こしていることが判明した。こういう場合の処置は？

【回答】 もっとも安全確実な方法はただちに少量の静脈麻酔薬と筋弛緩薬を投与し，経口的または経鼻的に再挿管することである。経鼻エアウェイを挿入して様子を見る場合もあるが，患者監視体制が十分でないとエアウェイの挿入はかえって気道閉塞の原因となってはなはだ危険である。質問にあるような気道閉塞では経口エアウェイは使用してはならない。口蓋垂の浮腫は 24 時間以内に減退する

ことが多いので，まず術後24時間気道確保に留意すれば大丈夫である。なお，ヒドロコルチゾン100 mgを静注しておくとよい。

【質問 23】 一般的に言って脊椎麻酔や硬膜外麻酔（腰部硬膜外麻酔，仙骨麻酔）は何歳位から使用できるか？

【回答】 一口に○歳以上では安全だが，△歳以下では危険とはいい切れないが，一般的には12歳以下には使用しない方が無難であろう。特殊な病院では乳幼児にも使用しているが（特に腰部硬膜外麻酔や仙骨麻酔を），一般的には決して安全・確実な麻酔方法とはいい難い。麻酔は安全が第一であることを考えればまずは12歳以下には使用しない方がよい。なお，小児の鼠径ヘルニアの根治術では，全身麻酔に仙骨麻酔を併用することがある。

【質問 24】 患者は46歳，男性，体重60 kg，胃癌のため胃切除術を行なった。出血量500 ml，手術時間3時間30分であったが，この程度の手術ではどのくらいの輸液（血）量が必要か？　なお，術前に貧血，脱水はない。

【回答】 成人の24時間に必要な水分量は40〜50 ml/kgであるが，一般に手術中の輸液は以下のごとき要因を考慮する必要がある。

1)　術前の水分摂取状態，脱水，貧血の程度
2)　術前の電解質の値，血糖値
3)　術中の出血量，術野からの不感蒸泄
4)　third spaceへの細胞外液の移行量
5)　術中の尿量，手術時間
6)　血圧，中心静脈圧，Hb値，Ht値，その他の血算値

質問の回答としては，

1)　輸血，血漿増量剤の投与は必要ない。
2)　輸液量は2,000 ml前後が適当であろう。輸液の種類としては，乳酸リンゲル液（ハルトマン®，ラクテック®），5%ブドウ糖，維持液（ソリタT 3号®）術後回復液（ソリタT 4号®），10%マルトース，ソルビットハルトマン®，ラクテックG®などを適当に組み合わせる。例えばラクテック® 1,000 ml＋5%ブドウ糖または10%マルトース 500 ml＋ソリタT 4号® 500 ml。

【質問 25】 気管挿管が困難な症例に対して行なう逆行性気管挿管法とはどのような方法か？

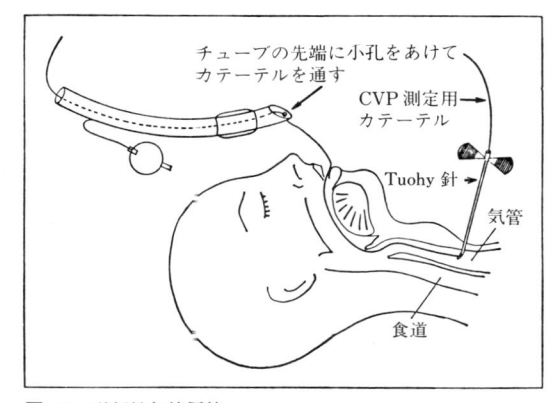

図 87　逆行性気管挿管

【回答】　図87のごとく，硬膜外麻酔に使用するTouhy針を甲状輪状靱帯より気管内に刺入し，中心静脈圧測定用カテーテル（持続硬膜外麻酔用のカテーテルでは少し軟らかすぎる）をTouhy針の内腔を通して押し進め，カテーテルが気管→咽喉頭→口腔を経て口より出てくるように操作する．カテーテルが口より出てきたならば，挿入する気管チューブの先端に直径3mm程の小孔を開け，カテーテルをその小孔に通した後，チューブの内腔を通ってチューブの先端よりカテーテルが出てくるようにする．次いでカテーテルの両端を軽く引っ張り，カテーテルがピンと張るようにしながらチューブを静かに押し進める（チューブにはリドカインゼリーをたっぷり塗っておく）．声門部近くでチューブがひっかかるようであれば，カテーテルをTouhy針の側から軽く引き抜くような操作を加えながらチューブを押し進めるとスムーズに挿管できることがある．挿管に成功したならばTouhy針の側からカテーテルを静かに引き抜き，次いでTouhy針を抜去する．Touhy針を穿刺する時は無論甲状輪状靱帯に十分局麻を施した後，針を気管内に刺入し2％リドカイン4〜5mlを気管内に注入しておく．

カテーテルが口あるいは鼻孔からなかなか出てこない時は細い鉗子を口腔内に挿入し，盲目的にカテーテルをつまんで引き出すようにする．カテーテルが鼻孔より出てきた場合にそのまま経鼻挿管にしてもよい．経鼻挿管をしたいのにカテーテルが口から出てきた場合は，細いネラトンカテーテルを鼻孔より挿入して口か

ら出し，そのネラトンカテーテルと中心静脈圧測定用カテーテルを結んで，ネラトンカテーテルを引っ張れば中心静脈圧測定用カテーテルを鼻孔より引き出すことができる。

【質問　26】　full stomach の妊婦。胎児が切迫仮死に陥ったため，緊急に帝王切開を行なうことになった。全身麻酔（気管麻酔）と脊椎麻酔のどちらがより安全か？

【回答】　どちらが安全か一概にはいえない。妊婦の全身状態，意識レベル，出血の有無，術者や麻酔科医の熟練度などにもよるが，筆者ならば脊椎麻酔を選ぶ。ただし，① 麻酔開始直前に十分な輸液（乳酸リンゲル液，5％ブドウ糖など 500～750 ml）と硫酸アトロピン 0.5 mg を投与する，② 昇圧薬（エフェドリンなど）がすぐ静注できるように用意しておく，③ 使用する局麻薬（ネオペルカミン S® など）は 1.5～1.8 ml までとする，④ 血圧は絶対に低下させないようにする，⑤ 気管挿管の用意（薬剤と器具）をしておく，⑥ 吸引の用意をしておく，⑦ 妊婦の全身状態が悪い場合，意識レベルが低下している場合，すでに相当量出血している場合，術者が慣れていない場合，1 秒でも早く手術を開始したい場合などでは，awake intubation による気管麻酔の方が安全であろう（ただしこれも麻酔科医の熟練度による）。一般に帝王切開の麻酔は気管麻酔とすべきであると主張する専門医もいるが，あくまでも case by case であって絶対に気管麻酔の方が安全であると断言はできない。

【質問　27】　患者は 67 歳，男性。喉頭腫瘍のため手術前日に気管切開（気切）を行ない金属カニューレが挿入してある。手術当日，金属カニューレを気切用のカフ付きチューブに交換したいが，この際注意すべきことは？

【回答】　一般に気切を施行してから 4～5 日以上経過していれば，金属カニューレを抜去し，ただちに気切用カフ付きチューブを挿入するのは比較的容易であることが多いが，気切を施行してからそれ程時間が経っていない場合は，うっかり金属カニューレを抜去してしまうと気切孔が分からなくなり，気切用のチューブを挿入するのに苦労することがある。時には致命的となる恐れすらある。したがって，金属カニューレを気切用チューブに交換する場合には以下のごとく行なうのがよい。

①　気切時と同様に患者の背部に枕を入れて十分な頭部後屈位とする。

② ペアン2～3本，扁平鈎2つ，消息子，ハサミ，ガーゼなどを用意する。
③ 気切孔よりリドカインスプレーを十分噴霧後，気管を吸引する。
④ 少し硬めで，しかも太めのネラトンカテーテル（あるいは気管チューブイントロデューサー）を金属カニューレの内腔を通して十分深く気管に挿入した後，ネラトンカテーテルが抜け出てこないように注意しながら金属カニューレを抜去する。
⑤ リドカインゼリーをたっぷり塗った気切用カフ付きチューブの内腔にネラトンカテーテルを通し，これをガイドにしてチューブを気切孔に押し込む。必要があればペアンで気切孔を開いてやる。
⑥ チューブが確実に挿入できたならばネラトンカテーテルを抜去する。
なお，近日中に手術が予定されている時には，金属カニューレは使用せず初めから気切用カフ付きチューブを挿入しておくのがよい。また，手術が終了し，気切用チューブを再び金属カニューレに交換する場合にも上記の要領で注意深く行なう必要がある。最近は気管チューブイントロデューサーがよく使用されている。
⑦ チューブ交換に時間がかかる場合は，ネラトンカテーテルより酸素を流してやるとよい。

【質問 28】 脊椎麻酔後（硬膜穿刺後）頭痛に対する硬膜外自家血パッチ法とは，どのような方法か？

【回答】 脊椎麻酔後の頭痛は，通常術後2～3日目から始まる不快な合併症であり，発生頻度は5～20％である。原因の多くは，穿刺部硬膜からの髄液漏出により頭蓋内圧が下降し，脳実質の位置がずれて，神経や血管が牽引されるためといわれている（低髄圧性頭痛）。この頭痛は，硬膜外穿刺用の太い針で偶発的にくも膜下腔穿刺となってしまった場合はとくに激しく，時には脳内出血を惹起するとの報告もあるため，積極的な治療が必要である。一般的な治療法としては，安静，大量輸液，鎮痛薬やステロイド剤の投与などが行なわれているが，以上のような方法でも治癒しない場合は，硬膜外自家血パッチ法が推奨される。本法は，まず20～22ゲージの針で硬膜外腔を穿刺し，次いで患者の静脈血10 ml を採血し，ただちに硬膜外腔にゆっくりと注入して，静かに仰臥位に戻し，最低1時間絶対安静を保てばよい。本法により，まず大多数は治癒せしめることができるが，硬膜外腔穿刺針使用後の頭痛は，1回の自家血パッチでは治癒しないことが

ある。本法でもっとも留意すべきことは感染であり，厳重な無菌的操作が必要である。なお，硬膜外腔に持続用カテーテルが挿入してある場合には，経カテーテル的に血液を注入しても有効であるが，この場合にも感染には十分注意する（カテーテルを挿入してから何日も経過しているようであれば，止めた方が無難である）。なお，脊椎麻酔後の頭痛の発生を予防するためには，できるだけ細い穿刺針（25 ゲージ以下）を用いるのがよい。

【質問 29】 麻薬，鎮痛薬の硬膜外腔投与による鎮痛法とは？

【回答】 本法は，薬剤を全身的に投与する場合（筋注，静注）に比して，はるかに少ない投与量で，しかも長時間にわたって鎮痛効果が得られる有用な鎮痛法であり，現在，術後疼痛，癌性疼痛，ヘルペス後神経痛などに対して広く一般に行なわれている。使用薬剤としては，モルフィン，フェンタニル，ブプレノルフィン（レペタン®），ペンタゾシンなどがあるが，モルフィン，フェンタニル，ブプレノルフィンが使用されることが多い。硬膜外腔に投与された麻薬類が鎮痛作用を発揮するためには，薬剤が使用部位に到達する必要があるが，到達にはつぎの 4 経路が考えられている。① 硬膜外腔内静脈叢より吸収され，血液脳関門を経て脳内に到達する。② 硬膜を通過し，髄液に混じて脊髄後角部に到達する。③ 硬膜を通過し，髄液に混じて上行性に拡散し，脳内に到達する。④ 局所麻酔薬と同様に，脊髄神経に直接到達する。

以上の中では ② の経路がもっとも重要であり，この経路で到達した薬剤は，膠様質中の細い第一次知覚神経終末部に存在するといわれている opiate receptor に作用し，麻薬類はここで疼痛刺激の transmitter である substance P の放出を抑制するとされている。

開胸術，開腹術などの術後鎮痛のための一般的な投与方法は，モルフィン 2〜3 mg またはレペタン® 0.1〜0.2 mg またはフェンタニル 100 μg を生理食塩液 5〜10 ml に混じて，手術終了 30〜60 分前に硬膜外腔に 1 回注入する。さらに，DIB カテーテル（携帯型持続注入ポンプ。12 時間用，24 時間用などいろいろのタイプがある）に 0.125〜0.25％ ブピバカイン 40 ml＋モルフィン 3 mg またはフェンタニル 200〜300 μg 位を注入して硬膜外カテーテルに接続する（24 時間タイプで）。

本法の利点は，① 少量の投与量で長時間（10〜24 時間）の鎮痛が得られる，②

全身的な投与に比して，呼吸・循環系に対する抑制作用が少ない，③ 反復投与が容易である（持続硬膜外カテーテルが留置されている場合），④ 効果の発現が比較的早い，⑤ 術後レスピレータを装着した場合，fighting を起こす頻度が少ない，などである。

欠点（副作用）としては，① 悪心・嘔吐（約 25%），② 皮膚瘙痒感（3～38%），③ 排尿困難（約 15%），④ 呼吸抑制（とくに遅発型＝薬剤投与後 6～10 時間後に発生する。発生機序としては，硬膜外腔に投与された薬剤が，髄液中に混じて上行し，第 4 脳室レベルの延髄中に存在する呼吸中枢を直接抑制するものと考えられている），などがある。

本法の注意点としては，① 薬剤投与後 12 時間は，呼吸，血圧，意識レベルなどを厳重に観察する，② 加齢により薬剤の効果が増強するため，高齢者では投与量を少なめにする，③ 術前より呼吸器系に異常が認められる患者には，とくに慎重に投与する，④ 投与を看護婦に指示する場合には，投与量を指示簿に必ず記載し，口頭での指示は避ける（口頭で指示すると，mg と ml を間違えることがある。モルフィン 1 ml＝10 mg），⑤ 開胸術後の疼痛に対して，腰部硬膜外穿刺でも胸部硬膜外穿刺と同様の鎮痛効果が得られるが，疼痛部位を支配している神経に近い部位に注入した方が，鎮痛効果発現が早く，持続時間も長い，⑥ フェンタニル 50～100 μg の 1 回投与は，作用発現は早いが，持続時間も短い，⑦ 短期間の使用では，耐性，依存性は問題とならないが，長期間の反復投与では，耐性，依存性が発現する場合もある，などがある。

なお，麻薬や鎮痛薬を直接くも膜下腔に注入する方法もある。この場合，モルフィンの投与量は 0.2～1 mg または 0.01 mg/kg で十分であり，5% ブドウ糖液で 10 倍に希釈して静かに注入する。効果の持続時間は 16～30 時間と長いが，硬膜外投与時と同様の副作用が認められる以外に，感染の危険性などもあるため，慎重に投与する必要がある。

最近，麻薬拮抗薬ナロキソンが発売された。本剤は麻薬に対する競合的拮抗薬で，麻薬の過量投与あるいはその疑いのある呼吸抑制に対して使用する。副作用として，血圧が上昇（この血圧上昇は，麻酔からの覚醒，麻薬に対する拮抗により派生したものと推察されている）することがあるので，注意を要する。

〔質問 29 の参考文献〕

1) 豊岡秀訓ほか：麻薬のくも膜下，硬膜外投与による鎮痛法—現況と展望—. 臨床麻酔 1：5〜12, 1981
2) Bahar M et al：Epidural morphine in treatment of pain. Lancet 1：527〜528, 1979
3) Yaksh TL et al：Analgesia mediated by a direct spinal action of narcotics. Science 192：1357〜1358, 1976
4) 花岡一雄：硬膜外麻酔の鎮痛機序. 臨床麻酔 5：548〜554, 1984

【質問 30】 ACバイパス術に用いられる大量フェンタニル麻酔とは，どのような方法か？

【回答】 ACバイパス術の麻酔でもっとも留意しなければならないことは，いかにして心筋に対する酸素の供給を十分に保ち，心筋の酸素消費量を増加させないか，ということであり，血圧の著しい上昇や下降，心拍数の増加などは極力避けねばならない。大量フェンタニル麻酔は，ACバイパス術，弁膜症手術などの心臓手術の麻酔法として広く用いられているが，具体的な麻酔方法は，それぞれの施設により多少異なっている。フェンタニルの総投与量は30〜150 μg/kgとかなりの幅があるが，通常は50〜100 μg/kgが使用されているようである。本法は，麻酔操作（気管挿管など）や手術侵襲に伴う血行動態の変化が少なく，カテコラミン放出を抑制し，ストレスのない麻酔といわれているが，実際には多くの問題点を含んだ麻酔方法であり，心電図，観血的動脈圧測定，肺動脈楔入圧測定などのモニター下に，慎重に実施しなければならない。以下，具体的な実施法の1例を記載する。なお，最近はあまり大量のフェンタニルは使用されなくなってきた。

① 患者を手術室に搬入後，ただちに心電図モニターを開始し，末梢静脈を確保する。
② 橈骨動脈にカニュレーションし，観血的動脈圧測定を開始する。
③ できれば，右内頸静脈よりSwan-Ganzカテーテルを挿入し，肺動脈圧測定を開始する。
④ マスクで酸素 6 l/分の吸入を開始する。
⑤ フェンタニル50〜100 μg/kgを，心電図，動脈圧を監視しながら，15〜20分かけて静注する。
⑥ 筋強直のため換気量の減少が認められたときは，ただちにパンクロニウム

4〜8 mg を静注し，補助呼吸または調節呼吸を行なう。

⑦ フェンタニル総量を投与してもまだ呼びかけに対して応答のある場合には，ジアゼパム 5 mg またはチオペンタール 50〜75 mg を静注し，完全に就眠させた後，十分な筋弛緩薬の作用下に気管挿管を行なう。

⑧ まず純酸素で換気し，血圧上昇や心拍数増加の徴候があれば，50% 亜酸化窒素の吸入あるいは低濃度のセボフルランを吸入させる。手術侵襲により血圧上昇や心拍数増加の徴候があれば，同様の方法あるいはジアゼパム，モルフィン，ニトログリセリンなどを血圧を監視しながら適宜投与し，血行動態の安定に努める。

⑨ 手術終了後も呼吸管理に留意し，手術当日は人工呼吸器を装着し，気管チューブの抜管は，翌朝以降とするのが安全である。

本麻酔法の注意点を以下に列挙する。

① フェンタニルの投与速度が速すぎると，著明な血圧低下，徐脈を起こすことがある。

② フェンタニル単独投与では，大量投与（100〜150 μg/kg）でも，完全な意識の消失を来さないことがある。

③ 筋強直は必発と考えて，パンクロニウムは早期に投与を開始する。

④ 筋強直時に，スキサメトニウムを投与すると，著しい徐脈を起こすことがある。

⑤ フェンタニル単独投与（50〜100 μg/kg）では，手術侵襲による血行動態の変化（血圧上昇，心拍数増加など）を抑制できないことがある。この血行動態の変化は，フェンタニルの増量のみでは解決できないことがある。

⑥ 亜酸化窒素，ハロタン，セボフルラン，イソフルランなどの吸入や，ジアゼパム，モルヒネなどの併用により，血圧低下や心拍出量の低下がみられることがある。とくに心機能が不良な症例では，注意する必要がある。

⑦ 導入時の過換気による $Paco_2$ の著しい低下は，冠血流量を減少させ，心室性期外収縮などの不整脈の発生を助長する恐れがある。

⑧ ニトログリセリンの注入速度は，0.5 μg/kg/min 以下が安全である。

⑨ フェンタニル 100 μg/kg 以上を投与した場合は，術後の呼吸抑制が長時間持続することがある。

⑩　最近はあまり大量のフェンタニルは使わなくなってきた。10 μg/kg 程度の使用量であれば，手術当日に気管チューブを抜管することも可能である。

〔質問 30 の参考文献〕
1) 海江田令次ほか：心臓手術に対する大量フェンタニール麻酔―フェンタニール投与量の検討―．臨床麻酔 8：961〜966, 1984
2) 堀本　洋ほか：冠動脈バイパス手術に対する大量フェンタニール麻酔．日本臨床麻酔学会誌 3：23〜30, 1982
3) 井上清一郎：大動脈―冠動脈バイパス手術の麻酔．臨床麻酔 10：1245〜1254, 1982
4) Stanley TH et al：Anesthetic requirements and cardiovascular effects of fentanyl-oxygen and fentanyl-diazepam-oxygen anesthesia in man. Anesth & Analg 57：411〜416, 1978
5) Lunn JK et al：High dose fentanyl anesthesia for coronary artery surgery：plasma fentanyl concentrations and influence of nitrous oxide on cardiovascular responses. Anesth & Analg 58：390〜395, 1979
6) Kono K et al：Renal function and stress response during halothane or fentanyl anesthesia. Anesth & Analg 60：552〜556, 1981
7) Stanley TH et al：Plasma catecholamine and cortisol response to fentanyl-oxygen anesthesia for coronary-artery operations. Anesthesiology 53：250〜253, 1980
8) Mark JB et al：Intraoperative awareness and hypertensive crisis during high-dose fentanyl-diazepam-oxygen anesthesia. Anesth & Analg 62：698〜700, 1983

【質問 31】　成人の甲状腺摘出術に対して，頸部硬膜外麻酔を実施したいが，局麻薬の濃度と注入量は？

【回答】　C_7-Th_1 棘間で硬膜外腔を穿刺し，持続用カテーテルを頭側に向けて，約 5 cm 挿入する。心肺機能に異常がなければ，1.5% メピバカイン（カルボカイン®）15 ml を注入する。心肺機能に異常が認められる場合や，高齢者では，1% メピバカイン 15 ml を注入する。メピバカインの代わりに，リドカイン（キシロカイン®）を使用してもよい。通常は，極端な血圧下降や呼吸抑制はみられないが，油断は禁物である。追加量は 5〜10 ml とする。なお，必要があれば，局所浸潤麻酔を追加してもらうのもよい。

【質問 32】　82 歳，女性，体重 42 kg。右大腿骨頸部骨折のため，人工骨頭置換術を予定しているが，脊椎麻酔に使用する局麻薬の注入量は？

【回答】　患側を下にして脊椎麻酔を実施した場合は，0.3% ジブカイン 1.2〜1.5

ml にエピネフリン 0.02 ml を混ぜ，ゆっくり注入する．注入後も 3〜5 分間は穿刺時の体位を保ち，患側のみが十分に麻酔されるようにするとよい．患側を上側にして穿刺する場合は，等比重の 0.5% ブピバカイン（マーカイン®）2.5〜3 ml を注入する．等比重ブピバカインによる脊椎麻酔は，① 患側を上にした穿刺体位でも有効である，② 血圧変動が比較的少なく，かつ緩徐である，③ 作用時間が長い，などの利点があるが，欠点として，① 筋弛緩作用が弱い，② 作用発現までに多少時間がかかる（10 分以上）などがある．

【質問 33】 術中，術後における血圧管理に静注用ニトログリセリン（ミリスロール®）を使用する場合の投与方法は？

【回答】 ミリスロール® の特性として，① 速やかに血圧を低下させ，血圧の調節が容易である，② 過剰な血圧低下が起こりにくく，安全性に優れている，③ 虚血性心疾患患者の血圧調節に有用である，などが挙げられているが，一方，副作用として，① 頻脈，不整脈，急激な血圧低下，投与終了後の遷延性血圧低下，リバウンド現象，② 脳浮腫（脳圧亢進），などが発生する恐れもあるため，慎重に投与する必要がある．緊急の場合は single bolus injection も可能であるが，通常は点滴投与を行なう．手術時の低血圧維持は，1 分間に体重 1 kg 当たりニトログリセリンとして 1〜5 µg，手術時の異常高血圧の救急処置の場合は，0.5〜5 µg/kg/min の投与量で投与を開始し，目的値まで血圧を下げ，以後血圧を持続的にモニターしながら点滴速度を調節する．生食液，5% ブドウ糖液など 180 ml にミリスロール® 10 mg（20 ml）を混ぜると，1 ml 中にミリスロール® 50 µg を含有することになる．本剤使用時は，直接動脈圧測定により動脈圧を持続的にモニターすることが望ましい．なお，ニトログリセリンは，一般的に使用されている塩化ビニール製の輸液容器および輸液セットなどに若干吸着するが，点滴速度 2.5 ml/min 以上であれば，投与量の 80% 以上が静脈内に注入される．

第9章
できればマスターしておきたい手技，麻酔法

第 *1* 項　中心静脈路の確保と中心静脈圧（CVP）の測定

中心静脈カテーテル（CVPカテ）の挿入・留置は，CVPの測定，高カロリー輸液などには絶対的に必要なものであり，また，その挿入手技は，Swan-Ganzカテーテル挿入や，一時的な経静脈ペースメーカ挿入にも応用できる。一方，カテ挿入時の誤った操作や，カテの長期間留置により，各種合併症が惹起される危険があるため，カテ挿入の適応，挿入経路，留置期間などは，慎重に決定する必要がある（**表14**）。カテの挿入経路としては，尺側皮静脈，鎖骨下静脈，内頸静脈などがあるが，それぞれに利点，欠点があるため（**表15**），適宜使い分けるための正しい知識と技術が要求される。橈側皮静脈，外頸静脈，大腿静脈からの挿入も可能であるが，一般的には内頸静脈（特に右側），鎖骨下静脈，が利用されることが多い（**図88**）。

表 14 CVP カテーテルの適応と合併症

1. CVP カテーテル挿入・留置の適応
   ① 中心静脈圧を測定したい場合
   ② hyperalimentation（高カロリー輸液）
   ③ poor risk 患者の管理
   ④ 末梢静脈確保が困難な場合
   ⑤ 空気塞栓発生の危険がある坐位での手術
   ⑥ 末梢静脈よりの投与が不適当な薬剤を静注したい場合
2. カテーテルの挿入・留置により起こりうる合併症
   気胸, 動脈穿刺, 心タンポナーデ, 不整脈, 感染, 血栓性静脈炎, 血腫, 血腫による気道圧迫, カテーテルの切断（体内残留）, 空気塞栓, 胸管損傷, 神経損傷, 動静脈瘻, 胸腔内・縦隔内輸液（水胸）

表 15 中心静脈カテーテルの挿入経路と各々の利点, 欠点

経路	利点	欠点
尺側皮静脈	① 穿刺時の合併症が少ない ② 穿刺手技が容易	① カテーテルが内頸静脈に入ることがある ② 長時間留置により, 静脈炎を起こしやすい ③ 肘窩部で屈曲しやすい ④ 小児には実施しづらい（血管が細いため）
鎖骨下静脈	① カテーテルが固定しやすく, 患者に与える不快感が少ない ② 上肢, 頸部が自由に動かせる ③ 小児にも実施可能	① 気胸の発生頻度が高い ② 鎖骨下動脈を穿刺した時, 圧迫止血がやりづらい ③ カテーテルが内頸静脈に入ることがある ④ 左側の穿刺では, 胸管損傷の危険がある ⑤ 穿刺手技に熟練を要する
内頸静脈	① 上大静脈, 右房までは直線的なコースで, 距離も短い ② 穿刺手技が比較的容易 ③ 鎖骨下静脈穿刺に比して, 気胸などの合併症が少ない ④ 小児にも実施可能	① 頸部がうっとうしい ② 頸動脈を穿刺する危険がある ③ 穿刺体位によっては, 穿刺時に空気塞栓を起こす危険がある ④ 左側の穿刺では, 胸管損傷の危険がある ⑤ 腕神経叢を損傷することがある

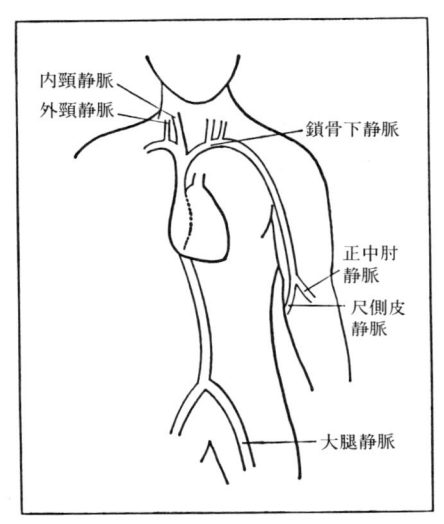

図 88 中心静脈カテーテル挿入経路

1. 中心静脈カテーテルの挿入手技
(1) 尺側皮静脈からの穿刺・挿入（本挿入経路は最近あまり用いられない）
合併症の発生はもっとも少ないが，静脈が細い場合は挿入し難く，カテを長時間留置する場合の挿入経路としては不適当である．使用するカテは，Sorenson カテ（C.V.P. イントラフューザー；14〜18 ゲージ：図89），八光 CVP カテなどが市販されている．以下，Sorenson カテの挿入手技を記載する．

① 乳酸リンゲル液などの輸液剤に点滴セットを接続し，点滴セットをカテの三方コネクターに接続してカテ内を輸液剤で満たす．

② 患者の顔面を挿入側に向け，下顎を鎖骨上に置くようにする（このような姿位をとることにより，カテが内頸静脈に挿入されるのを防ぐ）．

③ 上腕に駆血帯を巻き，静脈を十分に怒張させる（大切な操作）．

④ 針の刺入部位に局麻薬の膨疹を作る．

⑤ 針カバーを取り除き，針ガードの部分を拇指および示指，中指でしっかりと挟みつけるようにして持ち，針先を静脈内に刺入する．

⑥ 駆血帯を緩め，点滴がスムーズに落下するのを確認する．

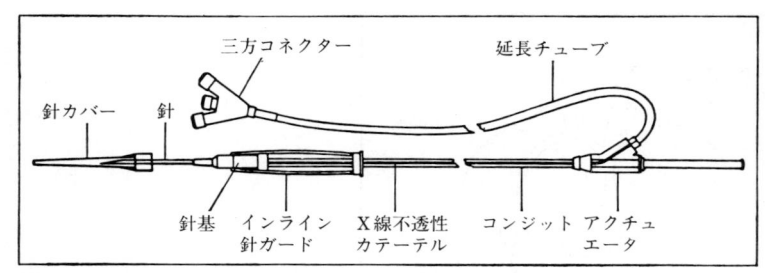

図 89 Sorenson C.V.P. イントラフューザー

⑦ 針先が確実に静脈内にあることが確認できたならば，左手拇指で針ガードをしっかりと押さえつけ，残る4指で患者の腕を軽く抱え上げる（この時，肘関節部が屈曲しないようにする）。

⑧ 右手の小指と手掌でカテのコンジットを軽く挟み，アクチュエータを拇指と示指で軽く挟みつつ，アクチュエータを静かに押し進め，カテを中枢側に向けて進入させる。

⑨ カテの先端が腋窩部に達したならば，患者の上腕を約90〜100度外転させ，カテが腋窩部でつかえるのを防ぐ。

⑩ カテがスムーズに進まず，点滴が落下しなくなった場合は，カテを無理に進めようとせず，アクチュエータを点滴がスムーズに落下するところまで引き戻し，患者の上腕をより強く外転させたり，軽く持ち上げたりして，再びカテの進入を図る。

⑪ カテが中心静脈に達したと思われたならば，外転していた腕を元に戻し，点滴がスムーズに落下するのを確認した後，針ガードを持って針を抜去する（この時，針の刺入部より出血する場合には，ガーゼで圧迫止血する）。

⑫ 針基を針ガードの尾部まで引き戻すと，カチッという音とともに針基が固定され，針先がガード内に隠れる。

⑬ カテが抜けてこないように注意しながら，アクチュエータを針ガードの尾部に押し込むようにして固定し，コンジットを静かに抜去する（**図90**）。

⑭ カテの挿入部位に小さなガーゼを当て，カテを固定する。

⑮ 輸液瓶を心臓の高さよりも下に下げて，カテに血液が逆流することを確認す

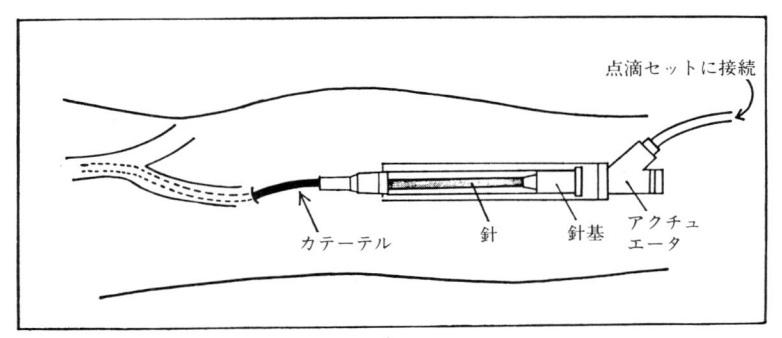

図 90 肘窩部静脈からの CVP カテーテル挿入

る。
⑯ できれば胸部X線写真により，カテの先端の位置を確認する。
⑰ 不整脈などがみられないことを確認する。
⑱ なお，点滴セットとカテの三方コネクターとの間に三方活栓を接続しておくと，中心静脈圧を測定するのに便利である。

(2) 鎖骨下静脈からの穿刺・挿入

気胸・鎖骨下動脈穿刺による出血，血腫形成などを起こす危険があるため，細心の注意を払って実施する必要がある。Sorenson のサブクラヴィアン・イントラフューザー，Argyle（アーガイル）のメディカットカテーテルキット（メディカットカニューラのサイズ：12〜16 ゲージ）などを使用する。穿刺を成功させるためには，まず鎖骨下静脈の走行をしっかりと頭の中にたたみ込む必要がある。鎖骨下静脈は，**図91**のごとく，腋窩静脈より上行して前斜角筋の前を走り（鎖骨下動脈は前斜角筋の後側を通る），かつ，第1肋骨と鎖骨の間を上方に，弓状に弧を描きながら走って，胸鎖関節の後ろで内頸静脈と合流し，腕頭静脈となる。

以下，Argyle のメディカットカテの挿入手技を記載する。
① 患者の枕をはずし，顔面を穿刺側の反対側に軽く向かせる。頸部は軽く伸展させる（肩枕は入れる必要ない）。
② 針の刺入点を決定する。通常は，鎖骨の中点より多少内側で，鎖骨より1.5〜2 cm下とする（**図92**）。

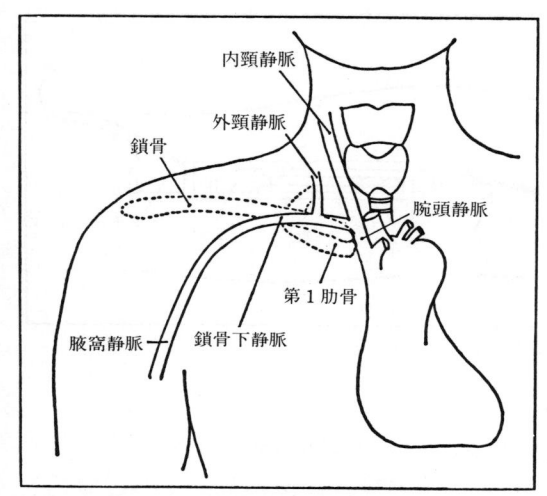

184　第9章　できればマスターしておきたい手技,麻酔法

図 91 腋窩静脈,鎖骨下静脈,腕頭静脈

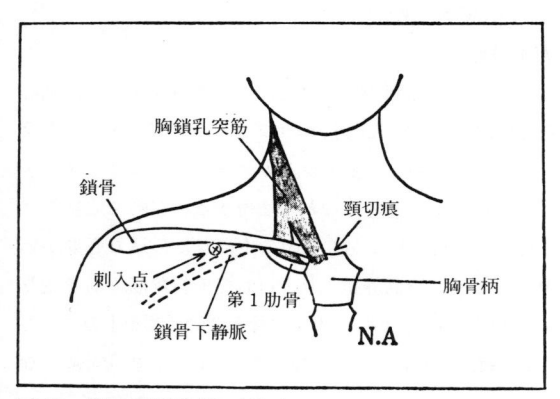

図 92 鎖骨下静脈穿刺の刺入点

③　術者は手袋をはめ,針の刺入部を中心として十分に消毒を行なう。
④　Argyleメディカットカテーテルキットを開き,ドレイプ(医療用薄紙シート)の中心に適当な大きさの穴を開け,刺入部の周囲を覆う。
⑤　針の刺入点を再度確認し,刺入点にまず24ゲージ針で局麻薬の膨疹を作り,

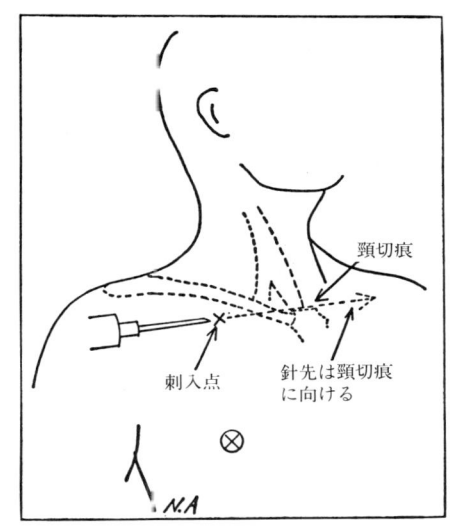

図 93 鎖骨下静脈穿刺

ついで針先を胸骨の頸切痕（jugular notch）に向けて針を進め（**図93**），皮下を十分に麻酔する。

⑥　生食液を入れた5〜10 ccの注射器に23ゲージのカテラン針を付け，刺入点より針先を頸切痕に向け，かつ，鎖骨の下縁に向けて静かに刺入する。

⑦　針先が鎖骨にぶつかった場合は，針を少し引き戻し，針の刺入角度を少し鋭角とし，針先が鎖骨の下縁をこすりながら進むようにする。針が3 cm位刺入された後は，注射筒の内筒を軽く引き，針先に陰圧がかかるようにしながら針を進めるとよい。カテラン針が下向きに湾曲すると気胸を起こしやすくなる。

⑧　針先が鎖骨下静脈に達すると，少し黒っぽい色をした静脈血を吸引することができる。

⑨　以上の試験的穿刺により，刺入点から鎖骨下静脈までのだいたいの距離と，針の刺入角度を確認した後，本格的な穿刺を開始する。

⑩　鎖骨下静脈の位置がなかなか確認できない場合は，針の刺入角度や針の方向を少しずつずらして穿刺してみるが，針の刺入角度を極端に鋭角にしたり，針先を尾側に向けるのは，気胸を起こす危険があるため禁物である。また，赤っぽい

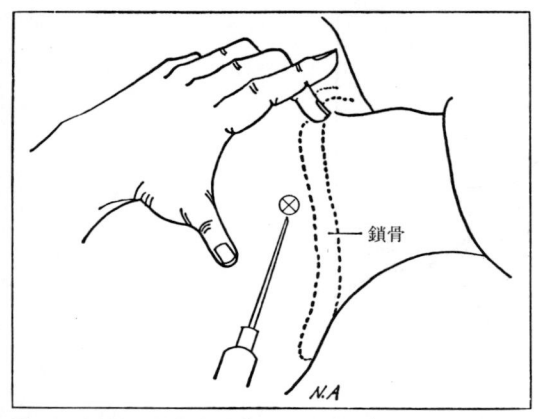

図 94 左鎖骨下静脈穿刺（拇指はもう少し刺入点に近付けた方がよい）

血液が吸引された場合は，鎖骨下動脈を穿刺したものと考え，針先を少し尾側に向けてみる。針の刺入点から鎖骨下静脈までの距離は，普通の体格の成人で4〜6 cm 位である。

⑪　サイズが 12〜16 ゲージのメディカットカニューラを用いて本格的な穿刺を行なう。試験的穿刺で確認した針の方向と深さをしっかりと頭の中に入れ，針の刺入点の手前に拇指を，胸骨の頸切痕に中指を置いて皮膚を緊張させ（針を刺入した時，皮膚にしわができないようにする），針を刺入する（**図94**）。針には注射器を接続しておくが，生食液を入れておく必要はない。試験的穿刺時と同様の手技で針を進め，鎖骨下静脈血が吸引できたならば，さらに針を 2〜3 mm 押し進め，針の外筒が確実に静脈内に位置するようにする。

⑫　左手指で針の外筒のみを押し進めるようにしながら，金属の内筒をゆっくり抜いてくる。血液が逆流してくる場合は，内筒を完全に抜去し，外筒に注射器を接続し，再度血液が逆流してくることを確認する。内筒を抜いてきても血液の逆流がみられない場合は，内筒を抜去すると同時に左拇指で外筒の口を塞ぎ，ついで素早く外筒に注射器を接続して吸引してみる。血液の逆流がみられない場合は，外筒を少し押し進めるようにしながら吸引してみる。それでも血液の逆流が

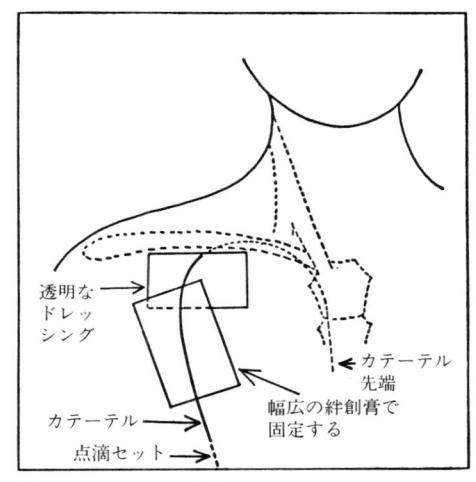

図 95 カテーテルの固定

みられない場合は，吸引しながら外筒をゆっくりと抜いてくる。血液の逆流がみられない場合は，失敗したものと考え，内筒を差し込み，最初からやり直す。

⑬ 外筒に血液が逆流することを確認したならば，注射器をはずすと同時に左拇指で外筒の口を塞ぎ，空気が吸い込まれるのを防ぐ（患者が自発呼吸をしている場合は息ごらえをさせる）。右手にカテを持ち，左拇指を横にずらせて素早くカテを挿入する。カテが途中でつかえるようであれば，外筒を少し押し進めてみる。

⑭ カテを十分深く挿入したならば，カテの末端に注射器を接続し，血液がスムーズに逆流することを確認する。血液が逆流してこない場合は，逆流がみられるところまでカテを引き抜いてくる。ついで，外筒を静かに抜去し，刺入点にガーゼを当てて圧迫止血を行なう。

⑮ カテに点滴セットを接続し，点滴がスムーズに落下することを確認した後，ドレイプを破り，カテをしっかりと固定する（図95）。この時，カテが深く入りすぎていないことを確かめる。刺入部の感染を予防するため，抗生物質の軟膏を局所に塗ってもよい。つぎに，点滴瓶を床近くにまで下げ，もう一度血液が逆流することを確認する。

⑯ カテ先の位置を確認するためと，気胸の有無を確認するため，胸部X線写真撮影を行なう。

⑰ 注意事項

(a) なかなか成功しない場合は，適当なところであきらめ，他の穿刺経路からの挿入を考慮するのがよい。いつまでもしつこく粘るのは，気胸，鎖骨下動脈穿刺などの合併症を起こしやすい。

(b) 右側の穿刺に失敗したからといって，ただちに左側の鎖骨下静脈穿刺を行なうのは危険である。どうしても左側を穿刺したい場合は，右側に気胸を起こしていないことを確認してからにすること。

(c) 本格的な穿刺に用いる太い針で鎖骨下動脈を穿刺した場合は，ただちに針を抜去する。圧迫止血は鎖骨下動脈の走行上，あまり有効とは思えないが，一応やってみる。通常はそれほど大事に至ることは少ないが，時として500 ml以上の出血，巨大血腫を作ることがあるので，油断はできない。

(d) 抗凝固療法を施行中の患者，以前に頸・胸部の手術などを受けたことがあり，鎖骨下動・静脈の走行が正常の解剖学的位置と異なっていることが予測される患者などでは，穿刺を避ける。また，一側肺にすでに異常が認められる時に，健側肺と同側の鎖骨下を穿刺すること（健側に気胸を起こしたら一大事）や，気管麻酔の導入直前に穿刺すること（もし気胸を起こしていたら，陽圧呼吸により緊張性気胸が惹起され，非常に危険）などは，避けた方が無難である。

(3) 内頸静脈からの穿刺・挿入

内頸静脈穿刺は，CVPカテ挿入，Swan-Ganzカテ挿入などには不可欠な手技であるため，ぜひともマスターしておきたい手技である。通常は右内頸静脈を穿刺するが，これは (a) 右内頸静脈は上大静脈にまっすぐ注いでいるため，カテの先端は容易に上大静脈，右房に達する，(b) 肺尖部は右側が左側より低いため，気胸を起こしにくい，(c) 胸管は左側にあるため，胸管を損傷することがない，などの理由による。また，内頸静脈穿刺は，一時的な経静脈ペースメーカ挿入の経路として，あるいは救急蘇生時の薬剤投与経路としても有用な経路である（投与した薬剤が，手背の静脈より投与した場合などに比して，より早く心臓に達する）。内頸静脈穿刺によるCVPカテの挿入手技は，内頸静脈の解剖学的位置が確認できれば，基本的には鎖骨下静脈からの穿刺・挿入と同じであるため，ここ

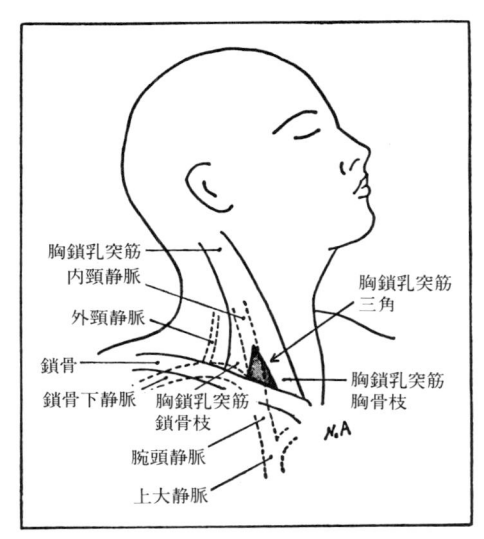

図 96 鎖骨下静脈,内頸静脈,胸鎖乳突筋などの
位置関係の模式図

ではまず,右内頸静脈へのテフロン針(アンギオカット,サーフロー針など)の穿刺手技について記載する。

① 右内頸静脈は胸鎖乳突筋の外側頭(鎖骨頭)の内側下縁に沿って走行し,頸動脈は胸鎖乳突筋の内側頭(胸骨頭)の下(内頸静脈の内側)を走行している。内頸静脈穿刺には3通りのアプローチ(central route, anterior route, posterior route)方法があるが,通常は central route が多用されている。内頸静脈穿刺を成功させるためには,まず胸鎖乳突筋の2本の頭(胸骨頭,鎖骨頭)と鎖骨とが形成する三角形の凹み——胸鎖乳突筋三角(小鎖骨上窩)——をしっかりと見定めることが肝要である(図96)。

② 患者を約15度のトレンデレンブルグ位(head down)とする。枕ははずすか,薄いドーナツ型のものを使用する。

③ 頸部は軽く伸展し,顔面を左側に強く向ける。

④ 胸鎖乳突筋三角を確認する。できれば,マークを付ける。

⑤ 胸鎖乳突筋三角がはっきりしない場合は,頭を軽く持ち上げさせると確認し

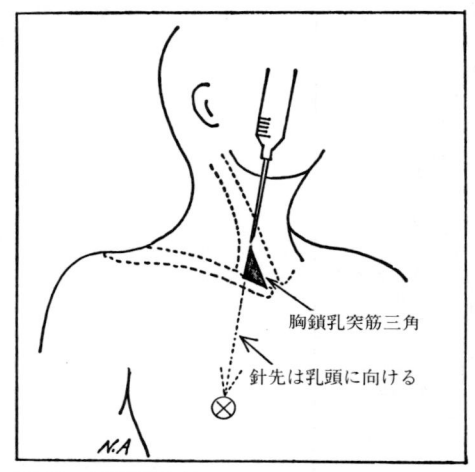

図 97 内頸静脈穿刺

やすい。
⑥ 頸動脈の位置を触診で確認する。
⑦ 胸鎖乳突筋三角を中心として,皮膚を十分に広い範囲で消毒する。
⑧ 胸鎖乳突筋三角の三角形の頂点に,局麻薬の膨疹を作る。この三角形の頂点が,穿刺針の刺入点となる。
⑨ 右内頸静脈の位置を確認するために,まず試験的穿刺を行なう。22 G,長さ 2.5〜3 cm のディスポーザブル針に局麻薬(1% リドカインなど)2〜3 ml を吸った 5 ml の注射器を接続し,左拇指と中指(または示指)で皮膚をしっかりと緊張させ,膨疹を作った部位より針を皮膚に対して約 30 度の角度で刺入する。
⑩ 針先は右乳頭に向け(中央線よりやや外側に向ける;図 97),かつ,胸鎖乳突筋鎖骨頭の内側下縁に向けて進め,皮下に局麻薬を浸潤させる。ついで,注射器の内筒を持続的に引いて針先に陰圧をかけつつ針を静かに進めると,通常は 1.5〜3 cm の深さで針先が内頸静脈に達し,黒っぽい静脈血を吸引することができる。
⑪ 内頸静脈がなかなか確認できない場合は,針先の方向や刺入角度を少しずつ変えてみたり,患者に Valsalva 動作をさせて静脈の怒張を促してみる。針先を

胸鎖乳突筋の胸骨頭下縁に向けすぎると，頸動脈を穿刺する恐れがある．エコーによる総頸動脈，内頸静脈の確認は有用である．

⑫ 試験的穿刺により内頸静脈の解剖学的位置が確認できたならば，内頸静脈までの深さと針の方向をしっかりと頭の中に入れ（穿刺部位から目を逸らさぬように注意），内頸静脈の位置が変ることを防ぐために，左手は動かさずに穿刺針を抜去し，ついで本格的穿刺に入る．

⑬ 16〜20ゲージのテフロン針の内筒に5 mlの注射器を接続し，試験的穿刺と同様の方法で刺入する．針の刺入点の皮膚に小切開を入れてもよい．針先が内頸静脈に達したならば，金属の内筒を2〜3 cm引き抜き，外筒のみを静かに押し進めてみる．外筒がスムーズに挿入できるようであれば，内筒を抜去すると同時に左拇指の指腹で外筒の口を塞ぎ，空気が吸引されるのを防ぐ．ついで，外筒に2〜5 mlの注射器を接続し，静脈血がスムーズに吸引できるか否かを確認する．スムーズに吸引できない場合は，注射器の内筒を引きつつ，静脈血がスムーズに吸引できるところまでテフロン針を引き戻し，再度テフロン針を静かに押し進めてみる．

⑭ テフロン針を完全に根本まで静脈内に挿入することができたならば，点滴セットを接続し，絆創膏でしっかりと針を固定する．点滴がスムーズに滴下することを確認する．

⑮ 注意事項

(a) 胸鎖乳突筋の発達が著しい患者や，肥満，猪首の患者などでは，試験的穿刺で内頸静脈の位置を確認しづらいことがある．このような場合には，患者の頭部，頸部，顔面，上胸部全体をやや高めの位置から見下ろし，針の刺入点，針先の方向などが適切か否かを，あらためて判断する必要がある．

(b) 頸動脈穿刺を恐れ，針先を極端に外側に向けると，腕神経叢を損傷することがある．

(c) 本格的穿刺でテフロン針の外筒に接続した注射器を吸引すると，血液の逆流はあるものの，外筒をどうしても一定以上押し進めることができない場合は，患者にValsalva動作をさせると同時に，顔面をやや正面に向かせてから外筒を押し進めてみると，スムーズに挿入できることがある．

(d) 試験的穿刺で頸動脈を穿刺した場合には，数分間圧迫止血をすればよい．本

格的穿刺で頸動脈を穿刺してしまった場合は，15～20分間圧迫止血を行なう必要がある。止血が不十分な場合には，1～2時間後に頸部に巨大血腫を作り，呼吸が障害される危険がある。

(e) 内頸静脈よりのCVPカテの挿入手技は，基本的には上記テフロン針の挿入と同様であり，テフロン針の代わりにCVPカテを使用するだけである。したがって，まずテフロン針の挿入手技をマスターすることが肝要である。

2. 中心静脈圧（CVP）測定

CVPは循環血液量，静脈の緊張，右心系の機能などを反映する有用なモニターであるが，測定手技，体位，胸腔内圧，カテーテル先端の位置などにより測定値が動揺するため，測定値を正しく解釈するためには，測定値に影響を及ぼす因子を理解し，測定値より得られる情報の限界を知っておく必要がある。また，CVPは継続的に測定して相対的な変化をみることが重要であり，1回だけの測定値のみからは，有用な情報は得難い。

(1) CVPモニターの適応

① 多量の輸液，輸血が予定される手術
② 心臓手術，開胸術
③ 心疾患を有する患者の手術（心臓手術以外）
④ 長時間の手術
⑤ 各種ショックの患者，心不全患者
⑥ 広範囲外傷，重症熱傷，重症イレウスなどの患者

(2) CVPに影響を及ぼす因子

① 循環血液量
② 心臓のポンプ機能
③ 末梢静脈系のtone
④ 胸腔内圧
⑤ 体位
⑥ 測定手技
⑦ CVPカテの屈曲，閉塞，カテ先端の位置
⑧ 人工呼吸器の装着，その他

(3) CVPの解釈

① CVP測定は，水圧計による測定よりも，電気的な経時的測定が優れている。

② CVPの基線（ゼロ点）の設定は，第4肋骨の胸廓前後径の中点とする。当然のことながら，CVPはゼロ点の位置によって値が変化する（ゼロ点が低ければ，圧は高く出る）。

③ 正常値は3〜10 cmH$_2$Oであるが，ゼロ点の位置により値が異なるため，CVPの絶対値を正確に測ることは困難である。

④ CVPが高い場合（20 cmH$_2$O以上）は，右心不全，過剰輸血・輸液，心タンポナーデ，上大静脈狭窄，緊張性気胸などを疑う。

⑤ CVPが低く，血圧下降，尿量の減少が認められる場合は，循環血液量の減少を疑い，200〜500 mlの輸液または輸血を急速に行なう。その結果，血圧，CVPが上昇するようであれば，hypovolemiaと判断して治療を行なう。

⑥ 正常では，左房圧は右房圧より約5 mmHg高い。左心疾患や僧帽弁疾患で左心系の不全が存在する場合は，左房・右房圧差はもっと大きくなるため，CVPから左房圧を推測することはできない。したがって，CVPが正常でも肺水腫（左房圧が25 mmHgを越えると肺水腫が起こりやすい）は起こりうる。

⑦ 乳幼児，小児は成人に比べてCVPは低く維持されている。

⑧ 圧を電気的にモニターすれば，圧の値だけでなく，その静脈波形から，いろいろの情報が得られる。

(4) CVPの測定方法

CVPカテの先端が胸廓内の太い静脈内にあれば，カテの挿入経路には関係なく，CVPは測定できる。

① 基線（ゼロ点）の設定：第4肋骨の胸廓前後径の中点とする（右心房の高さ）。

② CVPカテの末端に三方活栓を取り付け，点滴セットを接続して，輸液剤がスムーズに滴下することを確認する（カテの屈曲，閉塞のないことを確認する）。図98のごとく，三方活栓に延長チューブを接続し，三方活栓のコックを倒して延長チューブ内に輸液剤を満たす。ついで，三方活栓のコックを180度反対側に倒し，CVP圧が延長チューブにかかるようにする。延長チューブ内の輸液剤がゆっくりと減少し，一定以上減少しなくなったならば，基線から延長チューブ内

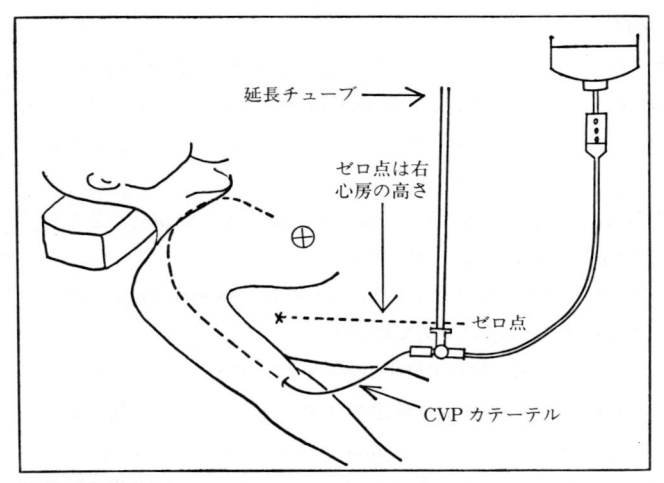

図 98 CVP 測定

の輸液剤の上端までの距離を測定すればよい。

③ 延長チューブ内に満たす輸液剤は，最低 25 cm は必要である。CVP が極端に低い場合は，CVP カテ内に空気が吸い込まれないように注意する。CVP を繰り返し測定する場合には，CVP カテが感染源にならないように，測定は必ず無菌的に施行する。

④ 延長チューブ内の輸液剤が，呼吸性に 3〜5 mm 上下するようであれば，カテの先端がほぼ理想的な位置にあると考えてよい。

⑤ CVP を電気的にモニターする場合には，三方活栓に接続した延長チューブにトランスデューサを装着すればよい。

第 2 項 Swan-Ganz カテーテルの挿入・留置

従来より，循環血液量，静脈の緊張，右房圧，右室機能などの指標として，中心静脈圧（CVP）の測定がなされてきたが，CVP は左心系の機能は正確には反映しないという欠点がある。左心室機能の悪い冠動脈疾患，僧帽弁・大動脈弁疾患，

人工心肺離脱が困難な心臓手術症例，ある種の先天性疾患，ショック患者の管理などには，左心系の充満圧測定が適応となるが，左房に直接カテを挿入して圧を測定することは，危険性が大きく，実施するのが容易でない。この点，Swan-Ganz カテーテル（S-G カテ）の挿入は比較的容易であり，S-G カテ挿入によって得られる肺毛細管楔入圧（pulmonary capillary wedge pressure：PCWP）は，直接左房圧を測定した値とよく相関するといわれており，近年，手術室やICU，CCU などでは S-G カテを挿入する機会がますます増えてきつつある。しかしながら，S-G カテ挿入は種々の合併症を伴う危険性があるため，その適応には十分な検討が必要であり，なんでもかんでも S-G カテを挿入するということは極力避けなければならない。

(1) S-G カテ挿入の適応

それぞれの施設により，S-G カテ挿入の適応は多少異なるであろうが，一般的には以下のような場合が適応となる。

〔心臓手術例〕
① 冠状動脈再建術（特に左心室機能不良のもの）
② 僧帽弁・大動脈弁置換術
③ 肺高血圧症
④ 突発性肥厚性大動脈弁下狭窄症
⑤ 心臓に複数の障害（たとえば，冠状動脈閉塞と弁膜症が合併している場合）
が存在する場合

〔心臓手術以外〕
① 心疾患のある患者で，大量出血および大量輸血・輸液が予測される大手術
② ショック状態の患者
③ 重症の冠状動脈疾患のある患者の手術
④ その他，poor risk 患者の大手術，重症心不全や肺塞栓患者，広範な外傷の患者

(2) S-G カテ挿入により測定可能なもの

① 肺動脈収縮期圧（PA_S）
② 肺動脈拡張期圧（PA_D）
③ 肺動脈平均圧（$\overline{PAP}$）

④ 肺毛細管楔入圧（PCWP）
⑤ 中心静脈圧（CVP）
⑥ 心拍出量（CO）

(3) S-G カテ挿入により起こりうる合併症

〔挿入時，挿入直後に起こるもの〕

① 中心静脈カニュレーション（内頸静脈，鎖骨下静脈穿刺など）に伴って起こる気胸，動脈穿刺，空気塞栓，神経損傷，血腫形成など
② 上室性および心室性不整脈
③ 心嚢タンポナーデ

〔長期留置により起こるもの〕

① バルーン破裂
② 肺梗塞
③ 感染（局所的，全身的）
④ カテの結節形成（カテがとぐろを巻いて，結び目ができる）
⑤ 血栓性心内膜腫瘤の形成
⑥ 肺破裂
⑦ 動静脈瘻の形成

(4) S-G カテの挿入経路

① 右内頸静脈
② 鎖骨下静脈
③ 尺側皮静脈
④ 大腿静脈

(5) S-G カテの挿入手技

S-G カテの挿入・留置により，有用な情報が得られることに疑問の余地はないが，その挿入・留置により，時には致命的な合併症も起こりうるため，正しい挿入手技と管理方法が要求されて当然である。挿入経路としては，右内頸静脈が解剖学的にもっとも挿入しやすく，成功率も高い。施設によっては，鎖骨下静脈や尺側皮静脈（静脈切開を実施することが多い）からの挿入も行なっているが，要は，成功率が高く，患者に与える侵襲が少なく，合併症を起こしにくい方法から実施すればよい。以下，右内頸静脈からの挿入・留置について記載する。

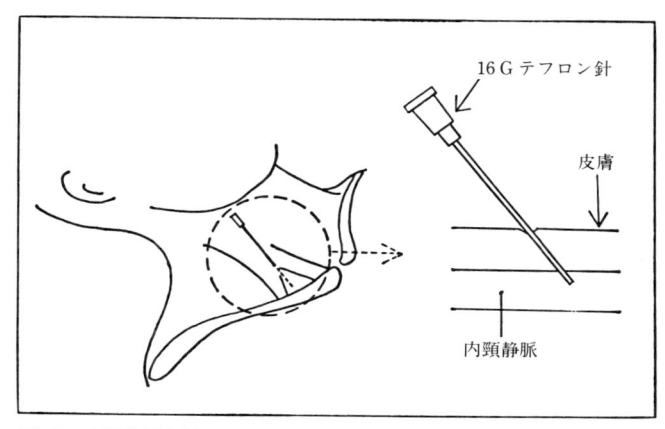

図 99　内頸静脈穿刺

① 右内頸静脈穿刺に邪魔にならない部位に心電図の電極を装着し，心電図を持続的にモニターする。

② 針の刺入点を中心として十分消毒し，覆布をかける。

③ 右内頸静脈に，16〜18 ゲージのテフロン針を，根本までしっかりと刺入する（ここまでの操作は，内頸静脈より中心静脈路を確保する手技とまったく同じであるため，第1項を参照；図99）。この操作がもっとも重要であり，内頸静脈内に挿入・留置したテフロン針の外筒に 5〜10 ml の注射筒を接続し，静脈血がスムーズに吸引できることを繰り返し確認する。

④ カテーテル挿入用セットを開き，ガイドワイヤーの軟らかい方の先端をテフロン針内に静かに挿入し，先端を上大静脈まで進める（図100-A）。ガイドワイヤー挿入時に少しでも抵抗がある場合には，ワイヤーを無理に押し進めてはならない。

⑤ ガイドワイヤーを上大静脈内に留置した状態で，誘導に用いたテフロン針を抜去する。

⑥ ガイドワイヤーの皮膚の刺入点（皮膚の穴）に尖刃刀で 3〜5 mm の小切開を十分に加える（図100-B）。切開が不十分であると，拡張器セット（dilator set）が挿入しづらい。

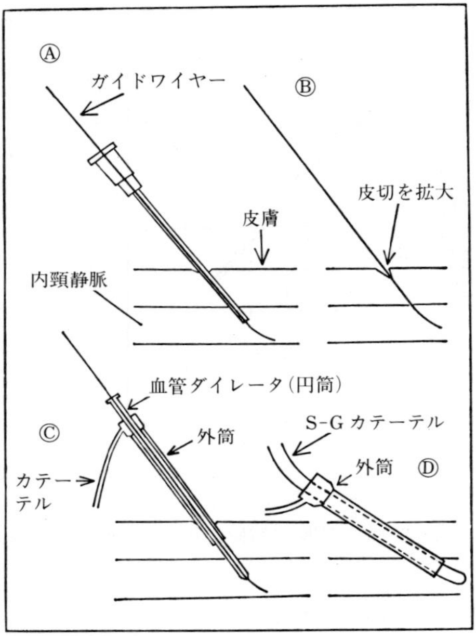

198　第9章　できればマスターしておきたい手技,麻酔法

図 100　S-Gカテーテルの挿入

⑦　拡張器セット（内筒は血管拡張用，外筒はS-Gカテ挿入用の太いカテ）を組み合わせ，内筒の中にガイドワイヤーを通し，まず内筒を内頸静脈内に十分深く挿入する（**図100-C**）．内筒が皮膚のところで引っかかる場合は，小切開が十分かどうかを確認する．

⑧　内筒が血管内に十分深く挿入されたならば，ガイドワイヤーを静かに抜去する．

⑨　内筒が引き抜かれてこないように注意しながら，外筒を内筒に沿って押し進め，外筒を上大静脈にまで挿入する．

⑩　内筒を抜去し，外筒に接続している細いカテの先端に注射筒を接続し，静脈血がスムーズに吸引できるか否かを確かめ，外筒が内頸静脈-上大静脈内に確実に留置されていることを確認する．

⑪　S-Gカテのセット（7Frのもの）を開き，まずバルン内に1mlの空気を注

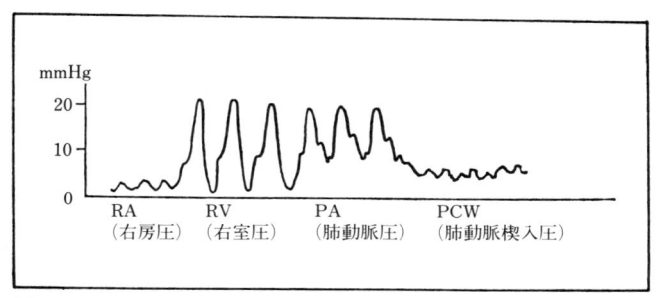

図 101 S-Gカテーテルを押し進めるにつれて得られる各部での圧波形

入し,バルンが破損していないことを確認する。ついで,CVP用ラインに三方活栓を接続し,カテ内腔にヘパリン加生食液を満たして三方活栓を閉じる。

⑫ 肺動脈圧測定用のラインに三方活栓のついた延長チューブを接続し,ヘパリン加生食液をカテ内腔に満たし,延長チューブを圧トランスデューサに接続し,圧が持続的に測定できるようにセットする。

⑬ S-Gカテを内頸静脈-上大静脈内に留置してある拡張器セットの外筒より,先端を肺動脈流出路に向けて静かに挿入する(**図100-D**)。カテの先端の位置は,圧波形から判断する(**図101**)。

⑭ S-Gカテを約20cm進めると,カテ先は上大静脈から右房に入る。圧は通常10mmHg以下である。ここでバルン内に空気1ml を注入し,バルンが血流に乗って右室-肺動脈に入りやすくなるようにする(カテの先端をバルンで覆うと,心室性不整脈発生防止にもなる)。

⑮ さらにカテを進めてゆくと,30〜40cmで右室内に入る。圧波形の振幅は急激に大きくなり,収縮期圧は15〜30mmHg(平均23mmHg)と高くなるが,拡張期圧は平均5mmHgと低い。

⑯ 不整脈の発生に留意しながら,なおもカテを進めてゆくと,40〜50cmで収縮期圧はあまり変らないが,拡張期圧が急激に高くなる(平均9mmHg)。これはカテ先が肺動脈内に入った徴候である(肺動脈拡張期圧は,肺動脈弁の存在のため,右室拡張期圧よりも高くなる)。

⑰ さらにカテを少し進めると,45〜55cmでカテ先が肺動脈に楔入され,圧波形の振幅は急激に小さくなり,圧は肺動脈楔入圧(平均10mmHg)を示す。こ

こでバルン内の空気を抜くと，圧波形は肺動脈圧波形となる。

⑱ 再びバルン内に空気1mlを注入し，圧波形が肺動脈楔入圧波形となることを確認した後，バルン内の空気を抜き，肺動脈圧波形に戻ることを確認する。このような操作を2〜3回繰り返し，カテ先が持続的に肺動脈に楔入されていないことを確認する。バルン内の空気を抜いてコックをロックする。

⑲ 挿入60cmでカテが肺動脈内に入らない場合は，カテを右房まで引き戻し，再度挿入を試みる。カテがすでに右室に入っている場合には，カテをそれより15cm以上進めてはならない。

⑳ カテが正しい位置に挿入・留置されたならば，頸部のカテ挿入部位近くの皮膚に1針糸をかけ，S-Gカテおよび拡張期セットの外筒をしっかりと固定し，さらに絆創膏で固定する。

㉑ CVP用ラインおよび拡張期セットの外筒に接続している細いカテに点滴セットを接続する。

㉒ 注意事項

(a) カテ先がなかなか肺動脈内に挿入できない場合には，X線透視下に挿入するのが安全，確実である。

(b) カテが右室内にあるときには，心室性期外収縮や，心室性頻脈が発生する恐れがあるため，リドカインがいつでも投与できるように用意しておく。

(c) カテの位置をチェックするため，カテ挿入後できるだけ早期に，胸部X線写真を撮るようにする。

(d) カテのもっとも良い位置は，先端が右の中葉部か下葉部にあり，胸部X線写真で右房縁を越えて約5cm入った位置である（**図102**）。

(e) 肺動脈圧波形は持続的にモニターし，持続的な楔入（肺梗塞を惹起する！）を避ける必要がある。

(f) カテが右室内でとぐろを巻いている場合は，結び目を形成する恐れがあるため，X線透視下にカテを適当な位置まで引き抜く必要がある。

(g) 肺動脈楔入圧がだいたいの予測値よりもあまりにもかけ離れた値を示す場合は，カテの位置を再確認する必要がある。

(h) S-Gカテを進めても予想される圧波形がみられない場合は，肺動脈ラインをヘパリン加生食液でフラッシュし，トランスデューサや延長チューブ内の気泡

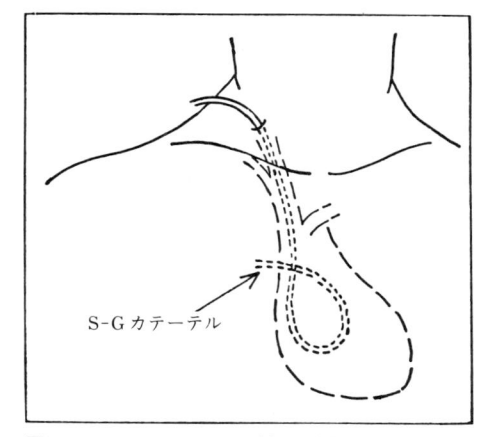

図 102 S-Gカテーテルの挿入・留置

の有無をチェックし，モニター装置もチェックする。

第 3 項　斜角筋間ブロック（interscalene block）

椎間孔より出た頸髄神経（C_1〜C_8）は，前斜角筋と中斜角筋の間で頸神経叢（C_1〜C_4），腕神経叢（C_5〜C_8，Th_1）を形成し，腕神経叢はしばしば C_4 および Th_2 と細枝をもって結合する（図103, 104）。この腕神経叢をブロックする方法としては，通常3通りの方法（アプローチ）がある（図103）。

おのおののアプローチには利点，欠点があるため（表16），アプローチの選択には慎重を要するが，各アプローチの適応を大ざっぱに分類すると，**表17**のごとくなる。

斜角筋間ブロックは，腕神経叢を斜角筋間でブロックする方法であるが，手技が簡単で，頸神経叢（C_2〜C_4）もブロックできるため，鎖骨，肩周囲の手術にも使用できる有用な麻酔方法である。

【実施手順】
① 患者を仰臥位とし，顔面を穿刺側の反対側に向かせる。

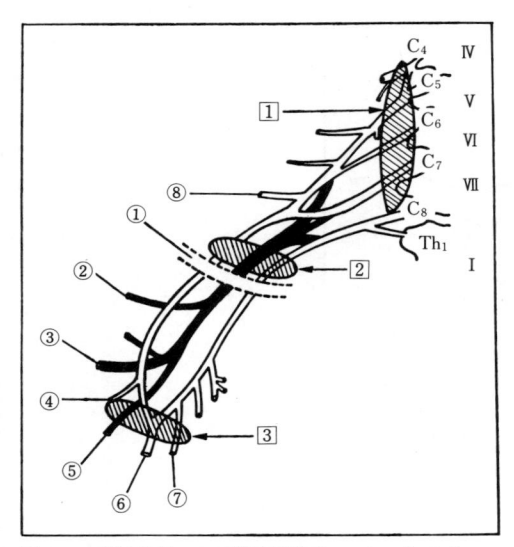

図 103 腕神経叢および腕神経叢ブロックの各アプローチの模式図

① 鎖骨
② 肩甲下筋に至る神経
③ 腋窩神経
④ 筋皮神経
⑤ 橈骨神経
⑥ 正中神経
⑦ 尺骨神経
⑧ 肩甲上筋に至る神経

1 Interscalene approach
2 Supraclavicular approach
3 Axillary approach

(芦沢直文:伝達麻酔の実際.日本臨床麻酔学会誌 4:2, 1984 より引用)

② 頭部を軽く挙上させ,胸鎖乳突筋を確認する。

③ 輪状軟骨の高さ(C_6 の横突起の高さ)で,胸鎖乳突筋の後縁で前斜角筋と中斜角筋が形成する溝(grove)のある部位(しばしば外頸静脈の走行に一致する)が針の刺入点である(**図 105**)。

④ 針の刺入点より,23〜25 G,1.5〜3 cm の針を,皮膚面に対して垂直(水平面に対して約 45〜60 度)に 1.5〜2 cm 進め,肩,上腕などに放散痛が得られたならば針をしっかりと固定し,吸引テスト後局麻薬を注入する。

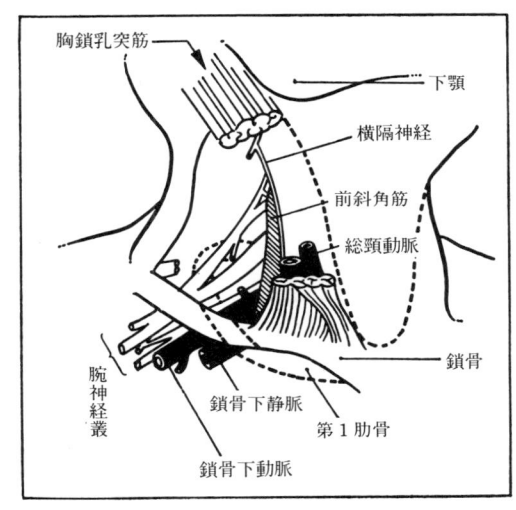

図 104 腕神経叢の模式図
(芦沢直文:伝達麻酔の実際. 日本臨床麻酔学会誌 4:2, 1984 より引用)

表 16 腕神経叢ブロックの各アプローチの比較

	利　　　点	欠　　　点
Interscalene approach	①手技が簡単 ②頸神経叢がブロックできるため肩, 鎖骨の手術に使える ③気胸を起こしにくい ④上肢の運動制限がある場合にも施行できる	①硬膜外腔, クモ膜下腔, 椎骨動脈を穿刺することがある ②迷走・反回・横隔膜・頸部交感神経がブロックされることがある ③尺骨神経がブロックされにくく Th_2 の領域がブロックされない
Supraclavicular approach	①効果が比較的確実 ②上肢の運動制限がある場合にも施行できる ③ C_4 のブロックを併用すれば, 肩の手術にも使える	①気胸を起こし易い ②鎖骨下動・静脈を穿刺することがある ③小児, 意識レベルが低下している患者には施行しづらい ④ Th_2 の領域がブロックされない ⑤横隔膜神経, 頸部交感神経がブロックされることがある
Axillary approach	①手技が簡単 ②気胸を起こさない ③重篤な合併症を起こしにくい ④両側をブロックできる ⑤小児, 意識レベルが低下している患者にも施行できる ⑥持続法が簡単にできる	①上肢に運動制限がある場合や, 腋窩に病変がある場合には施行できないことがある ②筋皮神経, ついで橈骨神経がブロックされにくい

(芦沢直文:伝達麻酔の実際. 日本臨床麻酔学会誌 4:2, 1984 より引用)

表 17 腕神経叢ブロックの各アプローチの適応

アプローチの種類	適応
Interscalene	鎖骨,肩,上腕の手術
Supraclavicular	上腕,肘,前腕,手の橈骨側の手術
Axillary	前腕,手の手術

(芦沢直文:伝達麻酔の実際.日本臨床麻酔学会誌 4:2,1984 より引用)

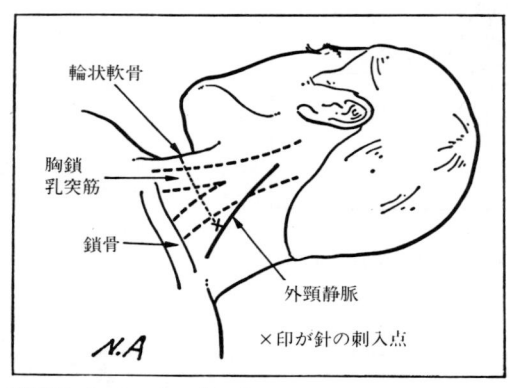

図 105 Interscalene block
(芦沢直文:伝達麻酔の実際.日本臨床麻酔学会誌 4:2,1984 より引用)

⑤ 局麻薬の注入量は,1%リドカイン(またはメピバカイン)で7 mg/kg 程度とする。肩,頸部,鎖骨の手術では,1.5%リドカインを7 mg/kg 注入するのがよい。

【実施時の留意点】

① 穿刺時に針を水平に傾けると,針先が硬膜外腔,くも膜下腔,血管内などに刺入される恐れがある。

② 通常は,1.5~2 cm の深さで放散痛が得られるはずである。肥満体の人でも,針を2.5 cm 以上に深く刺入しないように注意する。

③ 頸部交感神経がブロックされることが多く,星状神経節ブロック施行時の症

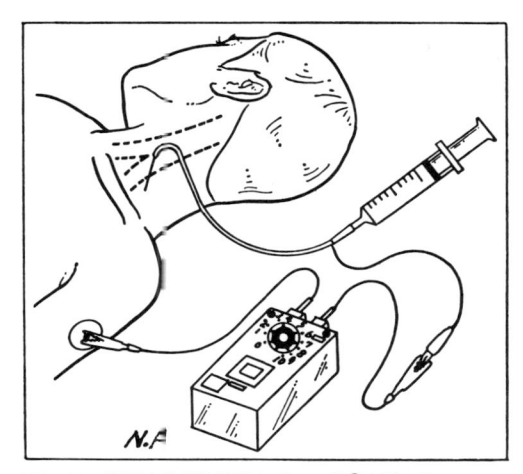

図 106 簡易神経刺激装置とポール針®を用いた
interscalene block
(芦沢直文：伝達麻酔の実際．日本臨床麻酔学会誌 4：2,
1984 より引用)

状がみられる（これは欠点であり，利点でもある）。

④ 本ブロックを，左右同時に行なってはならない。

⑤ 穿刺針には細い接続チューブを装着し，これに局麻薬を吸った注射筒を接続するのがよい。穿刺針に直接注射筒を接続すると，薬液注入時に針先の位置が動揺しやすい。

⑥ 薬液注入時は，片手で針を軽く固定しつつ，注入するのがよい。薬液は，はじめはゆっくりと注入する。はじめからあまり強い力で注入すると，針先の位置が動揺しやすい。

⑦ 本ブロックを確実に成功させるための方法のひとつとして，ポール針®（絶縁電極注射針）を用いる方法がある。図106のごとく，穿刺側の上肢（または下肢）の適当な部位に表面電極（EKGモニター用）を貼付し，表面電極を簡易神経刺激装置の陽極側に，ポール針を陰極側に接続し，刺激頻度1Hzの矩形波電流を間歇的に通電し（刺激の強さはダイアル目盛でせいぜい3以下），ポール針を刺入して，肩，上腕などにtwitch（単収縮）が観察される部位を探り，その

部位で局麻薬を注入する方法である。局麻薬注入により，twitch がしだいに消失するのが観察できる。本法はあらゆる神経ブロックに応用できる優れた方法である。本法を Axillary ブロックに用いる場合は，手術部位に確実に twitch がみられるまで，針の方向や深さを調節する。1% リドカイン 10 ml を注入すると twitch が消失するが，このとき再度針の方向や深さをほんの少しずらしてみると，再び twitch が強く現われることが多いので，そこでまた 1% リドカインを 10 ml 注入する。このようにして，通常は拇指，中指，小指，肘関節部などに twitch を得て 1% リドカイン 40 ml（成人で）程度を注入する。本法はややしつこくやる方が成功率が高い。

第 *4* 項　静脈内局所麻酔 (intravenous regional anesthesia)

本麻酔法は，上肢（肘関節より末梢部位）または下肢（膝関節より末梢部位）

表 18　静脈内局所麻酔の実施手順

1) 上肢の手術では上腕に，下肢の手術では大腿に，tourniquet（1 つまたは 2 つ）を装着する（図 107）
2) 上肢では手背，手指の静脈に，下肢では足背の静脈に，23～27 G の静脈内留置針を刺入し，ヘパリン加生食液を満たした三方活栓つき延長チューブを接続し，固定する（図 108）
3) 患肢を虚血状態にするため，患肢を約 10 分間挙上する
4) できれば患肢を挙上したまま，ゴムバンドを末梢側より中枢側に向かって tourniquet の上まで巻き上げ，患肢をより完全な虚血状態とする（pre-tourniquet ischemia）
5) pre-tourniquet ischemia としたまま，tourniquet のカフ圧を，上肢で 200～300 mmHg（収縮期圧＋50～100 mmHg），下肢で 300～400 mmHg に保持し，患肢を水平に戻す
6) tourniquet により完全な駆血状態となっていることを確認した後，局麻薬（0.5～1.0% リドカイン 3～4 mg/kg）を三方活栓より注入する
7) 合併症の発症の有無を確認し，麻酔効果を判定する（麻酔効果は，局麻薬注入後 3～5 分で発現）
8) 静脈内留置針が手術の邪魔になるようであれば，局麻薬注入後，抜去する（ただし，追加投与は不能となる）

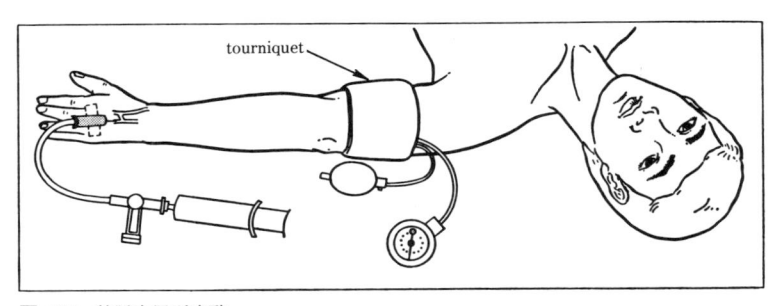

図 107 静脈内局所麻酔

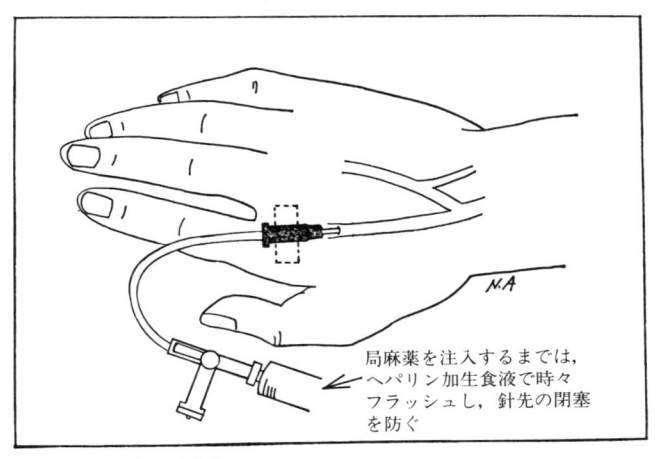

図 108 静脈内局所麻酔

局麻薬を注入するまでは，ヘパリン加生食液で時々フラッシュし，針先の閉塞を防ぐ

を，tourniquet により全身循環より一時的に分離し，局麻薬を限局された一定部位のみに作用させる，特殊な神経遮断法である。本法は特別な手技を必要とせず，tourniquet の操作さえ誤らなければ麻酔効果も確実であり，比較的短時間（1時間以内）で終了する四肢（とくに前腕，手指）の手術の麻酔法として，有用な方法である（**図107，108**）。本法の実施手順および留意点を，**表18，19** に列記する。tourniquet のカフの圧迫による疼痛は必発であり，この痛みは鎮痛・鎮静薬では取りきれないことが多いが，ペンタゾシン 15〜30 mg をゆっくり静

表 19 静脈内局所麻酔実施時の留意点

1) 適応を慎重に決定する
2) 点滴静脈路は別に確保する
3) pre-tourniquet ischemia を十分に行なう
4) 局麻薬の濃度,使用量は,手術の部位,種類などにより,適宜調節する
5) tourniquet の性能を十分にチェックしておく
6) 局麻薬注入時の,tourniquet の偶発的 deflating（tourniquet のカフ圧が低下し,局麻薬が全身循環に混じ,局麻薬中毒を起こす危険性が大となる）に備えて,tourniquet よりも中枢側にゴムの駆血帯（点滴時に使用するもので十分）を巻き,ペアンで止めておくとよい（局麻薬注入が終了し,tourniquet による駆血が完全であることを確認したらはずす）
7) 局麻薬を注入してから,tourniquet による駆血を解除するまでの時間は,最低 30 分以上とする（40 分以上が望ましい）
8) 手術が終了し,tourniquet による駆血を解除する場合は,まずカフ圧を 0 とし,15 秒後に再びカフ圧を上げ,約 1 分間全身状態を観察した後,再びカフ圧を 0 とする。以上のような操作を 4～5 回繰り返し,合併症がみられないことを確認した後,tourniquet をはずす
9) 本法を実施する場合には,必ず麻酔器および救急蘇生の準備をしておく
10) 局麻薬中毒発症に備えて,ジアゼパム,チオペンタールなどの薬剤を用意しておく
11) 外来手術の場合は,手術終了後,最低 1 時間は患者の様子を観察する
12) tourniquet の許容時間は約 60 分であり,手術がそれ以上かかる場合は,カフ圧を 0 として一度血行を再開し,再び初回と同じ操作を繰り返す。局麻薬の注入量は,初回量の 1/2 とする
13) tourniquet のカフの圧迫による鈍痛,圧迫感などは,カフ圧迫後 20～30 分で発現することが多い。これを避けたい場合は,tourniquet を 2 本巻き,まず中枢側のカフを inflating した後局麻薬を注入し,5 分後に末梢側のカフを inflating し,ついで中枢側のカフ圧を 0 にする（末梢側のカフが巻いてある部位は,すでに麻酔がかかっているため,圧迫痛などを感じない）
14) 本法は,体表の形成術,骨折の非観血整復術,腱縫合などに有用な麻酔方法であるが,開放性挫滅創,骨折の観血的整復術などの手術には不適である
15) 本法は,tourniquet を off にすると,麻酔効果は 2～3 分で消失するため,off にするタイミングには十分注意する。

注して和痛を図る。

第5項　仙骨部硬膜外麻酔（caudal anesthesia）

仙骨部硬膜外腔に局麻薬を注入し，腰仙部および尾底神経叢を麻酔する方法で，肛門，直腸，子宮，外陰部などの手術や，小児の下腹部手術（鼠径ヘルニア，停留睾丸など）などに用いられる。小児に使用する場合は，全身麻酔と併用することが多い。無痛分娩にも利用できる。

【実施手順】

① 患者を腹臥位とし，下腹部に枕を入れて，両下肢を開いて十分弛緩させる。乳・幼児では側臥位とし，両膝を曲げて腹部に引き寄せ，軽度前屈の体位で実施することが多い。

② 仙骨角，仙骨裂孔，上後腸骨棘，第2仙骨孔を探し，マジックペンなどで印を付けておくとよい（図109）。

③ 仙骨裂孔の中心部に局麻薬で丘疹を作った後，穿刺針（成人の場合：21～22ゲージ，3.5～5.0 cm，乳・幼児の場合：23～24ゲージ，2～2.5 cm）を針の切口を上に向けて，皮膚と約45°の角度で刺入する。

④ 針は仙尾靱帯に当たり，やや硬い抵抗を通って急に抜け，骨に当たる。

⑤ 針をほんのわずか引き，ついで尾側に寝かせて，仙骨管と平行になるようにし，頭側に向けて針を進める（成人で2～3 cm，小児で0.5～1.5 cm，図110）。

⑥ 硬膜の盲端は第2仙骨孔の位置まで来ているので，針をそれより頭側に刺入

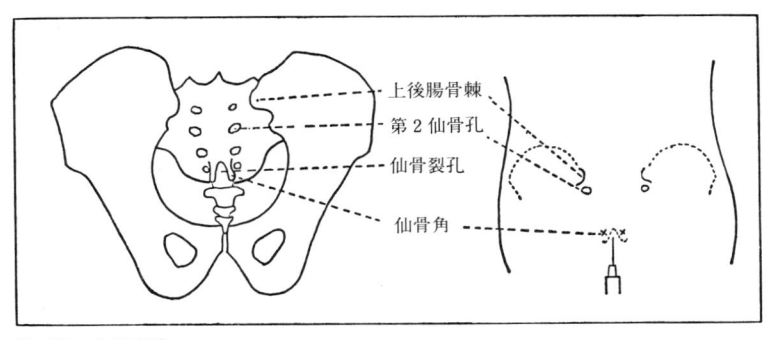

図109　仙骨麻酔

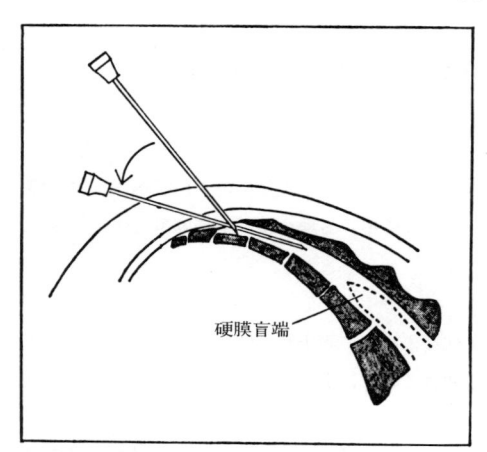

図 110 仙骨麻酔

しないように注意する。
⑦ 吸引テストを行ない，髄液，血液が逆流しないことを確認してから，局麻薬を注入する。
⑧ 局麻薬の注入量は，手術部位，年齢，体重，第7頸椎-仙骨裂孔間距離などにより適宜決定するが，通常は1%メピバカインまたはリドカイン7.0〜10 mg/kgで十分である。
⑨ 乳幼児では，GOF（またはGOS）の気管麻酔下（またはマスク麻酔下）か，ケタミン5〜10 mg/kgの筋注下（または2 mg/kgの静注下）で実施する場合が多い。
⑩ 成人に対して持続法を実施したい場合は，18ゲージ，3.8 cmのディスポーザブル針で穿刺するのが簡便な方法である。針先が硬膜外腔に刺入されたならば，細めの硬膜外カテーテルを挿入・留置する。肛門周囲の手術に対しては，1.5%メピバカイン15〜20 mlを注入する。

【実施時の留意点】
① 仙骨部硬膜外腔は静脈叢に富んでいるので，局麻薬中毒を起こしやすいため，十分注意する必要がある。
② 硬膜の盲端は第2仙骨孔の位置まで来ているので，あらかじめ仙骨裂孔から

第2仙骨孔までの距離を測っておくとよい。
③　仙骨部は陰圧がないので，硬膜外腔の確認方法としての loss of resistance 法は分かりにくいことがある。
④　針を深く刺入しすぎ，髄液の流出がみられた場合は，仙骨麻酔は中止する。
⑤　上腹部手術などのために，高位の麻痺を本法で得ようとするのは，大量の局麻薬を必要とし，また麻痺レベルの調節も難しいため，避けた方が無難である。
⑥　施設によっては，大量の局麻薬（10〜20 mg/kg）を使用するところもあるが，10 mg/kg 前後が無難であろう。
⑦　全身麻酔下に本法を実施する場合（通常は本法を小児に対して実施する時）は，実施する意図を明確にし（例えば，術中のためなのか，術後の鎮痛が目的なのか，局所の血流改善が目的なのか，など），本法併用の必要性が本当に認められた場合にのみ，実施すべきであろう。

〔本章の参考文献〕
 1．斎藤隆雄・監訳：心臓麻酔．真興交易医書出版部，東京，1982
 2．芦沢直文：伝達麻酔の実際．日本臨床麻酔学会誌 4：2, 27〜35, 1984

第 10 章
最近よく使用される薬剤，モニター，手技，麻酔法

年々，新しい薬剤や医療機器・器具が次々と研究・開発され，臨床麻酔も一昔前とはだいぶ様相が変わってきた。「麻酔科医は座ったままモニターに表示される数値や波形を注視し，時々立ち上がって術野を覗く。血圧や心拍数は，麻酔表自動記録装置が記載してくれる」という時代になりつつあるようである。吸入麻酔薬，筋弛緩薬，降圧薬などは種類も多く，どの薬剤を使用すればよいか迷ってしまうこともあろうが，各薬剤の特性をしっかりと頭に入れて，上手に使いこなさなければならない。モニターの数も年々増え続けているが，"モニターの数が多いほど，良い麻酔がかけられる"というわけでもなかろう。"本当に必要な情報は何か"を考えて，モニターを装着すべきである。新しい器具の使用は，その適応を十分に考慮する必要がある。これからの時代は，一人一人の医療従事者が経済効率というものも考慮に入れて医療を実践して行かねばならず，特に高額の薬剤や器具の使用に際しては，十分な配慮が要求されて当然である。

第 *1* 項　吸入麻酔薬，筋弛緩薬，鎮静薬，Ca^{++}拮抗薬，その他の薬剤

1. イソフルラン（フォーレン®）

本剤は，ハロゲン化炭化水素系の吸入麻酔薬で，エンフルラン（エトレン®）の異性体である。本剤は以下のような特徴を持っている。

① 脳血流量増加作用が弱く，頭蓋内圧を亢進させない。
② 痙攣誘発作用がなく，異常脳波を惹起しない。
③ 生体内代謝率が低いので，肝・腎障害を引き起こす危険性が少ない。
④ 一般的に心拍数を増加させ，まれに100回/分以上の頻脈を起こすことがある。
⑤ 気管支拡張作用が強い。
⑥ エピネフリンによる心筋の被刺激性を高めない。
⑦ 筋弛緩効果があり，非脱分極性筋弛緩薬の効果を増強する。
⑧ coronary steal（冠血流量が減少している虚血領域の血流量がより一層減少する現象）を起こす場合があるとされており，虚血性心疾患患者に対して使用する場合は，十分な注意（低血圧と頻脈を避ける）が必要である。
⑨ 上気道刺激作用があり，本剤の吸入により麻酔の導入を行なうと（slow induction），反射性の自発呼吸停止，咳嗽，喉頭痙攣などを起こす頻度がハロタンやセボフルランに比して高いため，本剤を slow induction には使用しない方が無難である。
⑩ 亜酸化窒素との併用で麻酔を維持する場合（GOI麻酔），本剤の吸入濃度は0.5〜1.5％で十分である。
⑪ 著しい頻脈が発現した場合は，他の吸入麻酔薬に切り替えたり，ベラパミル（ワソラン®）を少量（1 mg程度）ずつゆっくり静注してみる。

2. セボフルラン（セボフレン®）

本剤はハロゲン化吸入麻酔薬であり，以下のような特徴を持っている。
① 血液/ガス分配係数が低く，導入・覚醒が迅速である。

② 気道刺激性が少なく，吸入時に息こらえ，咳嗽，喉頭痙攣などを起こす頻度が低い。このため，小児の slow induction によく使用される。
③ エピネフリンによる心筋の被刺激性を高めない。
④ 気管支拡張作用が強く，アミノフィリンと併用することもできるので，喘息患者にも使用できる。
④ 非脱分極性筋弛緩薬の作用を増強する（イソフルランと同程度）。
⑤ ソーダライムによって一部分解され，また生体内代謝を受けるが，分解産物や代謝産物による肝・腎などの臓器障害は少ないと考えられている。
⑥ 深麻酔で痙攣が誘発される可能性がある。
⑦ 急速に覚醒した場合，興奮状態を呈することがある（特に小児で）。

本剤の一般的な使用方法は以下の通りである。

① 本剤を slow induction に使用する場合は，亜酸化窒素で 4～6 l，酸素 2～3 l，セボフルラン 0% で吸入を開始し，10 秒毎（あるいは数呼吸毎）に本剤の濃度を 0.5% ずつ上げてゆき，4～5% に達したならばそのままの濃度をしばらく維持する。小児では約 1 分で，成人でも 2 分以内に入眠する。規則的な自発呼吸がみられ始めたら，マスク麻酔で維持する場合は本剤を 2～3% とし，気管麻酔とする場合は挿管後 1～2% で維持する。入眠後ただちに静脈穿刺を行なうと，体動がみられることが多いので，2～3 分待って麻酔が十分深くなってから穿刺する。

② 本剤は吸入濃度依存性に呼吸抑制作用が認められるが（本剤では，麻酔深度が深くなったために生ずる一回換気量減少を呼吸数増加で代償することができず，結局，分時換気量が低下する），マスク麻酔を実施する場合には，多少呼吸が抑制され始めても急いで補助呼吸を開始する必要はなく，本剤の吸入濃度を少し下げ，しばらく様子をみるのがよい。ひとたび補助呼吸を開始すると，手術が終了するまで補助呼吸を続行しなければならないこともあり，補助呼吸のやりずらい太った乳・幼児などでは，かえって危険を招く恐れがある。

③ 本剤からの覚醒は，吸入中止後 10～15 分位であるが，小児の短時間のマスク麻酔では 2～3 分で体動が発現し始めることがあるため，あまり早期に本剤の吸入を中止しない方がよい。

3. ベクロニウム（マスキュラックス®）

本剤は，作用持続時間の短い非脱分極性筋弛緩薬であり，以下のような特徴を持っている。

① ヒスタミン遊離作用が極めて少なく，循環系に及ぼす影響（心拍数・血圧の変化）が少ない。

② 排泄が主として肝臓に依存しているので，腎不全の患者にも使用しうる。

③ 作用発現時間はパンクロニウムと大差ないが，作用持続時間はパンクロニウムの約半分である。

④ 蓄積作用が少ないために，持続投与することが可能である。

⑤ 0.1, 0.2, 0.3 mg/kg の静脈内投与での作用発現時間は各々約 169, 110, 77 秒であり，作用持続時間は各々約 28, 55, 86 分である。

⑥ 本剤を気管挿管に使用する場合は，0.1～0.15 mg/kg 静注後 150～180 秒で挿管が可能となる。0.2 mg/kg の静注では 100 秒程度で挿管可能となるが，急速な気管挿管（crush induction）を必要とする場合には 0.3 mg/kg の投与が勧められる。ただし，スキサメトニウムと比較すれば，作用発現時間および作用持続時間は共に本剤の方がかなり長いため，full stomach などで急速な気管挿管を必要とする場合や，気管挿管が困難と予測される場合には，本剤の使用は避けた方が無難である。

⑦ 本剤を 0.1～0.15 mg/kg 静注して気管挿管した場合，追加投与量は 0.03 mg/kg 程度で，追加するまでの時間は 30～60 分である。気管挿管にスキサメトニウムを用いた場合は，その作用が回復する徴候をみた後，本剤を初回投与量として 0.06～0.08 mg/kg 投与し，以後必要に応じて 0.03 mg/kg を追加投与する。本剤を新生児に使用すると作用時間の延長が認められ，また肝機能障害患者では排泄遅延を来す恐れがあるため，投与量は慎重に決定する必要がある。中等度の体温低下（34.0～35.0℃）でも作用延長が認められるとの報告があり，注意が必要である。

本剤はスキサメトニウムの使用を避けたい場合や，短時間の全身麻酔に有用な筋弛緩薬である。むろん長時間の全身麻酔にも頻用されている。

4. ミダゾラム（ドルミカム®）

① 本剤は水溶性ベンゾジアゼピン誘導体で，強力な催眠作用や鎮静作用を有し，全身麻酔の導入薬としても使用されている。ジアゼパムと比較すると，力価は1.5～2.0倍を有し，血管痛や静脈炎はより少なく，効果発現はより迅速である。

② 前投薬として使用する場合は，成人で2mg程度で十分である。全身麻酔の導入に使用する場合は0.1mg/kg程度をゆっくり静注するが，小児では成人よりも少ない量で導入できる。

③ 本剤は加齢に従い強い健忘作用がみられるため，高齢者では1mgずつ反応をみながら投与するのが安全である。

④ チオペンタールに比して循環系の抑制は軽度であるとされているが，poor riskや高齢者では注意が必要である。

⑤ 気管支平滑筋にはほとんど影響を及ぼさないとされているものの，喘息患者に使用する場合は細心の注意が必要であろう。

⑥ 本剤の呼吸系に及ぼす影響は少ないとされてはいるが，脊椎麻酔や硬膜外麻酔施行時に本剤を鎮静を目的として投与すると，催眠効果が予想以上に強く現われ，舌根沈下による気道閉塞や呼吸停止がいつの間にか発症していることがあるので，油断は禁物である。本剤を広義の局所麻酔と併用する場合は，成人に対しても一度に2.0mg以上は投与しない方が無難である。なお，脊椎麻酔や硬膜外麻酔の効果や麻酔範囲がはっきりしない間は，本剤の投与は避けるべきである。

⑦ 本剤の拮抗薬として，フルマゼニルが使用されることがある。

5. カルシウムイオン拮抗薬（Ca^{++} 拮抗薬）

近年，ニフェジピン，ベラパミル，ジルチアゼム，ニカルジピンなど種々のCa^{++}拮抗薬が次々と開発され，麻酔・手術時の異常高血圧の救急処置，低血圧麻酔，頻脈性不整脈の治療，冠血管拡張，臓器血流維持などを目的として手術室・ICUなどで多用されている。これらのCa^{++}拮抗薬には各々に特性があり，時として著しい低血圧や心筋・刺激伝導系の抑制などを引き起こす危険があるので，血圧や心電図の厳重な監視下に使用する必要がある。

(1) ニフェジピン（アダラート®）

強い冠状動脈拡張作用（太い冠状動脈の拡張は軽度で，比較的細い血管を選択的に拡張する）を有し，全身の末梢動脈も拡張させ，収縮期圧・拡張期圧を共に低下させる。麻酔中の異常高血圧に対しては，カプセル内の薬液を注射筒に吸い，5～10 mg を舌下に滴下投与する。約5分で降圧効果が現われ，1～2時間持続する。舌下投与は調節性に欠けるのが欠点である。

(2) ベラパミル（ワソラン®）

Ca^{++} 拮抗薬の中では刺激伝導系抑制作用が最も強く，末梢血管拡張作用は最も弱い。冠動脈攣縮抑制作用はニフェジピンより弱い。発作性上室性頻拍に対して，0.15 mg/kg 程度をゆっくり静注すると2分位で効果が出現する。

(3) ジルチアゼム（ヘルベッサー®）

ニフェジピンとベラパミルの中間に位置する薬剤として，上室性頻脈性不整脈や手術時の異常高血圧に対して使用されている。異常高血圧の救急処置としては，1回 5～10 mg を約1分間かけてゆっくり静注する。持続的に投与する場合は，5～15 μg/kg/min を点滴静注し，血圧を目標値まで下げ，以後血圧をモニターしながら点滴速度を調節する。

(4) ニカルジピン（ペルジピン®）

脳血管拡張，冠血管拡張，血圧下降などの作用を有する。気管挿管時の血圧上昇を防止するためには，8～10 μg/kg 程度を挿管操作開始30秒前と必要に応じて挿管操作終了直後に各々急速静注する。1回のみの投与では，効果が不十分なことがある。

手術中に低血圧麻酔の目的で静脈内持続投与する場合は，本剤 10～20 mg を 100 ml の輸液剤に溶解し，2～10 μg/kg/min の速度で投与を開始し，血圧をモニターしながら点滴速度を適宜調節する。

6. プロスタグランジン E_1（プロスタンディン® 500）

本剤は血管平滑筋に直接作用し，末梢動脈を拡張させることにより血圧を低下させるため，低血圧維持，異常高血圧の救急処置に使用される。血圧が低下しても重要臓器（心，腎，肝，肺など）への血流を維持するのが利点であり，高血圧や虚血性心疾患合併例にも使用可能である。血圧低下作用以外に，血小板凝集抑制

作用，赤血球変形能改善作用，ライソゾーム膜安定作用などを有するとされている。点滴投与する場合は本剤 500 μg を 100 ml の輸液剤に溶解し，0.1～0.2 μg/kg/min の注入速度で投与を開始し，血圧をモニターしながら点滴速度を適宜調節する。なお，本剤は脳脊髄液圧への影響も少ないので，脳外科手術にも使用できる。

7. ナロキソン

① 本剤はオキシモルフィンから誘導された麻薬拮抗薬であり，麻薬による呼吸抑制ならびに覚醒遅延の改善を目的として使用される。

② 麻薬様作用のない，ほぼ純粋な麻薬拮抗薬であり，麻薬のみならず，麻薬拮抗性鎮痛薬（ペンタゾシンなど）に対しても効果を有する。

③ 麻薬の呼吸抑制に対する拮抗力は強力であるが，鎮痛作用に対する拮抗作用はそれほど強くないとされている。しかしながら，本剤投与により麻薬の鎮痛作用が遮断され，術後疼痛で血圧が上昇する可能性はあるので，本剤を心・血管手術の術後に使用する場合は特に注意が必要である。通常成人で 1 回 0.2 mg を静脈内に投与し，効果不十分の場合はさらに 2～3 分間隔で 0.2 mg を 1～2 回追加投与する。

8. フルマゼニル（アネキセート®）

① 本剤はベンゾジアゼピン受容体拮抗薬である。

② 本剤投与の対象としては，手術または検査時にベンゾジアゼピン系薬剤で鎮静された患者で，覚醒遅延あるいは呼吸抑制が認められた場合，ベンゾジアゼピン系薬剤の長期投与・過量投与による鎮静状態を解除したい場合，大量にベンゾジアゼピン系薬剤を服用した場合などが挙げられる。

③ 投与方法は，通常初回 0.2 mg を緩徐に静注する。投与後 4 分以内に望まれる覚醒状態が得られない場合には，さらに 0.1 mg を追加投与する。以後，必要に応じて 1 分間隔で 0.1 mg ずつを総投与量 1 mg まで繰り返し投与する。

④ 投与時の注意点としては，ベンゾジアゼピン系薬剤によっては消失半減期が本剤の半減期（約 50 分）より長いものがあり，本剤投与によりいったん覚醒した後しばらくして，ベンゾジアゼピン系薬剤の作用が再発現する可能性があるこ

とである。したがって、ベンゾジアゼピン系薬剤を多量に投与した場合は特に注意が必要であり、呼吸抑制や舌根沈下による気道閉塞の発生を防止するための厳重な監視が要求される。

9. 脊椎麻酔用 0.5% 塩酸ブピバカイン(マーカイン®)

等比重製剤と高比重製剤の2製剤がある。

等比重製剤と高比重製剤の主な相違点を**表20**に示した。この**表**に記載されている事項はあくまでも一般論的なものであり注意が必要である。例えば、等比重製剤の麻酔範囲の広がりは一般的には緩徐であるが、あくまでもケースバイケースであり、予想したよりも速やかに広がる場合もある。成人に対する使用量も、年齢、身長、手術部位、手術の種類、全身状態などに応じて適宜増減する必要があるが、1回に4ml以上を使用してはならない。超高齢者では、1～1.5ml程度の使用量で十分な場合もある。最高痛覚遮断域も2mlの使用で驚く程高位に及ぶ

表 20 脊椎麻酔用 0.5% 塩酸ブピバカインの等比重製剤と高比重製剤の比較

	等比重製剤	高比重製剤
比重	1.002～1.007	1.025～1.031
1 ml 中の塩酸ブピバカイン量	5 mg	5 mg
1 ml 中のブドウ糖量	0	72.7 mg
作用発現時間	高比重製剤よりも遅い	等比重製剤よりも早い
作用持続時間	高比重製剤よりも長い	等比重製剤よりも短い
麻酔範囲の広がり	緩徐	広がりは比重に依存しているため、手術台の傾斜によりある程度麻酔範囲の調節が可能
成人に対する通常使用量	2～3.5 ml	2～3.5 ml
最高痛覚遮断域 (2 ml 使用で)	Th 9 前後	Th 7 前後
痛覚遮断持続時間	220 分前後	200 分前後
平均痛覚遮断域の経時点変化	投与後 60 分位が最高位となる	投与後 30～60 分位が最高位となる

場合があるので油断は禁物である。また，痛覚遮断域が最高位に達するまでには60分位かかる場合が多いので，麻酔レベルのチェックを頻回に，かつ投与後60分位まで実施する必要がある。本剤はジブカイン（ペルカミンS®）と比較すると，神経毒性および細胞障害作用ははるかに弱く，著しい血圧低下や呼吸抑制が発現する頻度も少ないようではあるが，決して油断をしてはならない。また，筋弛緩が十分に得られない場合があるので，本剤を開腹術に使用すると多少手術がやりずらい場合がある。本剤は心毒性が高いので，局所静脈内麻酔に使用してはならない。

10. プロポフォール（ディプリバン®）

全身麻酔の導入および維持と，集中治療室における人工呼吸中の鎮静に用いられる静脈麻酔薬である。

本剤の特徴：① 作用の発現が早い，② 代謝・排泄が速く，蓄積効果が少ないため，作用持続時間が短く，覚醒が速やかである，③ 咽・喉頭反射抑制作用がある，④ 術後の悪心・嘔吐の発生頻度が低い，⑤ 就眠作用の力価はチオペンタールの約1.8倍（成人での就眠量は2～2.5 mg/kg）である，⑥ 痙攣誘発作用および抗痙攣作用がある，⑦ 頭蓋内圧および眼内圧低下作用がある，⑧ 迷走神経抑制作用はない。

本剤使用時の注意事項：① 本剤には鎮痛作用がないため，鎮痛薬の補助が必要である。鎮痛薬としては，亜酸化窒素，麻薬性鎮痛薬，非麻薬性鎮痛薬，局所麻酔薬（脊椎麻酔，硬膜外麻酔，伝達麻酔，神経ブロック，局所浸潤麻酔などの局所麻酔法）などがすすめられる，② 小児および妊婦には投与しないこと，③ 投与時に血管痛を訴えることが多いため，比較的太い静脈に投与し，リドカインと併用して血管痛を防止する，④ 循環器系や呼吸器系に障害のある患者，全身衰弱患者，循環血液量減少のある患者，高齢者，ASA Ⅲ～Ⅳ度の患者などに対しては，投与速度を通常の1/2程度にすることおよび，投与量を適宜減らす必要がある，⑤ 用量依存性に血圧低下，無呼吸が生じる場合がある，⑥ フェンタニルと併用すると，血圧，心拍数，心係数の顕著な低下が認められることがある，⑦ 本剤は無菌製剤であるため，防腐剤は添加されていない。よって，開封後は微生物の増殖が起こる可能性があるので，無菌的に取り扱い，直ちに使用を開始す

る，⑧ 本剤1 ml 中には脂肪が約0.1 g 含まれているため，脂質代謝障害がある患者では血中脂質濃度が上昇する場合がある。

本剤の一般的な使用方法

(1) **全身麻酔の導入および維持**：通常成人に対しては，0.5 mg/kg/10 秒の速度で就眠が得られるまで静脈内に投与する。2.0〜2.5 mg/kg で就眠が得られる。不足の場合には 10 mg ずつ追加投与する。本剤は代謝が迅速であるため，ベクロニウムなどの非脱分極性筋弛緩薬を用いて気管挿管をする場合には，挿管可能な筋弛緩が得られる前に麻酔が浅くなったり覚醒してしまう恐れがあるので，患者の反応により挿管直前 10〜20 mg の追加投与を行うことがすすめられる。1 回投与法では血圧低下や呼吸停止の可能性が高くなるため，患者の全身状態の注意深い観察を怠ってはならない。高齢者では 1.5 mg/kg 程度の投与量で就眠が得られる。

本剤を全身麻酔の維持に使用する場合には，通常酸素または酸素-亜酸化窒素混合ガスと併用し，同時に鎮痛薬も必ず併用する。通常成人で適切な麻酔深度が得られる本剤の投与速度は 4〜10 mg/kg/時である。注入速度の調節を確実に行うために，シリンジポンプを使用する必要がある。適切な麻酔深度を迅速に得るためには，3 段階方式投与法を行うことが望ましいとされている。すなわち，導入直後投与速度を 10 分ごとに 10 mg/kg/時，8 mg/kg/時，6 mg/kg/時と減量し，その後は患者の全身状態，反応などに応じて 4〜10 mg/kg/時程度を投与し，至適状態を得るようにする。

脊椎麻酔や硬膜外麻酔により疼痛刺激を完全に遮断した状態で本剤を鎮静を目的として使用する場合の投与量は，1〜2 mg/kg/時程度でよい。本剤の過量投与により，著しい呼吸抑制や呼吸停止状態が発現しないように注意する必要がある。パルスオキシメータ，カプノメータなどの装着は必須である。

(2) **集中治療室における人工呼吸中の鎮静**：通常成人に対しては本剤を 0.3〜3 mg/kg/時の速度で投与するが，必要とする鎮静深度に応じて適宜投与速度を調節する。必要に応じて鎮痛薬や筋弛緩薬を併用する。

(3) **その他**

① 完全静脈麻酔（total intravenous anesthesia：TIVA）：吸入麻酔薬は一切使用せず，その代りに用いる薬剤は全て経静脈的に投与できるものを用いて麻酔

を行う方法である。本剤は催眠薬として使用されるが，他にケタミン，ミダゾラムなども同様の目的で使用される。本剤は導入・覚醒が速やかであり，持続注入により麻酔深度を良好に調節できるため，TIVA に適した麻酔薬とされている。
② 日帰り手術の麻酔：本剤は覚醒が迅速で，術後の悪心・嘔吐を起こしにくいことから日帰り手術の麻酔に有用とされている。しかしながら，日帰り手術には問題点も多く，患者にとっては必ずしも理想的な手術システムとはいえない。日帰り手術・麻酔を実施するのであれば，適応を厳選し，万全の手術システムを構築した上で実施すべきである。

第 2 項 モニター

モニターを大別すると，生体情報を提供するものと，医療器機の異常を知らせるアラーム装置とがある。麻酔中は患者の 1) 酸素化, 2) 換気, 3) 循環, 4) 体温について常時モニタリングする必要があり，場合によっては吸入麻酔薬の吸気・呼気中濃度の測定や，筋弛緩薬の効果判定，脳波測定などが要求されることもある。近年，新しいモニターが次々と開発されているが，どれほど優秀なモニターが開発されようとも，モニタリングの基本は，麻酔科医が患者の傍を離れることなく，視診，聴診，触診を忠実に実施することにある。器械は誤った情報を伝達することがあることと，絶対に責任を取ってくれないことを忘れてはならない。また，最近のモニターは 1 台で多くのパラメータを測定するため，モニター画面に表示される波形・測定値の種類も多く，アラームレベルや測定モードの設定・変更などにも細心の注意を払う必要がある。

1. 酸素化のモニタリング

(1) 吸入気酸素濃度（$F_{I_{O_2}}$）の測定

酸素濃度計が，麻酔器本体に組み込まれている麻酔器もあるが，別個に麻酔回路の吸気側に取り付けなければならない麻酔器もある。吸入気酸素濃度 30% 以下で警報音アラームが鳴るように設定しておく。

(2) 動脈血酸素飽和度（Sa_{O_2}）の測定

パルスオキシメータを装着して，非観血的・連続的に Sp_{O_2}（≒Sa_{O_2}）を測定する。Sa_{O_2}（%）と P_{O_2}（mmHg）の関係（酸素解離曲線）をしっかりと頭の中に入れて，Sa_{O_2} の値を評価する必要がある。Sa_{O_2} 90% で Pa_{O_2} は 60 mmHg 程度であり，アラームの設定は Sa_{O_2} 90～95% とする。全身麻酔中は無論のこと，脊椎麻酔や硬膜外麻酔時にも必ず装着すること。周術期の低酸素血症の早期発見に欠かすことのできないモニターである。

血圧低下，低体温，重症の貧血，末梢循環不全などがある場合は測定困難となることがあるので，異常値が表示された場合は慎重に評価しなければならない。

(3) 呼気酸素濃度（Et_{O_2}）および吸気/呼気酸素濃度差（$F_{I_{O_2}}$-Et_{O_2}）の測定

酸素摂取状態を知る新しいパラメータとして注目されている。健康成人の自発呼吸時，$F_{I_{O_2}}$≒21%，Et_{O_2}≒16%，$F_{I_{O_2}}$-Et_{O_2}≒5% であるが，麻酔状態で低換気が発生すると，$F_{I_{O_2}}$-Et_{O_2} が 5% 以上に増加する。この変化は，Et_{CO_2}（呼気終末炭酸ガス濃度）など他のパラメータよりも早く起こり，変化の割合も大きいとされている。カプノグラムで描記される波形から Et_{CO_2} 測定値の正確性を確かめられるように，オキシグラムから Et_{O_2} の正確性を確かめることができる。正常なオキシグラムとカプノグラムの関係は，お互いを鏡にうつしたようなイメージで描記される（カプノグラムは凸型，オキシグラムは凹型）。

2. 換気のモニタリング

(1) 一回換気量と分時換気量の測定

特に呼気量の測定が重要であり，気管チューブの挿入位置の適否，マスク麻酔時の換気の適否，全身麻酔覚醒時の自発呼吸で十分な換気量が得られているか否か，などの判定に有用である。一回換気量や分時換気量が一定量以下に低下した場合に，警報音が鳴るシステムの麻酔器もある。

(2) 気道内圧の測定

麻酔回路内のガスリークや，barotrauma（圧外傷）を防止する上で重要である。気道内圧の上昇は，肺コンプライアンスの低下，気管チューブの閉塞・屈曲などで起こり，低下は麻酔回路のはずれや漏れ，気管チューブの位置異常などで起こる。機械的人工呼吸中に気道内圧が異常に上昇（40 cmH_2O）または低下

($8\,cmH_2O$)した場合,警報音が鳴るように設定しておく(成人の場合)。気道内圧が $40～50\,cmH_2O$ 以上に上昇すると,気胸,縦隔気腫などの圧外傷が発生する危険がある。麻酔中にベンチレータを装着した場合は,まず気道内圧をチェックする必要がある。pop-off valve を閉じ忘れると,気道内圧が十分に上昇しない麻酔器もある。なお,圧外傷に至らない程度の気道内圧でも,長時間持続すると胸腔内圧の上昇による静脈還流の減少など,呼吸・循環系の障害が予測される場合もあるため,圧力・時間併用式による警報装置(圧力値ごとに安全範囲の経過時間を決めておく。例えば,気道内圧が $50\,cmH_2O$ 以上になった場合はただちに警報音が鳴るが,内圧が $30\,cmH_2O$ の場合は,その状態が約 15 分間持続すると警報音が鳴る)が組み込まれている麻酔器もある。

(3) 呼気終末炭酸ガス濃度の測定

炭酸ガス呼出曲線を描記させながら,吸気および呼気終末炭酸ガス濃度(Et_{CO_2})が測定でき,カプノグラフの波形から,気管挿管と食道挿管の判別や,吸気障害・呼気障害の早期発見が可能である。麻酔中に Et_{CO_2} が急激に低下した場合は肺塞栓が疑われ,徐々に上昇してきた場合は換気不全,代謝亢進,悪性高熱症などが疑われる。麻酔中の用手人工呼吸に慣れないうちは,換気不足や過換気となり易いため,Et_{CO_2} の値を参考にしながら一回換気量や換気回数を調節するのがよい。

3. 循環のモニタリング

(1) 心電図モニター

あらゆる麻酔の開始から患者が手術室を退出するまで,持続的に装着しておく。患者を回復室に収容した場合にも装着する。

(2) 自動血圧計

近年,自動血圧計の使用が普及してきた。人手が少ないときや,頻回に測定する必要がある場合には便利だが,納得がいかない値が表示された場合や,異常値が表示された場合はただちに脈を触れ,再度測定すると同時に,場合によっては従来のマンシェットと聴診器による測定法で確認する。自動血圧計での測定が不能となった場合,ただちに測定ミスと判断したり,器械の故障と判断してしまうのははなはだ危険である。血圧が測定不能にまで低下しているのを見逃してはならな

い。脊椎麻酔中や硬膜外麻酔中は 2〜3 分毎に血圧測定を実施する必要がある。特に脊椎麻酔実施時は，麻酔開始から 20 分間位は 1〜2 分毎に血圧測定を行なう必要がある。「そんなに頻回に測定する必要はない」という人は，脊椎麻酔による血圧低下で恐しい思いをしたことがない運のいい人である。

(3) 観血的動脈圧の測定

橈骨動脈あるいは足背動脈にカテーテルを挿入・留置して，連続的に血圧をモニターする。大手術時，大量の出血や輸血・液が予測されるとき，血圧の変動が著しいとき，通常の測定方法では正確な値が得られないとき，poor risk やショック患者の麻酔時などでは本法による血圧測定が勧められる。回路のはずれによる出血や，薬剤の誤注入に注意する。橈骨動脈にカニュレーションするときは，従来よりアレンのテストを行なって尺骨動脈が開存していることを確認していたが，パルスオキシメータを使えば簡単に確認できる（尺骨動脈は開いたままにしておき，橈骨動脈のみを圧迫してパルスオキシメータにパルスがあるか否かで簡単にテストができる）。

(4) プレチスモグラフ

パルス（末梢部を流れる動脈血の量的な変化）を波形で表示したものであり，心臓のリズムの変化や，血圧および末梢循環状態の変化を知る上に有用である。
血圧低下やうっ血などによって末梢循環が悪化した場合は，プレチスモグラフの振幅は減少する。また，プレチスモグラフの波形から，パルスオキシメータに表示されている Spo_2 測定値が信頼できるものなのか否かを推測することができる。

(5) 経食道心エコー（transesophageal echocardiography：TEE）

TEE はフレキシブルファイバースコープの先端に超音波クリスタルを装備したもので，食道内に挿入・留置し，食道粘膜にトランスデューサを圧着させて心エコー図を得る検査法である。心臓を背方（左房・左室方向）から観察した画像が表示され，開胸術中の心機能モニターとして有用である。TEE の術中応用としては次のようなものが挙げられる。

㋑　術中診断：術前診断の確認，手術結果の評価
㋺　モニター：心筋虚血の診断，左室収縮・拡張機能，肺静脈血流速度
㋩　空気塞栓の検知，大動脈内バルーンパンピングカテーテルあるいは左心・右

心補助装置のカニューレの位置確認

4. 体温のモニタリング

① 幼・小児，長時間手術，体温低下が予測される場合，術前から発熱がみられる場合，低体温麻酔を予定している場合などでは，体温測定は必須である。測定部位は食道，直腸，膀胱，腋窩，口腔などがある。体温低下は，全身麻酔からの覚醒遅延や振顫（ふるえ）を起こすので，術中から体温保持に留意する必要がある。最近，鼓膜温が簡単に測定できる器械が開発されている。

5. 麻酔ガス濃度の測定

亜酸化窒素およびハロタン，イソフルラン，セボフルランなどの吸入麻酔薬濃度を測定する。全身麻酔からの覚醒時に呼気中の麻酔ガス濃度が測定できると，覚醒遅延の原因が残存麻酔ガスによるものか否かの見当をつけるのに役立つ。また，バランスガス〔バランスガスとは，呼吸ガス全体の総和を100%とした場合の，測定項目に入っていないガス濃度のことであり，バランスガス（%）＝100－O_2－CO_2－N_2O－麻酔ガス〕の吸気・呼気濃度較差から，回路のリーク，空気塞栓が分かるといわれている。

〈参 考〉

① Sao_2 や Et_{CO_2} が異常値を示した場合には，ただちに動脈血ガス分析を行なうこと。

② 人工呼吸中は，回路のはずれや，ベンチレータの作動停止を感知する警報装置を必ず装着すること。

③ あらゆる麻酔中，血圧・心拍数の測定は，最低限3分に一度は実施すること。

④ 尿量および電解質・血糖値・ヘマトクリット値の測定，食道聴診器の装着や経食道心エコーの挿入，肺動脈楔入圧や中心静脈圧の測定なども適宜施行する。

⑤ 術後患者を手術室からICUなどへ搬送する場合，数分間モニタリングが全く途絶えてしまうことがあり，この間に重篤な血圧下降や低酸素血症，不整脈などが発症することがある。したがって，搬送中にも何らかのモニター（心電図あるいはパルスオキシメータなど）を装着しておくようにする。

⑥ 麻酔器やモニターは，日常定期的に点検しておかねばならない。麻酔器チェ

ック項目をガス供給部と麻酔回路部に分けてチェックするとよい。呼吸回路に使用されている蛇管やビニール管は，破損を見落し易いので厳重に点検すること。亜酸化窒素のカットオフ機構の点検も忘れずに行なう。

⑦ 医療用ガスを安全に使用するためには，供給元，配管，使用部所でのチェックが必要である。筆者も，医療ガス納入業者のミスで，朝一番の全身麻酔実施時に酸素供給圧低下のため，麻酔を開始することができなかった経験がある。医療用ガスの接続ミスや配管ミスによる事故も報告されており，各々の施設で医療用ガスを安全に使用するためのチェックシステムを構築しておく必要がある。

第3項 手技，麻酔法

1. 気管支ファイバースコープ使用による気管挿管法

通常の気管挿管が極めて困難な症例に対して，以前は盲目的経鼻挿管や逆行性経口・経鼻挿管が施行されることが多かった。しかしながら，最近では気管支ファイバースコープ使用による挿管方法が一般的となりつつあるので，特に若い医師達は本法をマスターすべく努力してほしい。本法は通常，気管挿管困難が予測される症例（開口障害，頸椎の運動制限，小顎，巨舌，口腔内腫瘍その他の症例）が適応となるが，それ以外に，喉頭鏡使用による挿管操作によって惹起される著しい循環動態の変動を避けたい場合，喉頭鏡使用によって歯牙の損傷が予測される場合，full stomach で挿管を要する場合などに使用されることもある。なお，盲目的経鼻挿管法も捨て難い利点があり，また緊急時や手元にファイバースコープがない場合もありうるので，同法に一応は習熟しておくことが望ましい。

(1) 挿管手技

経鼻的に挿管する場合と経口的に挿管する場合があるが，技術的には経鼻挿管の方がやり易い。ただし，経鼻挿管ではあまり太い気管チューブは使用できない。ここでは経鼻的に挿管する手技を記載する。

① あらかじめ患者に本法による挿管方法の必要性を説明し，理解・協力を求めておく。

② 左右どちらの鼻腔の通りが良いかを確認し，通りの良い側の鼻腔から挿管す

るようにする。
③　麻酔前投薬は通常どおりに投与する。
④　挿管操作開始2〜3分前に，フェンタニル2μg/kg程度あるいはジアゼパム0.1 mg/kg＋ペンタゾシン0.3 mg/kg程度を静注して，鎮静を図るのがよい。sedationはやや heavy にした方が挿管操作はやりやすいが，舌根沈下による気道閉塞，呼吸中枢抑制による呼吸抑制，筋強直による換気抑制などは絶対に起こしてはならない。
⑤　まず患者の鼻・咽頭腔に，リドカインスプレーを十分に噴霧し，上気道粘膜を麻酔する。
⑥　挿入する経鼻用気管チューブを鼻腔より挿入し，中咽頭付近までゆっくり進める。このとき鼻出血させないように注意する（あらかじめ血管収縮薬の点鼻を実施しておくのもよい）。
⑦　ファイバースコープを気管チューブの中を通して挿入し，先端が気管チューブから出たらファイバースコープに「up」をかけていけば，まず声門部が見える。
⑧　声門部が見えないときは，患者の頭部が正中にないか，ファイバースコープの先端が回旋していることが多いので，頭部の傾きを直し，ファイバースコープの先端を正中にもっていく。
⑨　声門部が見えたら，ファイバースコープの薬液注入口から4％リドカイン1 ml程度を一気に注入し，患者にゆっくり息を吸わせながら，「down」をかけてファイバースコープを気管内に十分深く押し進める。
⑩　ファイバースコープをしっかりと固定し，再び患者にゆっくり息を吸わせながら，あらかじめファイバースコープにかぶせておいた気管チューブを気管内に押し進める（図111）。
⑪　気管チューブが気管内に確実に挿入されたと判断したならば，ファイバースコープをゆっくりと抜去し，チューブの深さを調節した後カフを膨らませ，患者に深呼吸させてみる。
⑫　気管チューブが気管内に挿入されたと同時に，激しいバッキングを起こすことがある。このようなときは，チューブをしっかりと固定しつつ，チオペンタール2〜4 mg/kgを素早く静注して患者の意識を消失させるのがよい。あるいは，

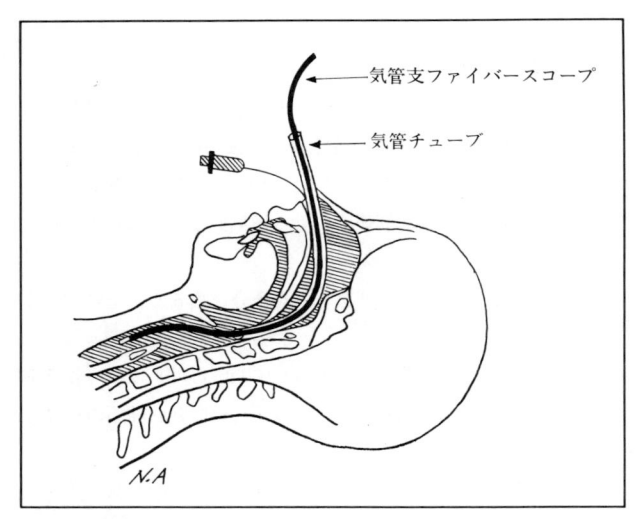

図 111 気管支ファイバースコープ使用による経鼻挿管

ただちに酸素・亜酸化窒素・セボフルランの吸入を開始すると同時に、スキサメトニウム 1 mg/kg を静注する。いずれにしろ、激しいバッキングはファイバースコープ使用による気管挿管のメリットを損なう恐れがあるため、可及的速やかに抑える必要がある。

⑬ 一般的に、経鼻挿管を行なう場合は、気管チューブは十分深くまで挿入するのが良い。深すぎて気管支挿管（片肺挿管）となった場合はチューブを引き戻せばよい。初めから浅い位置で固定すると、手術操作や頭・頸部の傾け具合によってチューブが気管内から逸脱する恐れがある。カフを十分膨らませているにも関わらずリークがみられるときは、チューブが抜けかけていることを疑い、チューブを深く押し進めてみる。

〈参　考〉
(1) 経口的に挿管する場合は以下のように行なう。
① リドカインスプレーで患者の上気道粘膜を十分に麻酔する。
② 患者にマウスピースを咬ませ、ゆっくり深呼吸させつつ、あらかじめ気管チューブの中を通して挿入しておいたファイバースコープを挿入する。

③ 患者が頭を動かすようであれば，助手に頭部を正中固定してもらう。
④ 声門部が見えたら，あとは経鼻的に挿管する場合と同じである。
(2) 本法を挿管困難な症例に実施する場合，自発呼吸を残した状態で行なうのが安全である。大量の鼻出血や喉頭痙攣は絶対に起こしてはならない。また，低酸素血症や高炭酸ガス血症の存在下に本法を行なうことがないように注意する。
(3) 本法をマスターするためには，熟練者から基本的な事柄をしっかりと習い，あとは自分自身で何回かやってみるしかない。通常の経鼻挿管を実施する際に，チューブ先端と喉頭蓋や声門部との位置関係がどのようになっているのか，喉頭鏡で声門部を確認した後，喉頭蓋を持ち上げる力を緩めていった場合には位置関係がどのように変わっていくのか，甲状軟骨部を下方に圧迫するとどうなるのか，鼻腔の左・右でチューブの進行方向に違いがあるのか否か，チューブを左または右に回旋した場合にチューブ先端はどのような動きをするのか，などといった事柄を念頭において行なう習慣をつけておくと「いざっ」というときに必ず役に立つ。
(4) 気管挿管が著しく困難な症例では，気管チューブ抜管時にも細心の注意が必要である。一度抜管してしまったらただちに再挿管できないことを念頭において，十分な自発呼吸の発現と意識レベルの回復を待ち，胃内容を十分に吸引してから抜管する。頸部の手術などでは，抜管後に喉頭・声門下浮腫のために換気困難に陥ることがあるので，注意しなければならない。このようなときは，抜管する前にまずカフ内の空気を完全に抜いて5分位放置し，ついでバッグを押して陽圧をかけ，チューブ周囲のリークの有無を確かめてみる。通常は多少ともリークが認められるが，リークが全く認められない場合は声門部周囲の浮腫が疑われる。

2. 分離肺換気（ダブルルーメンチューブの使用）

通常，左右肺の分離換気を行なうためには，ダブルルーメンチューブを使用する。ダブルルーメンチューブを挿入しておけば，両側肺換気および一側肺換気を随時施行することができるため，開胸術やICUでの特殊な呼吸管理に有用である。分離肺換気の適応としては，患側肺から健側肺への血液，膿汁などの流入を防止したい場合，患側の術野の動きを止めたい場合，手術操作が気管壁に及ぶた

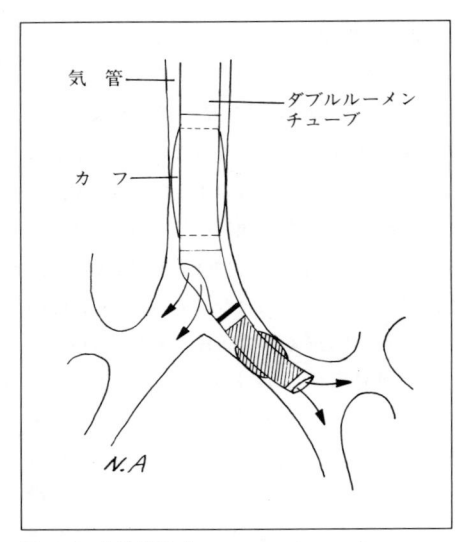

図 112 左肺用ダブルルーメンチューブ

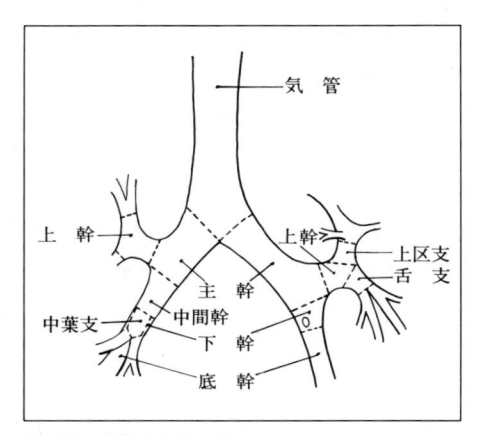

図 113 気管支分岐命名

めに特殊な換気方法が要求される場合，一側肺全摘除を行なう場合などがある。ダブルルーメンチューブにはいろいろの型のものがあるが，最近は Broncho-Cath がよく使用されるので，ここでは Broncho-Cath の使用法について記述す

る。なお，Broncho-Cath には左肺用（左肺の換気は左気管支まで挿入したチューブを介して行ない，右肺の換気は気管内に開孔したチューブを介して行なうもの→図112）と右肺用（右肺の換気は右気管支まで挿入したチューブを介して行なうもの）の2種類があるが，右肺用のチューブは，右気管支内に挿入したチューブが右上葉気管支口を塞いで，換気困難となることがあるので，開胸側が左・右のいずれの側の場合にもできれば左肺用を使用し，右肺用のチューブの使用は避けた方が無難である。本法を実施する場合は，まず気管支分岐（図113）をしっかりと頭に入れておく必要がある。

(1) 左肺用ダブルルーメンチューブの挿入方法

① チューブおよびスタイレットにリドカインゼリーを十分に塗布する。

② 喉頭展開をしてチューブ先端を気管内に挿入したところでスタイレットを抜去する。

③ チューブをゆっくりと左側に回転（時計回りと反対に回転）させつつ，チューブを押し進め，チューブ先端から歯列までの距離が 26〜29 cm のところまで挿入する（成人の場合）。

④ 患側肺より健側肺に血液や膿汁が流入する危険がある場合には，とりあえず気管支側チューブのカフを膨らませ，左右肺の分離を図る。この時点では，チューブが正しい位置に留置されているか否かは不明だが，患側と思われる側に吸引カテーテルを手早く挿入して吸引してみる。

⑤ チューブの位置がずれないように，チューブを簡単に固定し（人手が多い場合には，左手でチューブをしっかりと固定するだけでもよい），次にチューブの位置の確認を行なう。

(2) チューブの位置の確認

チューブの位置を確認する方法としては，左右肺の聴診による方法，透視で見る方法，気管支ファイバースコープで直視する方法などがあるが，通常はまず左右肺の聴診を行ない，これで正しい位置に挿入されていると判断したならば，さらにファイバースコープで最終的な確認を行なう。聴診した時点で挿入は不成功と判断した場合には，初めから気管挿入をやり直す必要がある。場合によっては，最初からファイバースコープ使用下にチューブを挿入した方が確実なこともあるが，盲目的に挿入した方が時間を短縮することができるし，1回目の盲目的挿入

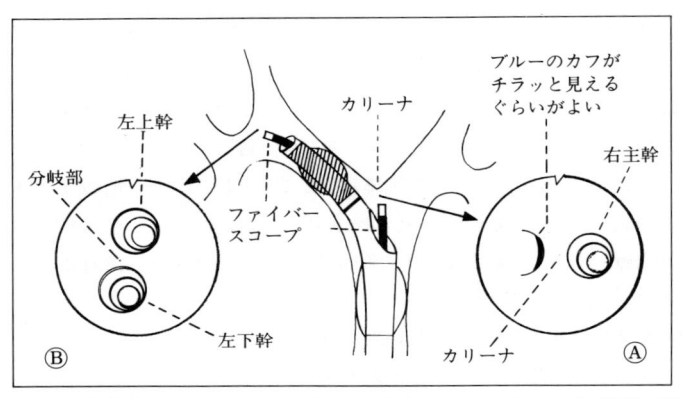

図114 気管支ファイバースコープによるダブルルーメンチューブの位置の確認

で成功する確率はかなり高いと思われる。
① 聴診法
㋑ 気管側のカフを膨らませ、左・右肺の聴診を行ない、両側肺換気ができることを確認する。
㋺ 次に、気管支側チューブのカフを膨らませ、一側ずつ換気を行ない、気管支側チューブが目的とする側（左側）の気管支に挿入されていることを確認する。
② 気管支ファイバースコープによる直視法
㋑ 気管側チューブよりファイバースコープを挿入し、気管側チューブ開孔部の位置と気管分岐部（carina）の位置および気管支側チューブのカフの膨らみ具合を確認する（**図114-A**）。カフが膨らみすぎている場合は、いったんカフを縮ませ、気管支側チューブが十分深く気管支内に挿入されているか否かを確認した後、再度カフを膨らませてみる。カフが右気管支入口部を塞がないことを確認する。
㋺ 次に、気管支側チューブよりファイバースコープを挿入し、チューブ先端の位置を確認する。チューブが左気管支の主幹に正しく留置されていれば、気管支の上幹と下幹の孔が二連銃の銃口のように見えるはずである（**図114-B**）。血液や膿汁で正確に確認できない場合は落ち着いて吸引を行ない、再度確認する。
①②の方法でダブルルーメンチューブが正しい位置に挿入・留置されていること

を確認したならば，特に厳重にチューブを固定し，必要があれば患側を一度吸引してからもう一度左・右肺を聴診しておく。

(3) 手術体位が側臥位の場合の注意点

① チューブの位置がずれていないことを，側臥位に固定した後に再確認すること。通常チューブが0.5〜0.8 cm位浅くなる（引き抜かれる）ことが多い。

② wet caseでは，患者を側臥位にしたとたんに患側から多量の膿汁などが溢れ出て，麻酔器の蛇管とダブルルーメンチューブを接続するYピースのところで，健側に流入する危険があるので十分注意する必要がある。

(4) 分離肺換気の呼吸管理

① 健側（側臥位では，上側肺が患側，下側肺が健側となる）のみの一側肺換気では，チューブ内腔の閉塞，手術操作によるチューブの位置の異常，肺内シャントの増加などによって，低酸素血症，高炭酸ガス血症を起こしやすい。したがって，一側肺換気は必要最小限度にとどめるべきである。

② 動脈血酸素飽和度（SaO_2）および終末呼気二酸化炭素濃度（$EtCO_2$）の連続モニターは必須とし，動脈血ガス分析測定も頻回に行なう。

③ 気管支側のチューブの内腔は狭く，閉塞を起こしやすいので，左肺が健側の場合の一側肺換気は特に注意が必要である。気道内圧の変動に留意し，健側肺の定期的吸引を行なう。

④ 両側肺換気から一側肺換気に切り替えた直後に著しい低酸素血症に陥ることがあるため，一側肺換気に切り替えた直後の吸入気酸素濃度は50%以上とし，場合によっては亜酸化窒素の吸入は中止して，100%酸素の吸入から換気を開始するのが安全である。PaO_2やSaO_2の測定値を参考にしながら，吸入気酸素濃度を調節する必要がある。

⑤ 一側肺換気に切り替えたからといって，一回換気量を両側肺換気時の半分にしてはならない。一側肺換気時の一回換気量は8〜10 ml/kgとし，換気回数は$PaCO_2$が40 mmHg程度となるように調節する。

⑥ 一側肺換気とした場合，通常，患側肺は換気を中止して大気に解放するが，PaO_2の著しい低下を防止するために，患側肺に軽くPEEPをかけたり，患側肺を高頻度換気（HFV）で換気することがある。ただし，患側肺の膨張や動揺が手術の邪魔にならないように，術者と相談しながら行なうようにするのが良い。

⑦ 一側肺換気中は，手術操作（特に肺血管の処理）や低酸素血症，高炭酸ガス血症などによって，不整脈や肺水腫が惹起されることがあるので，注意が必要である。

3. ラリンジアルマスク（Laryngeal Mask：LM）

近年，注目されている新しい気道確保の方法であり，使用方法が比較的簡単で，気管挿管とフェイスマスクの中間に位置する気道確保が可能である。多くの施設で臨床麻酔に使用されているが，利点・欠点を熟知した上で慎重に使用する必要がある。標準型のLMとよりフレキシブルなスパイラルワイヤ入りのLMがある。

(1) LMの適応
① 短時間の全身麻酔
② 気管挿管を避けて全身麻酔を実施したい場合
③ 気管挿管が困難な場合の気道確保
④ ファイバースコープを使用して気管挿管をする場合の補助として

(2) LMの禁忌あるいはLMが不向きなもの
① full stomach あるいは胃内容逆流の恐れがある場合
② 消化管手術
③ 出血量の多い口腔内手術
④ 長時間陽圧換気を必要とする場合
⑤ 原則として，取り扱いに慣れていない人の使用

(3) LMの利点
① フェイスマスクよりも効果的な気道確保ができ，使用法も比較的簡単である。
② 気管チューブ挿管と比較すれば，挿入時の循環動態の変動（高血圧，頻脈，徐脈など）が少なく，覚醒時のバッキングや覚醒後の咽頭痛，嗄声，咳嗽も少ない。
④ チューブを固定してしまえば，手で下顎を挙上している必要がない。
⑤ 咽・喉頭部を損傷する危険が少ない。
⑥ カプノメータや麻酔ガス濃度モニターが希釈の影響を受けることなく使用で

きる。

⑦ オートクレーブ滅菌により再使用が可能である。

(4) LM の欠点

① 完全な気道確保はできないため，嘔吐や静的逆流がある場合には誤嚥の危険がある。特に覚醒時の嘔吐，誤嚥に気を付けること。

② 適応が限られる。

③ 胃チューブが挿入されている場合には，ガス漏れが大となり使用しづらいことがある。

④ チューブの屈曲，偏位による気道閉塞，換気不全が発生する恐れがある。

⑤ 加圧により，ガスを胃内へ送入してしまうことがある。

⑥ 喉頭蓋の屈折による気道閉塞や，喉頭痙攣を起こすことがある。

⑦ 頻度は少ないが，術後に咽・喉頭痛，嗄声，咳嗽が発現することがある。

(5) LM の使用サイズとカフに注入する空気の標準量

サイズ1：体重5 kg 以下に使用：2〜4 ml

サイズ2：体重6.5〜25 kg に使用：10 ml

サイズ3：学童から思春期までの患者あるいは身長145〜155 cm の成人患者に使用：20 ml

サイズ4：成人に使用：30 ml

(6) LM の挿入方法

LM の挿入には様々な方法があるため，各々の症例に最も適した方法を臨機応変に選んで挿入する必要がある。

挿入方法（その1）
 a．自発呼吸を残したまま挿入
 b．筋弛緩薬を投与して，自発呼吸を止めた状態で挿入

挿入方法（その2）
 c．喉頭鏡を使用せずに盲目的に挿入
 d．通常の気管挿管と同様に，喉頭鏡で喉頭展開をして挿入

挿入方法としては，a-c，a-d，b-c，b-d の組み合せが考えられるが，一般的な方法としては a-c が推奨されている。しかしながら，LM の挿入に不慣れのうちは，まず b-d で行ない，LM が喉頭蓋，声門部，食道などと，どのような位置関係で挿入・固定されるのかを見極めることが肝要である。また，a-d で行なう

場合には,喉頭鏡はあまり深くかけずに,舌を軽く圧排する程度にとどめておくのが無難である。成人患者に使用する場合の一般的な挿入方法は以下のように行なう。

① チオペンタール 4〜5 mg/kg またはプロポフォール 2 mg/kg をゆっくり投与して入眠させた後,亜酸化窒素 4 l・酸素 2 l・ハロタン 2〜3%(あるいはセボフルラン 4〜5%)を自発呼吸下に,麻酔深度が十分深くなるまで吸入させる。
② LM のカフの空気は,マスクにしわが寄らないようにしっかり抜いておく。
③ LM のマスクの外側,カフの先端部分にリドカインゼリーをていねいに,少量塗布する。
④ LM のチューブの根本に利き手の人差し指を上から添え,掌を上に向けた反対側の手で患者の頭頂部を下方へ押し,sniffing position をとる。
⑤ できる限り口を大きく開き,上顎の前歯の裏側に LM の背面を当て,硬口蓋に押しつけながら人差し指を添えたまま,一気に喉頭部へ押し進める。このとき,舌根を押し込まないように注意する。チューブが途中でひっかかって先に進まない場合は,無理に押し込まずにチューブを一度引き抜き,マスクの先端がまくれていないことを確認してから,再度挿入を試みる。
⑥ LM が正しい位置に挿入・留置された感覚が得られたならば,カフを標準量の空気で膨張させ,左手でチューブをしっかりと固定しつつ,チューブに麻酔器の蛇管を接続し,バッグを軽く加圧してみる。あまり強く加圧すると空気を胃内に送入するので,15 cmH_2O 以上の圧はかけないようにする。加圧したときにリークがある場合には,カフに 3〜5 ml の空気を追加注入してみる。
⑦ 加圧した時にスムーズに換気できるようであれば,チューブをしっかりと固定する。チューブは自然の形で放置し,無理に頭側に向ける必要はない。
⑧ チューブを固定したのち,再度換気してみる。スムーズに換気できない場合には,チューブの挿入位置が正しくないと考え,チューブを一度抜去して再挿入を試みる。

以上が一般的な LM の挿入方法であるが,もし開口,喉頭展開が可能であり,筋弛緩薬の使用を避ける必要がなければ,筋弛緩薬(スキサメトニウム,ベクロニウムなど)投与下に通常の気管挿管と同様に舌圧排・喉頭展開を行なって LM を挿入するのが最も容易な挿入方法と考えられる。また,喉頭展開を行なわずに

挿入する場合には，右手（利き手）で十分に開口し，左手でLMを挿入する方が容易に挿入できるとの経験談もある。

(7) LM使用時の注意点

① 筋弛緩薬を使用せずに挿入する場合，麻酔深度が十分でないと，挿入操作によって喉頭痙攣が誘発されることがある。プロポフォールは咽・喉頭反射抑制作用があるため，LMの挿入に有用とされている。

② LMのカフ内圧は，空気注入後60分前後でピークに達するとされている。通常は周囲組織に傷害を及ぼす心配はまずないとされているが，内圧は低い方が好ましく，リークがあるからといって一定量以上の空気を大量に注入してはならない。リークが許容範囲以上にあると判断した場合は，一度チューブを抜去して再挿入を試みるか，チューブのサイズをひと回り大きなものに換えて再挿入してみる。

③ チューブを抜去するときは，カフを十分に脱気し，大きく開口してゆっくり抜去する。

④ 麻酔中，頸・頭部の位置の動きによって，チューブが屈曲し換気不全が生じる恐れがあるので，術中は頸部を伸展位に保った方が安全と考えられる。

⑤ 麻酔中に換気不全，その他のトラブルが発生した場合には，LMの継続使用に固執することなく，通常のマスク麻酔や気管麻酔に切り替えるなど，臨機応変の措置が必要である。

(8) LMと気管支ファイバースコープを用いた気管挿管法

開口は可能だが，気管挿管は困難な症例に対して，LMと気管支ファイバースコープを使用して気管挿管を施行する方法がある。まず，麻酔深度が一定以上に達したところでLMを正しい位置に挿入・留置し，換気を確保する。ついで，挿入しようとする気管チューブ（気管チューブのサイズは，LMの内腔をスムーズに通過する必要があるので，細いチューブしか使用できない）の中に細めの気管支ファイバースコープを通し，このファイバースコープをLMの中を通して進める。そうすると，ファイバースコープは声門の方向に進んでいき，容易に気管内に挿入できる。ファイバースコープを気管内に十分深く挿入したならば，気管チューブを押し進めて気管内に挿入し（**図115**），ファイバースコープを抜去する。本法をスムーズに実施するためには，通常の気管支ファイバースコープを用いた

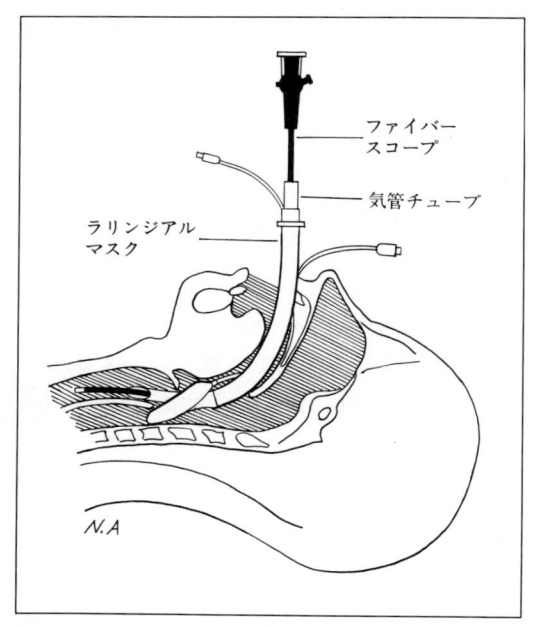

図 115 ラリンジアルマスクと気管支ファイバースコープを
用いた気管挿管法

気管挿管法と，LMの挿入法に精通していることが望ましい．気管挿管が困難な症例で，喉頭痙攣や嘔吐が発生した場合には，著しく危険な状態に陥る恐れがある．

4. 気管挿管困難症例に対して使用する特殊な器具，挿管法

気管挿管が著しく困難な場合の挿管方法（意識下盲目的経鼻挿管法，気管支ファイバースコープを用いた挿管法，逆行性挿管法，ラリンジアルマスクを用いた挿管法）については一部前述したが，ここでは挿管困難についていくつかの事柄を追記し，併せて挿管困難症例に対して使用する特殊な器具や挿管方法について記述する．

(1) 挿管困難の定義

資格を持った麻酔科医が，喉頭鏡の使用による2度にわたる挿管操作を試みても挿管できない場合，通常の挿管方法で挿管操作に10分以上要する場合，などと定義されている。挿管困難の発生頻度は1～2％位と思われる。近年，挿管困難症例が以前と比較すると多少増えているように思われる。

(2) 気管挿管困難症例の予測

① 開口制限（最大限に開口して2横指以上開口できない場合，4cm以上開口できない場合）がある場合。

② 頸椎の運動制限・可動制限が認められる場合（頸部の最大伸展と最大屈曲の角度が80°以下の場合）。

③ 小顎や下顎の後退が認められる場合。

④ 甲状軟骨・頤間距離が6cm以下の場合。

⑤ 扁桃肥大や，就眠中にひどくいびきをかく場合，睡眠時無呼吸の既往が認められる場合。

⑥ 上歯列と下歯列の段差が著しい場合（いわゆる突出歯，出っ歯が認められる場合）。

⑦ 著しい肥満，猪首（力士やプロレスラーのように首が太く肩にめり込んでいるような場合）が認められる場合。

⑧ 妊娠後期

⑨ 前歯がグラグラしていたり，上歯列あるいは下歯列の左半側が欠如している場合（喉頭鏡のブレードが落ち込んでしまうため）。

⑩ 気道圧迫を伴う頸部腫脹，血腫などが認められる場合。

⑪ 口峡（口腔と咽頭との間に位する峡窄部で，上壁は軟口蓋，側壁は口蓋弓，下壁は舌根）が狭い場合（顔形が逆三角形で，下顎が細く奥に引っ込んでいる場合）。

⑫ 顔の大きさに比較して相対的に口が小さく，舌が大きい場合。

⑬ 有意識下に開口した時に，軟口蓋，口蓋垂が十分に視認できない場合や硬口蓋しか視認できない場合。

⑭ 下顎骨が側方（横）に突出してマスクが保持しずらい場合。

⑮ 有意識下に喉頭鏡を一瞬かけてみて，喉頭蓋の先端がチラッとも視認できな

い場合.

⑯ 以上のほか,**表10**を参照のこと.

以上のように挿管困難が予測された場合には,必要にして十分な準備,主治医との綿密な打ち合わせ,患者の協力が必要と判断した場合の十分な説明と協力の要請などが必要である.さらに,忘れてならないのは挿管困難が全く予測されなかったにもかかわらず,挿管操作を開始してからはじめて挿管困難に気付く症例が少なくないという事実である.

(3) 挿管困難が予測された場合に準備すべき器具

挿管困難症例に遭遇した際に使用する器具を,「挿管困難対策用キット」としてひとまとめにして,専用の麻酔カートに揃えておくことが強くすすめられる.使用する器具は各々の施設によって多少異なるであろうが,一例として以下のような器具を揃えておく.

① 経口および経鼻エアウェイ(2サイズずつ)
② 内径 5.5〜6.5 mm の細い気管チューブ(カフありまたはカフなし)
③ ラリンジアルマスク(2サイズ),またはラリンジアルマスクファーストラック(2サイズ)
④ ガムエラスティックブジー(気管チューブイントロデューサー),チューブチェンジャー
⑤ 特殊な喉頭鏡 2〜3つ:特殊な喉頭鏡としては,ブラード喉頭鏡,レバー付き(マッコイ)喉頭鏡,ベルスコープブレード,左利き用マッキントッシュブレード,プリズムを装着できる喉頭鏡,その他がある.
⑥ 発光スタイレット,ライトワンド
⑦ 逆行性挿管を行うための器具類
⑧ ファイバースコープ挿管に必要な機器類
⑨ ミニ気管切開用キット,緊急輪状甲状膜切開セット,メスの刃
⑩ 気管切開用チューブ(細目のもの)

(4) 特殊な気管挿管法

① ラリンジアルマスクファーストラック(LMA-F)を用いた挿管:LMA-Fは,標準型の LM よりもシャフトの内径が太く,長さも短く,シャフトを金属として解剖学的彎曲をつけ,開口部にスリットの代りに喉頭蓋挙上レバーを設

け，金属性のハンドルを装備している。使用方法は，まずLM挿入時と同様の手技でLMA-Fを挿入・留置し，確実に換気できることを確認して十分な酸素化を行なったのち，LMA-F用挿管チューブ（スパイラルワイヤー入りシリコン製気管チューブ）を盲目的に挿入する。スムーズに挿入できない場合は，チューブのサイズを替えてみる，マスクのサイズを替えてみる，などの操作を行う。LMA-Fでとりあえずスムーズに換気が可能であれば，急いで気管チューブを挿入することにとらわれずに，落着いて次のステップを考える。LMA-Fの内腔を通してファイバースコープを挿入し，声門部をよく観察して場合によってはまずファイバースコープを気管内に挿入し，次いでファイバースコープにかぶせておいた気管チューブを挿入してもよい。LMA-Fの挿入には多少の慣れが必要である。

② ガムエラスティックブジー（気管チューブイントロデューサー）を用いた挿管：喉頭展開により，喉頭蓋の背面が十分に視認できるか，声門の一部がチラッとでも視認できる場合には本法が有用である。まず，あらかじめ多少細目の気管チューブの内腔にブジーを通し，ブジーを喉頭蓋の腹側にそわせるようにして（喉頭蓋の下を潜らせるようにして）進める。ブジーの先端に適度な角度をつけておくことおよびブジーと気管チューブ内面にリドカインスプレーを十分に噴霧しておくことが大切である。ブジーが気管内に挿入されたか否かは，甲状軟骨附近に手指をしっかりと押し付けておくとだいたい見当がつく。自分の両手が使えない時は，介助者に手伝ってもらう。日頃から，ブジーが気管内に挿入された時の感触を養っておくこと。ブジーが気管内に挿入されたならば，左手でブジーをしっかりと固定しつつ，右手でチューブを静かに気管内に進める。左手の喉頭鏡を残したままにしている場合には右手でブジーを固定し，介助者にチューブを進めてもらう。経口的にブジーが挿入できない場合は経鼻的に挿入する場合もあるが，ブジーにリドカインゼリーを十分に塗り，絶対に鼻出血を起こさないように注意する。ブジーを暴力的に挿入してはならない。挿管困難の際に鼻出血が起きるとますます喉頭展開が難しくなる。初心者は経鼻的なブジー挿入はやらないほうが無難である。ブジーの代りにチューブチェンジャー（チューブ交換用の中腔性の長い管）を使用してもよいが，多少腰が弱いため気管チューブがスムーズに挿入できないことがある。

③ 発光スタイレット（ライト付きスタイレット：トラキライト）を用いた挿管：頸部の軟部組織を通過した光をガイドに気管チューブを盲目的に挿管する方法である．気管チューブにライト付きスタイレットを適切な位置に装着し，チューブ先端をほぼ 90°に屈曲させる．患者の頭部を後屈させるか下顎を挙上し，チューブを口腔内に挿入する．前頸部の軟部組織を通過した光りで気管を確認してチューブを挿入する．本法も多少の訓練が必要である．術後喉頭痛の発生が多いといわれている．

以上の他にも挿管困難症例に対して使用する器具や特殊な挿管方法にはいろいろある．どのような器具を使用しようとも，挿管方法を採用しようとも，慣れが必要である．麻酔業務に携わる医師は，どのような方法でもよいからどれか一つ，得意な挿管方法をマスターしておくことが強くすすめられる．ちなみに，筆者の働く施設では，ブラード喉頭鏡またはブジーを用いて挿管することが多い．

〔本章の参考文献〕
1. 井上哲夫監訳：エアウェイブック．メディカル・サイエンス・インターナショナル，東京, 1997
2. 芦澤直文：麻酔の安全性．安全工学 37：6, 1998
3. 沼田克雄監修：ディプリバン．Excerpta Medica，東京, 1997
4. 鈴木 太ほか：脊椎麻酔における AJ-007（塩酸ブピバカイン）の臨床試験．麻酔 47：447〜465, 1998

第 11 章
麻酔いろは歌

筆者は武道と将棋が大好きであるが，両者には古来よりその道の極意を後世に伝えた数多くの和歌や格言が残されている。これらの和歌や格言は，何百年もの間に幾多の名人達人等が血の滲むような修業や生死をかけた真剣勝負から会得したまさにその道の極意を記したものであり，一言一句といえども疎かにはできない。初心の間はその真意がよく理解できない和歌でも修業を重ねていくにつれ次第に理解できるようになってくるものである。この「麻酔いろは歌」は，無論真剣勝負によって会得した云々……といった程大袈裟なものではないし，第一そのようなものを筆者が書けるわけもないが，筆者のこれまでの麻酔経験から，「これだけは注意してほしい」とか，「これだけは忘れないでほしい」といった事柄を思いつくままに書き留めたものであり，雑誌「麻酔」12月号（1977）に紹介したものとほぼ同じものである。我ながらこれは名句（？）と思うものもあれば，苦しまぎれに無理矢理こじつけたような劣句もあるが，句の上手下手はともかくも，この句集が実戦で少しでも役に立つことがあれば幸である。麻酔科学は日進月歩であるが，この「いろは歌」の中には10年後，20年後にも通用するものが少なくないと信じている。（この句集は，もともとは筆者が東大病院麻酔科

の研修医達のためにつくったものであり，研修医のオリエンテーションに使用していたものである）。なお，最初に「いろは歌」を作成してからすでに25年以上経過したため，一部内容を追加・変更した。

ⓘ 一回で入れろ点滴あともよし

朝，第一例目の麻酔の点滴を繰り返し失敗するとその日一日何かとミスが続く傾向がある。要は"一回で必ず成功させるぞ"という慎重な態度，集中力，患者に少しでも痛い思いをさせないという思いやりの心が大切である。
静脈確保を失敗しないコツはまず静脈を十分に怒張させることである。

ⓡ 老人は薬に弱いぞ少しずつ

一見元気そうにみえる高齢者でも年は年である。チオペンタール，プロポフォール，麻薬，局麻薬などの投与はゆっくりと少量ずつ投与するのが安全である。高濃度の揮発性麻酔薬の吸入は短時間であっても著明な血圧低下を起こすことがあり，はなはだ危険である。全身衰弱，心機能低下，循環血液量減少などがみられる場合にも，薬液の投与は緩徐に行うこと。

ⓗ 始める前にもう一度点検麻酔台

必要な薬剤，器具などがそろっているか否か，チューブの種類やサイズ，喉頭鏡のブレードの大きさなどが適当か否か，必要なモニターの用意はできているか否かなどを導入前にもう一度ゆっくり点検すること。麻酔器の始業点検も無論忘れてはならない。人工呼吸器の1回換気量，呼吸回数もチェックしておくように。

ⓝ ニューロレプト（NLA）いつの間にか息止める

麻酔中にNLAを使用した場合は呼吸管理を慎重に。術後回復室などでいつの間にか自発呼吸を止めていることがある。呼びかけに応答するからといって決して油断をしないように。脊麻や硬麻の補助として鎮痛・鎮静薬を投与した場合も，呼吸抑制や舌根沈下による気道閉塞に注意すること。

㊭　ポストラウンドで初めて気が付く麻酔ミス

ポストラウンドは必ず実行すること。粗雑な気管挿管や局麻（脊麻，硬麻，ブロックなど）手技による合併症などは術中には気付かない（症状が出ない）ことも多い。術中の片肺挿管や換気不足，過剰（少）輸液（血），脊麻後の頭痛，挿管後の嗄声，硬麻後の腰痛などにもポストラウンドで気付くことがある。

㊺　屁理屈や弁解，居直り無用なり

指導医の指示通りにすること。疑問の点は，あとでゆっくり検討すればよい。手術室内での長時間の議論は避けるように。自分がミスをした場合はくどくどと弁解したり，屁理屈をこねたり，逆に居直ったりすることは厳禁である。
素直な初心者ほど上達が早いものである。

㊳　動脈瘤血圧上げるな咳さすな

動脈瘤患者の麻酔導入は慎重に。不用意にスキサメトニウムを投与したり挿管を試みると著明な血圧上昇を招き動脈瘤破裂を惹起する恐れがある。バッキングを起こさぬように注意すること。挿管操作は一回で成功させること。

㊡　チアノーゼ，酸素，接続，チューブ，圧

麻酔中突然チアノーゼに気付くことがある。このような場合まずチェックすべきことは，① 酸素の流量計に酸素が十分流れているか，② 蛇管とコネクター，チューブやレスピレータと麻酔器などの接続がはずれていないか，③ チューブが抜けていないか，片肺挿管や分泌物の貯溜はないか，④ 血圧は？　パルスオキシメータの値は？　酸素濃度計の値は？　などである。もっとも肝腎なことは「チアノーゼに早く気付くこと」である。パルスオキシメータが普及した今日でも，術野の血の色に留意する姿勢は大切である。

㊫　リバースは急ぐな患者の様子みて

非脱分極性筋弛緩薬を使用した場合，手術が終了したからといって機械的にただちにリバースするのは危険である。筋弛緩薬を最後に投与した時刻，量，他の薬剤との関連性などを考慮し，まず十分な換気を行ない CO_2 を除去し，患者の様

子を観察しながらゆっくりとリバースするのが安全である。炭酸ガスが蓄積した状態でリバースしてはならない。

⓷ 抜けてからあわてるよりも抜けぬ工夫

乳幼児や入れ歯をはずした患者ではチューブが抜けやすい。特殊な体位（坐位，腹臥位など）のチューブの逸脱は致命的となる。開口器を使用する手術では開口器が固定されるまでは手でチューブを固定しておくのが安全である。

⓷ ルンバール10分間は手術待て

局麻薬注入後ただちに体位をとり布をかけて手術を開始するのは最も危険である。特に術者が自分で麻酔をした場合，最低10分間は患者の血圧，呼吸，麻酔レベルなどをチェックした後体位をとるのが安全である。執刀後も10分間位は1分ごとに血圧，呼吸などを看護婦に報告させる位の慎重さが必要である。自動血圧計の血圧測定間隔は，2～2.5分毎の測定に設定しておくこと。

⓷ 本を読むな　いねむりするな麻酔中

長時間の手術では疲れてきたり退屈したり眠くなってきたりすることも少なくない。このような時麻酔器にもたれて仮眠したり，週刊誌を読んだり，詰将棋を考えたりする研修医がいるが，原則として麻酔中の読書や仮眠は禁物である。麻酔とは読書や仮眠しながらできるほど簡単，安全なものではない。だいいち，一生懸命手術をしている術者や手洗いの看護婦に対しても失礼である。

⓷ ワゴスチグミンでリバースできなきゃバッグおせ

脱水，アシドーシス，低カリウム血症，末梢循環障害などがある場合にはネオスチグミン（ワゴスチグミン®）によるリバースが奏効しないことがある。このような場合にはネオスチグミンを必要以上に大量投与したりすることなく，まずリバースできない原因を調べるのが定跡であり，とにかく原因がはっきりするまで黙って人工呼吸を続けるのが安全，確実である。

㊙ カリウムが高けりゃサクシン要注意
熱傷，尿毒症，挫滅症候群，四肢麻痺などの患者ではスキサメトニウムの投与により血清K値の急激な上昇が起こり重篤な不整脈や心停止が発生する恐れがある。まずはスキサメトニウムを使用しない麻酔方法を選ぶのが無難であろう。

㊙ 良い麻酔　急(せ)かない，事故ない，怖くない
「良い麻酔とは？」という質問に対して一言で答えるのは難しい。しいていえば「急がず，事故を起こすことなく，手術のやり易い，患者に不安，恐怖感を与えず，術者や看護婦たちに不信感を抱かせないような麻酔」というところであろう。必要以上に急ぐのは事故のもとである。全身麻酔から 5 分間より早く覚醒することが，患者の人生にとってどれ程の意味があるのか？　を考えれば急ぐ必要のないことに気付くであろう。

㊙ 体位換えたら血圧，呼吸すぐチェック
体位変換は時として循環系や呼吸系に重大な影響を及ぼすことがある。体位を変換した場合はただちに血圧，呼吸をチェックすること。体位変換後急激な気道閉塞の症状がみられたらチューブの逸脱，片肺挿管，カフによる気道閉塞などを疑う必要がある。

㊙ レスピレータはすぐに使わずバッグおせ
研修医の中には用手人工呼吸を嫌がる者がいる。しかし導入直後からレスピレータを使用するのは禁物である。気管挿管後はしばらくは用手人工呼吸を行ない，胸部，頸部の聴診を反復して行い，筋弛緩薬や吸入麻酔薬などの薬剤が十分効いてくるのを待ち，血圧も安定してきたらレスピレータを使用してもよい。いずれにせよ用手人工呼吸を嫌がるようなことがあってはならない。

㊙ 挿管時ゆるむな左手よけろ舌
挿管に失敗する原因の大部分は ① 左手（喉頭鏡を持っている手）の力の入れ具合が不十分か，② ブレードの先端の位置が不適当か，③ 喉頭鏡で舌を左側に完全に圧排していないため舌が視野を妨げたり，チューブの挿入の邪魔をしている

ためであることが多い。初心者のうちはスタイレットを使用せずに挿管する練習をすると左手のゆるむくせをなくすのに効果がある。喉頭を展開したらまず喉頭蓋の背面を確認すること。

㋑　ついさっき見たのにもう無いガス，輸液

酸素や亜酸化窒素のボンベが小さい場合は，よほど注意していないと，いつの間にかボンベ内のガスが空になっていることがよくある。また，輸液ボトルが空になっていることも珍しくない。揮発性麻酔薬の気化器が空になっていることもある。麻酔中は目配り気配りが大切である。

㋧　寝る前に立てろ明日の麻酔プラン

特殊疾患や poor risk の麻酔に当たっている場合は前日のうちに十分な用意をしておくこと。導入直前になって麻酔方法や使用する薬剤をあれこれと考えるようでは良い麻酔は期待できない。

㋵　慣れてきた頃があぶない油断するな

麻酔研修も丸3カ月位過ぎると一通りのことはできるようになり，ある程度の自信もついてくる。外回り（研修医を指導している麻酔科専属の指導医クラスの医師）も監視の目をゆるめがちである。しかしこの時期がもっともあぶないのである。「生兵法は大ケガのもと」ではないが研修3カ月の終り頃にもう一度研修医を集め諸々の注意を与えるのがよい。

㋶　ラウンド（プレラウンド）は患者診てからプレメディを

プレラウンドでは必ず患者を診ること。カルテと検査データだけを見て投薬を指示してはならない。ましてや前投薬を電話で指示するのは事故のもとである。
指示簿はわかり易い文字で記載すること。mg や ml の単位は明確に。

㋰　無理するなうまくできなきゃ人を呼べ

点滴，挿管，局麻（脊麻・硬麻など），動脈カニュレーションなどある程度ねばっても成功しない場合は「手を換えてみる（他の人にやってもらう）」ことが必要

である。いつまでも未練がましくねばったり，意地を張るのは決して良い結果を招かないことが多い。

⑤　うつぶせや坐位での手術リスク大
腹臥位や坐位での手術は循環系に変化を起こしやすく，チューブの逸脱や呼吸抑制，換気・血流分布の異常，静的逆流，空気栓塞，などの合併症も起こりやすい。特に長期間病床にある患者や，全身状態の著しく悪い患者ではこれら特殊な体位をとるだけで心停止を起こすことさえある。またこれらの体位では蘇生術を施すのが容易でないため益々リスクが大となる。

⑩　のろのろとするくせつけるな手際よく
麻酔の仕事は決して急いだりあわててするものではない。しかし時として非常に急がねばならないことも少なくない。一本の点滴が速やかに入るか否かが患者の生死の別れめとなることすらある。したがって常日頃より「急いでもきちんとできるだけの技術，判断力」などは身につけておかねばならない。それには普段から仕事を一定のリズムで手際よくする習慣をつけておかねばならない。普段ちゃんとできないことが，緊急時にうまくできるわけがない。

㊍　黄疸やイレウス・パンペリ　プレショック
黄疸やイレウス，汎発性腹膜炎などは急性腹症として緊急手術を施行することが少なくない。これらの患者では発熱，脱水，アシドーシス，電解質異常，心電図異常，腎障害などのみられることが多く，不用意な麻酔操作ははなはだ危険である。ショック準備状態と考え慎重な麻酔管理をする必要がある。

㋕　首よりも上での手術事故多し
唇裂・口蓋裂形成，扁摘，声帯ポリープや気管内異物摘出など手術操作が頭部，顔面，口腔内，咽喉頭，気管に及ぶ手術では事故が起こりやすい。特に術者が患者の頭側にいる場合は異常事態の発生に気付くのが遅れがちであり，これらの手術では術後の気道確保にも留意する必要がある。

や　やり慣れた method でやるのがまず安全

普段働いたことのない病院で麻酔をかけざるをえないことがある。そのような場合は普段使い慣れた薬剤や器械がないため使ったことのない麻酔薬や器械を使用せざるをえないことがある。また普段あまりやっていない麻酔方法を要求されることもあろう。しかしやり慣れていないことは人の少ないところでは絶対やらないこと。

ま　マスク持つ手つきでわかる上手下手

バッグとマスクで上手に人工呼吸するのは麻酔や救急蘇生の最も基本的な手技であり，マスクを保持している手つきをみれば麻酔科研修の経験があるか否かだいたい見当がつく。入歯をはずした老人や猪首，肥満した乳幼児ではマスクを上手に保持して人工呼吸をするのが難しいことがある。エアウェイを上手に使いこなせるようにトレーニングを積んでおくこと。

け　検査データもう一度自分で読みなおせ

検査データをチェックする場合は，まずそのデータが何月何日に検査されたものであるか必ずチェックすること。心電図や呼吸機能は慎重に読みなおし，「この程度なら手術や麻酔に耐えられるでしょう」などという内科医や小児科医のコメントをうのみにしないこと。実際に麻酔をするのは自分であることを忘れぬように。

ふ　不整脈リドカインよりもバッグおせ

麻酔中に不整脈が発生した場合，まずその不整脈がただちに治療を必要とする性質のものか，あるいはしばらくは放置しておいてもよいのかを判別し，リドカイン，プロカインアマイド（アミサリン®），プロプラノロール（インデラール®），ベラパミル（ワソラン®）などの抗不整脈薬などはすぐに使用せず，十分な換気をしてハイポキシア，CO_2 蓄積を除き，麻酔深度が浅すぎたり深すぎたりしていないことをチェックすることが大切である。なお，CO_2 の排け過ぎ（ET_{CO_2} の著しい低下）も不整脈の原因となることがある。

㊁　鈎引きや足持ちと同じバッグおし

昔から外科医は「鈎引き3年」，整形外科医は「足持ち3年」，「ギプス巻き3年」などといわれてきたが，さしずめ麻酔科では「バッグおし3年」，「マスク持ち3年」というところであろうか。簡単そうにみえてもマスターするには年月がかかるということである。

㊄　エクトピー（子宮外妊娠）や帝切より怖いD＆C

短時間で終る手術では麻酔科医が慎重さを欠きやすい。よく「麻酔には大麻酔小麻酔の区別なし」といわれるが，D＆Cやアッペの麻酔ほど恐ろしいものはない。これは麻酔が難しいためではなく，麻酔科医が油断をするからである。短時間で終わる手術でも，必須モニターは必ず装着し，麻酔チャートは必ず作成すること。

㊂　出歯，肥満，猪首，小顎気をつけろ

いずれも挿管困難が予測されるものである。術前の慎重な診察によって挿管困難な症例の大部分は導入前に予測がつくことが多い。もし挿管困難な症例にぶつかっても決してあわてないように。まずはマスクで人工呼吸をしながら挿管できない原因を冷静沈着に判断し適切な対策を考えるように。できるだけ沢山の人を集めることも忘れてはならない。

㊀　アノキシア　プルス，血の色，アリトミー

血圧の上昇または下降，心拍数増加，チアノーゼなどの中でアノキシア（ハイポキシア）の際の最も早期の徴候は心拍数の増加といわれている。しかし心拍数の増加は術中であればむろん他の要因でも起こり，むしろ血の色（黒くなる）や不整脈で初めてアノキシアに気づくことが多い。したがって術中は血液，皮膚，爪の色に絶えず注意し，術者から「血の色が黒いぞ」といわれてからアノキシアに気付くようでは麻酔科医失格である。パルスオキシメータの普及でアノキシアにいつまでも気付かないということはほとんどなくなったようではあるが，事故事例ではパルスオキシメータが装着されていないことがある。

㊥ 先を読め，後手にまわると悪循環

手術はなかなか予定通りにはゆかないものである。1時間予定が数時間もかかったり，輸血予定のない患者に大量輸血が必要となることもある。麻酔中は術野から目を離すことなく手術の進行状況を見守り，つぎに起こる事態を絶えず予測して先手先手と仕事をするのが肝要である。脊麻のように麻酔効果が手術途中で切れてくる恐れがある場合には，その際の対処方法をあらかじめきちんと考えておくこと。

㊞ 急変時　なにより先に人集め

麻酔中に突発的な事故や危機的状況が発生した場合にはまず一人でも多くの医師，看護婦を集めること。一人でできることは限られているし，事故を起こした当事者は気が転倒し冷静沈着な判断力を失って，普段簡単にできることもなかなかうまくできないものである。

㊤ 夢にまで見る full stomach のおそろしさ

full stomach の患者の麻酔はもっとも危険な麻酔のひとつである。一秒を競う本当の緊急手術以外は手術開始を1分でも先に延ばしてもらうのが安全である。麻酔は「無事に終って当たりまえ」であり，無理な麻酔をして事故が起こった場合は弁解の余地がない。麻酔とは究極的には患者のためにするのであって術者のためにするのではないことを忘れず，いかなる場合も原則に忠実に，定跡どおりにするのがよい。

㊪ 目が醒めなきゃ糖，ガス，体温，尿チェック

手術終了後思い当たる原因がないにもかかわらず麻酔からの覚醒が遅延することがある。このような場合は強い刺激を与えて無理やり覚醒させようとしたり，中枢神経刺激薬を不用意に投与したりしてはならない。血糖値，動脈血ガス分析値，体温，尿量，電解質などをチェックし，必要ならば胸部X線写真や筋弛緩薬の影響なども調べてみる。術者に手術自体の影響があるか否かをたずねてみることも大切である。高齢者では，術中に脳梗塞を起こすことがある。

㋯　ミス招く寝不足，イライラ，二日酔い

麻酔事故は注意力が散漫となった時，原則を無視してむちゃをした場合，判断力が低下している場合などに起こりやすい。麻酔の仕事は朝早くから始まることが多いため，前夜の夜ふかしは禁物である。麻酔中に術者や看護婦と口論したり，アルバイトに出かける時間が迫っているのに手術が終りそうにない時などもイライラして事故を起こしやすい。安全・確実な麻酔を実施するためには，まず自分の心身のコンディションを安定させておくこと。

㋛　ショック患者わずかなことで心停止

ショック患者では急激な体位変換，急速輸血・液，軽度のハイポキシアなどで容易に心肺危機に陥ることがある。麻酔薬の投与は少量ずつ患者の状態を監視しながら慎重に。

㋪　皮膚さわり汗をかいてりゃ要注意

術中の発汗過剰は体温上昇，浅麻酔，低血糖，CO_2蓄積などにみられるいやなサインである。筆者がインターンの時「術中の発汗はプレショックと思え」と教わった覚えがある。

㋲　「もう終った」とゆるむ心が事故招く

手術が終了し外科医が手をおろしても麻酔が終わったわけではない。手術終了時は麻酔事故が最も起こりやすい時でもある。薬液の誤注入，抜管直後の嘔吐，誤嚥，喉頭痙攣，喉頭浮腫による気道閉塞などいろいろな偶発・合併症に留意する必要がある。患者が回復室にいる間も「いまだ麻酔中」と心得て決して油断しないように。各種モニターの装着を怠ってはならない。

㋝　喘息はめったに起きない気道みよ

既往歴に喘息がないにもかかわらず麻酔中に喘息が発生することはごくまれである。研修医に「喘息発作を起こしたのですぐ来てください」と呼ばれて急いでかけつけてみると，たいていは片肺挿管，カフによる気道閉塞，頭部の傾け具合によって起こるチューブによる（？）気道閉塞などがほとんどである。気管内に分

泌物が多量に貯溜していることもある。無気肺，気胸の有無もチェックせよ。

㊙ 少しでも気になることはすぐにやれ

麻酔中には「少し気になること」がたくさんある。例えば「血の色が少し悪い」，「気道に分泌物が少し貯溜している」，「輸血が少し足りない」，「胃管を留置した方がいいかな？」，「点滴が1本で足りるかな？」，「気管切開しておいた方が安全かな？」などいちいち挙げていてはきりがないが，とにかく気になることはその場ですぐに解決しておくのがよい。術者に遠慮して気管内吸引を躊躇したり，「まあまあ大丈夫だろう」という安易な気持ちが重篤な結果を招くことがある。

〈いろは歌の謎〉

いろは歌の作者は不明であるが，もともと7文字ずつに区切られて書かれており，各行の最後の文字を順に並べてみると，「とかなくてしす」となる。すなわち，「咎（罪）なくて死す」の意味であり，この歌は，罪なくして死罪となった囚人の「呪いの歌である」との説が，古くは江戸時代より伝えられている。麻酔にたずさわるわれわれ医師やナース達は，患者が「とかなくてしす」ことのないように，細心の注意を払って仕事にあたらなければならない。

付　　　録
―各種合併症，その他の知識の整理―

1) 術前患者の状態評価

① 一般によく用いられる方法は good, fair, poor risk である。全身状態が極めて悪く，手術や麻酔によって生命の危険があるものは serious risk とする。
② American Society of Anesthesiologists (ASA) の分類。
　Class 1. 局所疾患以外系統的合併症がなく，一般状態の良好なもの。
　Class 2. 軽度，中等度の系統的疾患を有するもの。
　Class 3. 重症な系統的疾患を有するもの。
　Class 4. 生命に危険な系統的疾患を有するもの。
　Class 5. 生存する可能性が殆んどないもの。
Emergency. 緊急手術は各番号の次にEを記載する。

2) 術前の長期薬剤投与と麻酔施行上の注意点

薬　剤　名	注　意　点
副腎皮質ホルモン	副腎機能低下により，ショックを起こし易い。
降圧利尿薬	低カリウム血症，不整脈，脱水
降圧薬	節遮断薬などでは徐脈，血圧低下
抗生物質	フラジオマイシン，ストレプトマイシンなどの腹腔内投与により d-ツボクラリン剤の作用遷延し，術後無呼吸を起こし易い
MAO拮抗薬	鎮痛薬，バルビツレート，麻薬，筋弛緩薬，昇圧薬の作用増強，低血圧を起こし易い
ジギタリス剤	低カリウム血症，ジギタリス中毒
アスピリン	出血傾向，血液希釈
抗コリンエステラーゼ剤	スキサメトニウムの作用増強

3) 各種合併症

(1) 体外循環の合併症
  ① 低血圧
  ② hypovolemia
  ③ 空気栓塞
  ④ 肺合併症
  ⑤ 乏尿,無尿
  ⑥ 溶血,出血傾向
  ⑦ 不整脈
  ⑧ 代謝性アシドーシス
  ⑨ 感染
(2) 低体温麻酔の合併症
  ① 心室細動,心室性頻脈
  ② 出血傾向
  ③ 冷却,加温時の凍傷,熱傷
  ④ 代謝性アシドーシス
  ⑤ 長時間で肺合併症,末梢神経麻痺
(3) 低血圧麻酔の合併症
  ① 乏尿,無尿
  ② 脳血栓
  ③ 低血圧持続
  ④ 心筋梗塞,心停止
  ⑤ 覚醒遅延
  ⑥ 術後出血
(4) 輸血の合併症
  ① 溶血反応
  ② 発熱反応
  ③ アレルギー反応
  ④ 感染
  ⑤ 循環系負荷
  ⑥ 空気栓塞
  ⑦ 出血傾向
  ⑧ クエン酸中毒
  ⑨ 静脈炎,血栓
  ⑩ 異型輸血
(5) 気管切開の合併症
  ① カニューレの閉塞
  ② カニューレ抜去困難症
  ③ カニューレ抜去後の浮腫,肉芽形成
  ④ 出血
  ⑤ 気管-食道瘻
  ⑥ 感染
  ⑦ 気胸,皮下気腫
(6) 閉胸心マッサージの合併症
  ① 肋骨,胸骨の骨折
  ② 気胸,血胸
  ③ 肝,胃破裂
  ④ 脂肪栓塞

4) 酸素欠乏の分類

① anoxic anoxia　　（無酸素性無酸素症）
② anemic 〃　　　（貧血性 〃 ）
③ stagnant 〃　　　（停滞性 〃 ）
④ histotoxic 〃　　（組織中毒性 〃 ）

5) 麻酔中,麻酔後に見られる不整脈,ハイポキシア,痙攣の原因

(1) 不整脈の原因
① 電解質（特にカリウム）異常
② 炭酸ガス蓄積
③ 血圧低下,冠血流低下
④ 著しいアシドーシス,アルカローシス
⑤ 迷走神経反射
⑥ スキサメトニウムの使用
⑦ 心筋被刺激性を亢進させる薬剤の使用
⑧ ハイポキシア
⑨ 浅麻酔
⑩ 気管チューブの挿管,抜管操作
⑪ 空気栓塞
(2) ハイポキシアの原因
① 吸気中の酸素濃度低下
② 気道閉塞（チューブのトラブル,喉頭・気管支痙攣,舌根沈下,その他）
③ 換気不全（呼吸抑制,バッグの押し方が不十分,レスピレータの接続はずれ,その他）
④ 心不全,ショック
⑤ 高熱
⑥ 拡散性酸素欠乏
⑦ 麻酔薬過量
⑧ 拡散能力低下
⑨ 換気・血流比の異常
⑩ 静脈血と動脈血の混合
(3) 痙攣の原因
① ハイポキシア
② 炭酸ガス蓄積
③ 局麻薬過量投与
④ 脳血管障害（出血,栓塞,その他）
⑤ てんかん,脳腫瘍
⑥ 高熱
⑦ 脳圧亢進
⑧ 脱水
⑨ アルカローシス,アシドーシス
⑩ 低カルシウム血症
⑪ モルフィンの過量投与
⑫ 覚醒剤投与
⑬ 低血糖,インスローマ

6) 麻酔深度の分類

第1期：無痛期……意識が消失するまでの時期
第2期：興奮期……興奮状態を示す時期
第3期：手術期……角膜反射消失から,呼吸停止までの時期
　　　　第1相〜第4相まである
第4期：呼吸停止期……呼吸停止により,心臓停止,瞳孔散大

7) 麻酔中の血圧上昇, 血圧低下, 炭酸ガス蓄積の原因

(1) 血圧上昇の原因
  ① ハイポキシア
  ② 炭酸ガス蓄積
  ③ 浅麻酔時の手術・挿管操作
  ④ バッキング, 咳, 抜管操作
  ⑤ 脳圧亢進
  ⑥ 昇圧薬の投与
  ⑦ 高血圧症, 甲状腺中毒症, 褐色細胞腫などの存在
(2) 血圧低下の原因
  ① 出血
  ② hypovolemia
  ③ ハイポキシアの末期
  ④ 心筋障害, 心不全, 重篤な不整脈
  ⑤ 脊椎麻酔, 硬膜外麻酔による血管拡張
  ⑥ 局麻薬中毒
  ⑦ 副交感神経性反射
  ⑧ 吸入麻酔薬, 静脈麻酔薬, 筋弛緩薬, 麻薬の過量投与
  ⑨ 特殊な体位, 体位変換
  ⑩ 心臓, 大血管の圧迫, 気道内圧上昇
  ⑪ 降圧薬, α-blocker の投与
  ⑫ 薬物アナフィラキシーショック
  ⑬ 異型輸血
  ⑭ post hypercapniac hypotension
(3) 炭酸ガス蓄積の原因
  ① 換気不全
    a. 麻薬, 麻酔薬の過量投与
    b. 筋弛緩薬の使用
    c. ショック, 脳浮腫
    d. 気道閉塞
    e. 特殊な体位 (腹臥位, トレンデレンブルグ位)
    f. 麻酔バッグの加圧不十分
    g. レスピレータの換気量不足
    h. 高位の脊椎麻酔, 硬膜外麻酔
  ② 吸気に炭酸ガス混入 (死腔増大)
    a. ソーダライム消耗
    b. 呼吸弁の故障
    c. 大きすぎるマスク
  ③ 炭酸ガスの拡散障害
    a. 肺水腫
    b. 肺炎
    c. 無気肺
    d. 肺気腫

8) Fick の式

$$\dot{V}_{O_2} = \dot{Q}(Ca_{O_2} - C\bar{v}_{O_2})$$

Ca_{O_2}, $C\bar{v}_{O_2}$ は各々動脈血, 混合静脈血の酸素含量

9) 麻酔中，麻酔後に見られる肺合併症とその原因，誘因

肺合併症の種類	原因，誘因	肺合併症の種類	原因，誘因
(1) 無気肺	① 気管支の閉塞（吐物，分泌物，凝血，その他による） ② 片肺挿管 ③ 換気障害（呼吸中枢抑制，筋弛緩薬，高位の脊椎・硬膜外麻酔，腹部膨満，疼痛などによる） ④ 特殊な体位（腹臥位，側臥位，その他）	(3) 気管支炎，肺炎	① 誤嚥 ② 不潔な気管チューブの使用 ③ 気管切開 ④ 無気肺
		(4) 気　胸	① 粗暴な挿管操作 ② 肺胞内圧の異常上昇 ③ 腕神経叢ブロック，鎖骨下静脈穿刺 ④ 手術操作
(2) 肺水腫	① 過剰輸液・輸血 ② 左心不全 ③ ハイポキシア ④ 気道の狭窄，閉塞，片肺挿管 ⑤ 肺切除，その他の手術操作 ⑥ 疼痛，血圧上昇 ⑦ 胸腔穿刺（脱気，胸水吸引） ⑧ アドレナリン過量投与 ⑨ 低蛋白血症	(5) 肺塞栓	① 空気（坐位での開頭術，開心術，急速輸血） ② 脂肪（大腿骨骨折，その他手術によって） ③ 血栓（下肢の血栓性静脈炎） ④ 腫瘍（骨，子宮内，腎臓などの腫瘍）
		(6) ARDS	① ショック ② 大量輸血，過剰輸液 ③ 人工心肺 ④ 感染

10) 酸素の運搬

① 赤血球中のヘモグロビン Hb と化学的に結合して組織に運ばれる。Hb 1 g は，完全に飽和されると，約 1.34 ml の酸素と結合する。血液 100 ml 中に Hb 15 g 含有，酸素飽和度 95% とすると，$13.4 \times 15 \times (95/100) \fallingdotseq 19$ (ml)

② 血漿中に物理的に溶解して組織に運ばれる，空気吸入（$Pa_{O_2} \fallingdotseq 100$ mmHg）で，血液 100 ml 中に約 0.3 ml の酸素が溶解する。純酸素吸入（$Pa_{O_2} \fallingdotseq 700$ mmHg）では，$0.3 \times (700/100) = 2.1$ (ml)

11) 主要検査の正常値（成人）

① 循環機能
　一回心拍出量：50〜70 ml
　分時心拍出量：4〜6 l/min
　平均肺動脈圧：15 mmHg
　平均肺毛細管圧：8 mmHg
　中心静脈圧：2〜8 cmH$_2$O
　心係数：3〜4 l/min/m²

② 肺機能
　肺活量：2,500〜3,500 ml
　一秒率：83%以上
　残気率：＜35%
　一回換気量：350〜500 ml
　分時換気量：5〜8 l/min
　換気-血流比：0.8

③ 肝機能
　総蛋白量：6.5〜8.2 g/dl
　　A/G：1.4〜1.7
　　TTT：＜4 u
　　ZTT：＜12 u
　総ビリルビン：0.2〜0.8 mg/dl
　　S-GOT：＜40 u
　　S-GPT：＜30 u
　　LDH：50〜400 u
　　Al-P：1.6〜9.9 u
　　　（Kind-King 法）
　　BSP：45 分値；＜50%

④ 腎機能
　尿素窒素（血清）：
　　　　10.0〜16.0 mg/dl
　クレアチニン（血清）：
　　　　0.8〜2.0 mg/dl
　残余窒素（血清）：
　　　　20〜40 mg/dl
　　PSP：15 分値；25〜50%
　　　　120 分値；＞60%

⑤ 血液凝固能
　出血時間：2〜3 分
　凝固時間：5〜10 分
　血小板数：20〜30 万/mm³
　トロンボテスト（秒）：20〜45 秒
　プロトロンビン時間（秒）：
　　　　11〜15 秒

⑥ 血清電解質
　Na：135〜150 mEq/l
　K：3.5〜5.2 mEq/l
　Cl：100〜106 mEq/l
　Ca：4.5〜5.5 mEq/l

⑦ 血液ガス（動脈）分析値
　Pa$_{O_2}$：102.5−0.22×年齢
　　　　（Conway）mmHg
　Pa$_{CO_2}$：40 mmHg
　pH：7.4

⑧ その他
　尿量：800〜1,500 ml/24 hours
　尿比重：1.001〜1.025
　CPK（血清）：0〜19 u
　脳脊髄液圧（側臥位，腰椎にて）
　　　　：100〜130 mmH$_2$O
　脳脊髄液比重：1.004〜1.008

12) レスピレータに異常が生じた場合の呼吸諸量の変化

レスピレータの種類	異常の種類	送気量	換気量	圧	呼吸数
従量式	1. 閉塞性又は拘束性	一定	一定	上昇	一定
従量式	2. 回路の漏れ又は接続はずれ	一定	減少	低下	一定
従圧式	1. 閉塞性又は拘束性	?	減少	一定	増加
従圧式	2. 回路の漏れ又は接続はずれ	?	一定又は減少	一定又は減少	減少

13) 血圧に影響を及ぼす因子

① 心拍出量
② 末梢血管抵抗
③ 循環血液量
④ 動脈壁の伸展性
⑤ 血液粘稠度

14) $\dot{V}_{O_2}$, $\dot{V}_{CO_2}$ を規制する因子

① 換気量 ($\dot{V}_E$)
② 肺胞換気量 ($\dot{V}_A$)
③ 肺毛細管血流量 ($\dot{Q}_C$)
④ 拡散量 (D_L)

15) 脳内麻酔薬濃度を規定する因子（吸入麻酔薬）

① 肺からの麻酔薬の吸収
② 肺から脳への血流による麻酔薬の運搬
③ 血中および臓器組織中への麻酔薬の溶解度
④ 体内における麻酔薬の再分布
⑤ 肺からの麻酔薬の排泄

16) 中心静脈圧（CVP）に影響を及ぼす因子

① 循環血液量
② 心臓のポンプ機能
③ 末梢静脈系の tone
④ 胸腔内圧

17) ショックの分類

(1) 心原性ショック
　① 心筋不全
　② 不整脈
　③ その他の機械的因子（心タンポナーデ，心外傷など）
(2) 酸素欠乏性ショック
　① 肺胞換気減少
　② 肺胞－肺毛細管ブロック
　③ 有効肺血流量減少（例えば肺栓塞，緊張性気胸）
(3) hypovolemic ショック
　① 血液，体液の体外への喪失（例えば出血，嘔吐，下痢，熱傷）
　② 血液，体液の体内への喪失（例えば骨折，内臓からの出血，腹膜炎）
(4) 細菌性ショック
　① 有効循環血液量の減少
　② 組織での酸素利用低下
　③ 細菌の直接作用（例えばジフテリア性心筋炎，髄膜炎）
(5) 神経性ショック
　① 交感神経麻痺（例えば脊椎麻酔，交感神経節切除後，遮断薬投与）
　② 反射性徐脈（疼痛・恐怖による迷走神経反射によるものなど）

18) Gamble diagram (ionogram)

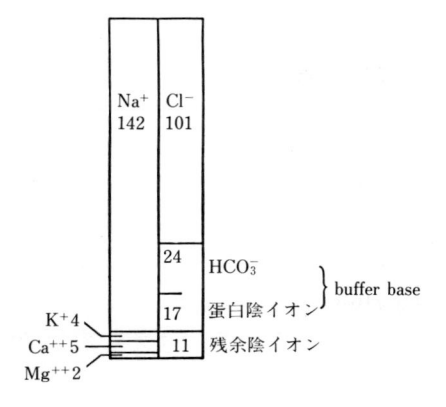

```
        ┌─────┬─────┐
        │ Na+ │ Cl− │
        │ 142 │ 101 │
        │     │     │
        │     │     │
        │     ├─────┤
        │     │  24 │ HCO₃⁻      ⎫
        │     │     │            ⎬ buffer base
        │     │  17 │ 蛋白陰イオン ⎭
  K+ 4  │     │     │
 Ca++ 5 ├─────┼─────┤
 Mg++ 2 │     │  11 │ 残余陰イオン
        └─────┴─────┘
```

なお，$K^+ + Ca^{++} + Mg^{++} \fallingdotseq 残余陰イオン$とすると，$Na_P^+ \fallingdotseq Cl_P^- + BB_P^-$

19) 呼吸，循環に関連した各種反射

① Hering-Breuer 反射；
stretch receptor reflex であり，吸気時の肺胞拡張により迷走神経を介して吸気中枢の抑制が起こり呼気が発来するもの
② Bainbridge 反射；
右心房や大静脈壁の拡張により起こる反射
静脈還流増加→心拍数増加
静脈還流減少→心拍数減少
③ 大動脈洞，頸動脈洞反射；
圧受容体による反射
血圧上昇→心拍数減少
血圧下降→心拍数増加
④ 大動脈体，頸動脈体反射；
化学受容体による反射
Pa_{O_2} 低下により，化学受容体が刺激され，主として舌咽神経を介して呼吸中枢が刺激され，呼吸運動が増大するもの
⑤ Bezold-Jarisch 反射；
veratrum alkaloid を投与した後に起こる徐脈，低血圧，無呼吸を起こす反射
⑥ Brewer-Luckhardt 反射；
上腹部手術中，内臓牽引により喉頭痙攣が起こる反射
⑦ 眼球心臓反射；
眼球の圧迫，眼筋の牽引などで，副交感神経系を介して起こる心臓抑制反射
⑧ 腹腔神経叢反射；
腹腔神経叢の刺激により低血圧が起こる反射

20) その他

(1) $A-aD_{O_2}$ の発生要因
① 解剖学的シャント
② 無気肺
③ $\dot{V}_A/\dot{Q}$ 不均等
④ 拡散障害
⑤ 心拍出量低下
⑥ 酸素消費量増大
(2) pH 調節の機序
① 肺からの炭酸ガス排泄
② 腎からの H^+(酸) 排泄
③ 血液および体液の緩衝作用
(3) Pa_{O_2} 低下時の生体の代償機転
① Bohr 効果
② 心拍出量増加
③ 増血
④ 2,3-DPG の増加
(4) 換気を規定する因子
① 呼吸筋
② 肺-胸廓系の弾性
③ 気道抵抗
(5) 頭蓋内圧を下げる方法
① 脳脊髄液の排液
② 過換気
③ マニトール投与
④ ステロイド投与
⑤ 低血圧麻酔
⑥ 低体温麻酔
⑦ 体位 (head up position, 坐位)

21) ソーダライムの反応式

$$2\,NaOH + CO_2 \rightarrow Na_2CO_3 + H_2O$$
$$Ca(OH)_2 + Na_2CO_3 \rightarrow CaCO_3\downarrow + 2\,NaOH$$
（沈殿する）

22) 局麻薬の分類

エステル型：コカイン，プロカイン，テトラカイン
アミド型：ヌペルカイン，リドカイン，メピバカイン，ブピバカイン，ロピバカイン

23) NLA 麻酔（neuroleptanalgesia）の原法と変法

	〈原　　法〉	〈変　　法〉
神経遮断薬	ドロペリドール	ジアゼパム
鎮　痛　薬	フェンタニル	ペンタゾシン or ブプレノルフィン

24) 救急蘇生法

A：airway；気道確保（気管挿管，気管切開），気道開放
B：breathing；人工呼吸（高濃度酸素投与）
C：circulation；循環維持（心臓マッサージ，静脈確保）
D：drugs；薬剤投与（エピネフリン，重炭酸ソーダ，塩化カルシウム，アトロピン，イソプレナリン，エフェドリン，リドカインなど）
E：ECG；心電図装着（不整脈治療）
F：fibrillation 治療；除細動（体外式 200 ワット秒以上，小児で 100 ワット秒）

25) 人工呼吸の呼吸パターン

① IPPB　（間歇的陽圧呼吸）
② CPPB　（持続的陽圧呼吸）
　 CMV　（持続的強制換気）
③ IMV　（間歇的強制換気）
④ PEEP　（呼気終末陽圧）
⑤ HFPPV　（高頻度陽圧換気）
⑥ CPAP　（持続的気道陽圧）

26) 人工呼吸開始の基準（成人）

① 呼吸数が1分間に5以下または40以上
② TV＜150 ml
③ VC＜500 ml
④ F_{IO_2} 0.4 で, Pa_{O_2}＜60 mmHg, Pa_{CO_2}＞50 mmHg
⑤ その他, 発汗, 努力性呼吸, 意識レベル低下, 不整脈, 心拍数や血圧の著しい上昇または低下, 狭心痛などがみられた場合は要注意。人工呼吸は早めに開始した方がよい。

27) 人工呼吸中の全身管理

① 一般状態の観察
  意識レベル, 血圧, 心拍数, 尿量, 体温, 不整脈, 発汗, 貧血, 浮腫, 嘔吐, 吐血, 下血, 黄疸
② 一般検査, その他
  血算（赤血球, 白血球, Hb, Ht, 血小板）, 電解質, 血液ガス, 胸部X線写真, 尿比重, 出血・凝固時間, 肝・腎機能, 血沈, CVP, PCWP
③ 循環系の安定化
④ 水, 電解質, pH の補正
⑤ 代謝異常の是正
⑥ 気道感染, 尿路感染の予防
⑦ 消化管出血予防, 褥瘡予防
⑧ 栄養管理
⑨ 精神的障害の予防
⑩ ドレーン, 各種カテーテル, 持続吸引器, などのチェック
⑪ その他, 偶発症の予防

28) 人工呼吸器の保守, 点検

① 分解
② 洗浄
③ 消毒
④ 組み立て
⑤ 試運転

29) 脊椎麻酔後の合併症

① 頭痛（質疑応答「問28」参照）
② 脳膜刺激症状
③ 脳脊髄膜炎
④ 神経麻痺（第3, 4, 6脳神経）
⑤ 肺合併症（無気肺）
⑥ 尿閉
⑦ 馬尾症候群 cauda equina syndrome

30) 輸血の種類

① 新鮮血：採血後72時間以内の血液を新鮮血と称する。

新鮮血 ｛ 採血当日中に使用するもの（当日血）
　　　　採血当日中に使用しないもの（新鮮保存血）

② 保存血：血液200 mlにACD液30 mlを混じて，4°Cで保存したもの。有効期限は21日間
③ 赤血球濃厚液：全血中から，血漿成分のみを除去したもので，Ht 70%
④ 血小板輸血
⑤ 白血球（顆粒球）輸血
⑥ 血漿輸血（凍結血漿）

31) 酸素解離曲線

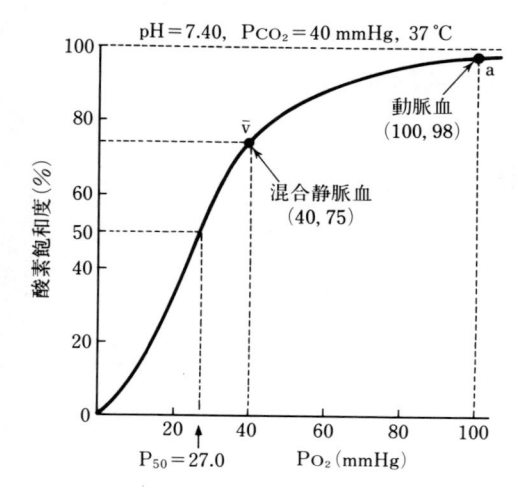

$pH = 7.40$, $P_{CO_2} = 40$ mmHg, 37°C

動脈血 (100, 98) — a
混合静脈血 (40, 75) — v̄
$P_{50} = 27.0$

縦軸：酸素飽和度 (%)
横軸：P_{O_2} (mmHg)

32) 炭酸ガス解離曲線

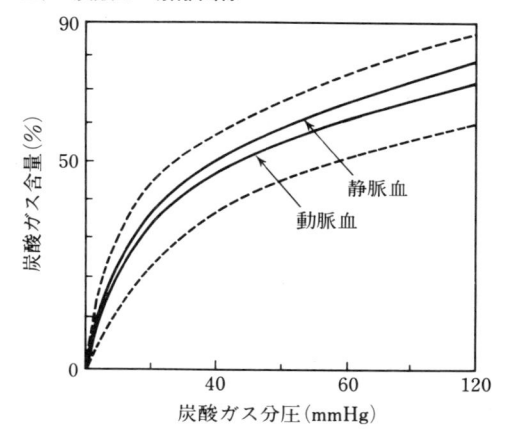

縦軸: 炭酸ガス含量(%)
横軸: 炭酸ガス分圧(mmHg)

静脈血
動脈血

33) Radford のノモグラム

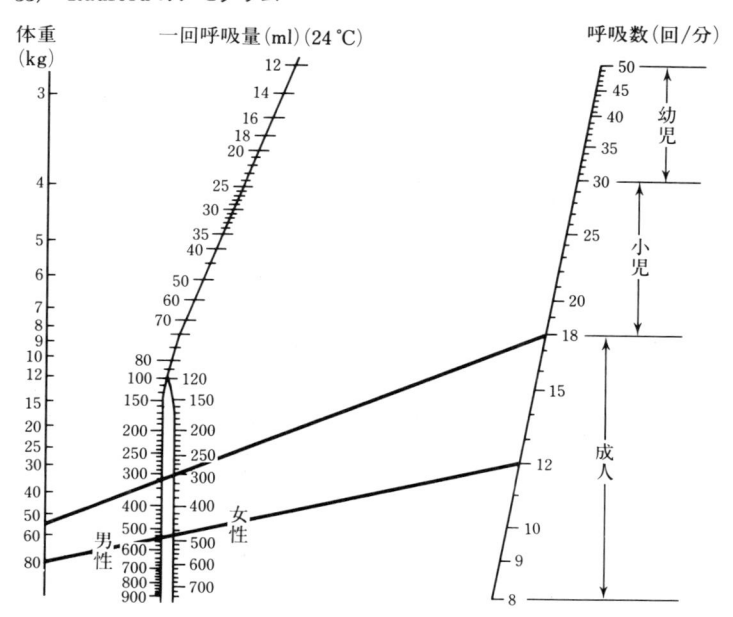

体重 (kg) ／ 一回呼吸量 (ml) (24℃) ／ 呼吸数 (回/分)

男性
女性

幼児
小児
成人

270 付録

34) Nunnの等高シャントノモグラムを用いた適切な吸入酸素濃度（$F_{I_{O_2}}$）の決定法

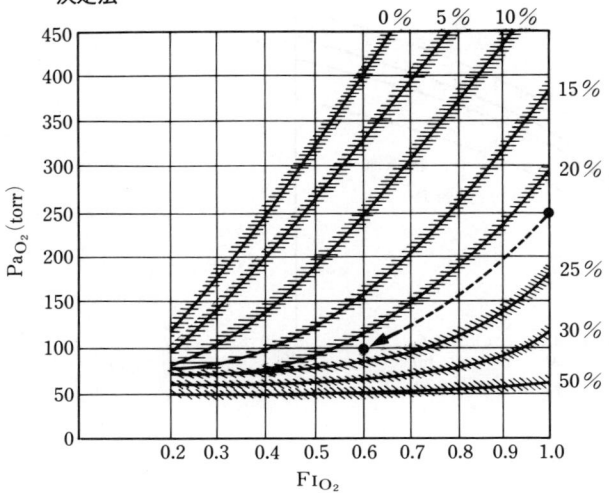

35) O_2-CO_2 ダイアグラムと $\dot{V}_A/\dot{Q}$ 曲線 〔⬜内の数値は $\dot{V}_A/\dot{Q}$, ( )内の値はRを示す〕

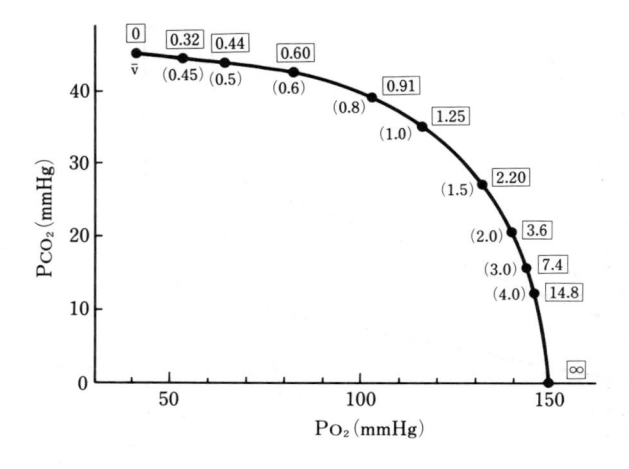

36) 肺気量分画

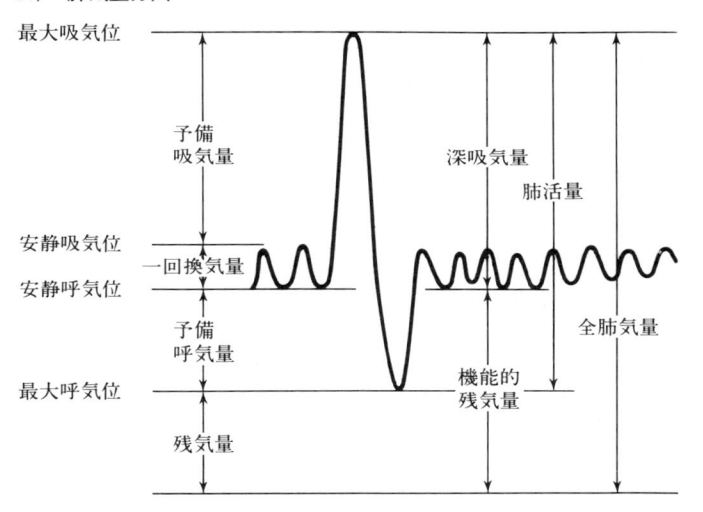

- 最大吸気位
- 予備吸気量
- 安静吸気位
- 一回換気量
- 安静呼気位
- 予備呼気量
- 最大呼気位
- 残気量
- 深吸気量
- 肺活量
- 機能的残気量
- 全肺気量

37) Closing volume の測定

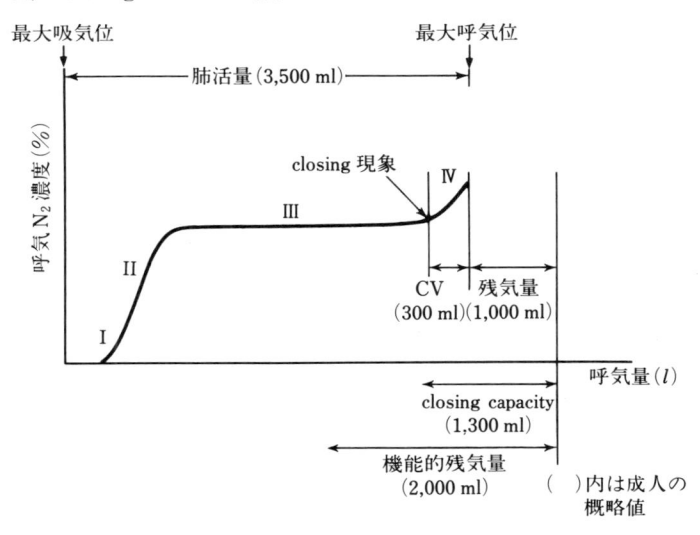

- 最大吸気位
- 最大呼気位
- 肺活量 (3,500 ml)
- 呼気 N_2 濃度 (%)
- I, II, III, IV
- closing 現象
- CV (300 ml)
- 残気量 (1,000 ml)
- 呼気量 (l)
- closing capacity (1,300 ml)
- 機能的残気量 (2,000 ml)
- ( ) 内は成人の概略値

38) Henderson-Hasselbalch の式

① $pH = pK + \log \dfrac{[HCO_3^-]}{[H_2CO_3]}$

正常の場合：pK（定数）≒6.1, $[HCO_3^-] = 24\ mEq/l$,
$[H_3CO_3] = 1.2\ mEq/l$

∴ $pH = 6.1 + \log \dfrac{24}{1.2} = 6.1 + 1.3 = 7.4$

② $pH = pK' + \log \dfrac{[HCO_3^-]}{[H_2CO_3]} = pK' + \log \dfrac{[HCO_3^-]}{0.03 \times P_{CO_2}}$

この式を変形すると，
$pH = pK' + \log [HCO_3^-] - \log 0.03 - \log P_{CO_2}$
$ = 6.1 + \log [HCO_3^-] - \log 0.03 - \log P_{CO_2}$

よって，$[HCO_3^-]$ が一定なら，pH と $\log P_{CO_2}$ とは pH-$\log P_{CO_2}$ 座標上では勾配45°（勾配-1）の直線関係となる（等重炭酸イオン線）。

39) 塩素移動 (chloride shift)

組織からの炭酸ガスが赤血球中に入って来ると，血漿中に重炭酸ソーダ (NaHCO$_3$) が増し，血球中には塩化カリウム (KCl) ができるが，血漿中の Cl$^-$ イオンが赤血球中に移行することを塩素移動という。

組織	血　漿	赤血球
O$_2$←		O$_2$+KHb ← K・HbO$_2$
CO$_2$→		→ CO$_2$+H$_2$O → H$_2$CO$_3$
		重炭酸脱水酵素
		H$_2$CO$_3$+K・Hb → KHCO$_3$+H・Hb
	HCO$_3^-$ ←	HCO$_3^-$
Na$^+$		K$^+$
	Cl$^-$ ————————	Cl$^-$

（組織における酸素および炭酸ガスの交換）

40) 肺胞換気方程式と肺胞気方程式

肺胞換気方程式：$Pa_{CO_2} = 0.863 \dfrac{\dot{V}_{CO_2}}{\dot{V}_A}$

肺胞気方程式：$P_{A_{O_2}} = P_{I_{O_2}} - \dfrac{1}{R} \cdot Pa_{CO_2}$

$\left(R = \dfrac{\dot{V}_{CO_2}}{\dot{V}_{O_2}} : \text{ガス交換比}\right)$

41) ガス交換比：R

$$R = \frac{\dot{V}_{CO_2}}{\dot{V}_{O_2}} = \frac{\dot{Q}\ (C\bar{v}_{CO_2} - Ca_{CO_2})}{\dot{Q}\ (Ca_{O_2} - C\bar{v}_{O_2})}$$
$$= \frac{4}{5} = 0.8$$

42) 大循環系と肺循環系の比較

① 駆動圧 (driving pressure：$\varDelta P$)
$\begin{cases} 大循環系：大動脈平均圧－右房平均圧≒100\ mmHg \\ 肺循環系：肺動脈平均圧－左房平均圧≒10\ mmHg \end{cases}$

② 血管抵抗 ($R = \dfrac{\varDelta P}{\dot{Q}}$)

①より，肺循環系のRは大循環系のRの1/10となる。すなわち，肺循環系は低圧系である。

③ Compliance ($\dfrac{\varDelta V}{\varDelta P}$, C：容量変化に対する圧の変化)

$$C = \frac{一回心拍出量}{収縮期圧－拡張期圧} \quad よって，$$

大循環系の $C = \dfrac{60}{120-80} = \dfrac{60}{40} = 1.5\ ml/mmHg$

肺循環系の $C = \dfrac{60}{25-10} = \dfrac{60}{15} = 4\ ml/mmHg$

すなわち，肺循環系のCの方がより大であり，このことは肺循環系の方が拡張性に富んでいることを意味する。

④ P_{O_2} 低下に対する反応
大循環系：P_{O_2} の低下は血管拡張作用をもたらす
肺循環系：P_{O_2} の低下は血管収縮反応をもたらす

43) 炭酸ガス応答曲線

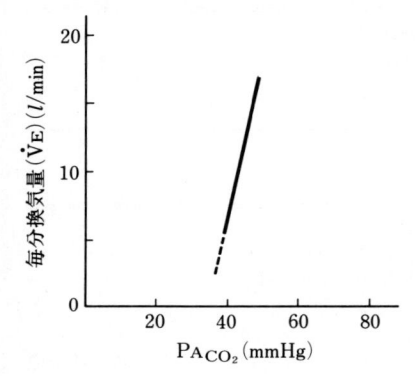

脊椎麻酔の安全指針

1996 年 12 月 14 日　採択
医療の安全に関する研究会
東京逓信病院麻酔科　部長
芦澤直文

1. はじめに

脊椎麻酔（以下脊麻）は，1885 年，米国の Corning が犬の実験でコカインを用いて実施したことに始まるが，その臨床応用に初めて成功したのは，1899 年ドイツの Bier であった。

本邦においては，昭和の初期には全身麻酔が多く実施されたが，次第に局所麻酔が多用されるようになり，昭和 7 年（1932 年）頃よりトロパコカインを脊髄液で溶解して使用する脊麻が行われ始めた。1933 年にはパントカイン脊麻が始められ，1934～1935 年には胃切除術にまで用いられるようになった。1937 年頃には虫垂切除術に対してヌペルカインを用いた脊麻が多用され，1945 年以降もヌペルカインが多く用いられたようである。この頃に米国における麻酔学が初めて本邦に紹介され，これを契機として本邦における麻酔学の教育・研究が盛んとなったことは周知の事実である。

脊麻が臨床に応用されるようになってから今日に至るまで，手術を受ける患者ならびに術者の医師の両者が多大な恩恵を被ってきたことは衆人の認めるところであり，また，本麻酔法が種々の医学・医療の進歩，発展の一翼を担ってきたことも事実である。しかしながら，一方においては脊麻による重篤な偶発症によって多くの患者が悲劇的な結末を強いられてきたこともまた，疑う余地のない事実である。本邦においては，すでに昭和 2 年（1927 年）に，腰髄麻酔死についての発表がなされており，昭和 20 年代後半以降に出版された多くの医学書には脊麻

の偶発症（合併症）に関して幾多の教示，警告が記載され続けられた。たとえば，1952年に出版された「新しい麻酔学入門」には，脊麻の合併症とその処置について詳しい記述がなされており，脊麻開始15分間くらいは特に血圧，脈拍の状態に注意するように述べられている。また，1956年に出版された「麻酔学の実際」にも，クモ膜下腔に注入された薬物は5分ないし30分までで大半神経組織に固着されるので，それまでは特別の注意が必要であると述べられており，血圧下降に対してはただちに輸液，酸素投与，血管収縮剤投与を実施するように記述されている。さらに，1957年に翻訳出版された「麻酔の実際」には，「通常，腰椎麻酔の悲劇が起こる場合には，麻酔の高さがどこまで上がっているかを認識していなかったということが多い」と書かれており，また，「循環不全と呼吸不全をただちに発見して，適正な処置を講ずべきであり，そうすれば腰椎麻酔の安全性は非常に増してくる」と記述されている。

このように40年以上も前から脊麻の偶発症（合併症）に関してはさまざまな教示，警告が繰り返されてきたにもかかわらず，現在でもなお脊麻による偶発症発生症例が後を絶たないのはなぜであろうか。それは，専門の麻酔科医が不足しており，脊椎麻酔の多くが麻酔非専従医の手でおこなわれていることも一因であろう。それにもまして，我々医師が重篤な偶発症発生の原因，誘因を真摯な態度で徹底的に究明し，それを広く周知せしめ，過去の不幸な事例から得られた教訓を以後の医学，医療に生かす努力，姿勢を欠いてきたためではなかろうか？

本研究会の麻酔の安全に関する分科会では，以上のような事項を踏まえた上でこれから先，全国津々浦々のあらゆる医療施設において脊麻が安全かつ無事に，そして確実に実施されることを念願して，ここに「脊椎麻酔の安全指針」を作成した。

本「安全指針」が安全，無事な脊麻を実施する上でいささかなりとも役立つことがあれば，編者ら一同にとってこれ以上の喜びはない。

2. 脊麻の適応

① 手術部位が脊髄分節で第4胸髄（T_4：皮膚分節で乳房の高さ）以下で，脊椎麻酔（以下脊麻）下に手術が可能な場合。一般的には下腹部以下の手術が最もよい適応。

② 上気道感染，肺疾患の合併により，気管挿管を避けたい場合。
③ 筋弛緩薬が使用禁止の場合。
④ 患者の自発呼吸をとりたくない場合。
⑤ 患者の意識レベルを一定以下に低下させたくない場合。

3. 脊麻の禁忌

① 絶対的禁忌
1) 出血傾向がある場合。
2) 抗凝固薬が投与されている場合。
3) 中枢・末梢神経系疾患（脳腫瘍，くも膜下出血，アルコール中毒，側索硬化症，神経炎，小児麻痺，梅毒，その他）が存在する場合。
4) 循環血液量が著しく減少している場合。
5) 重度ショック状態。
6) 穿刺部に感染がある場合。
7) 重症心不全（冠血管の病変，心筋障害など）が存在する場合。
8) 穿刺体位がとれない場合。

② 比較的禁忌
1) 著しい高血圧又は低血圧が存在する場合（循環動態が急変しやすい）。
2) 脊椎の著しい変形がみられる場合（穿刺困難，麻酔高調節困難）。
3) 幼・小児（協調性がなく，穿刺時に不動化困難，麻酔高調節困難）。
4) 極度に神経質な患者，精神病者（協調性欠如，又は低下）。
5) 肥満者（穿刺困難，麻酔高調節困難，仰臥位での換気不全）。
6) 全身衰弱が著しい場合（強度の脱水・貧血，長期病臥時）。
7) ショック準備状態。
8) 物理的に気道確保が困難な場合。
9) 長期的手術。
10) 閉塞性肺疾患や巨大腹（腫瘍，腹水，肥満）の患者で，呼吸抑制や血圧低下が予測される場合。

4. 前投薬

原則として必ず投与するという考え方と,必要があれば投与するという考え方がある。前投薬を投与するか否かは,前投薬を投与した場合あるいは投与しない場合の各々のメリット,デメリットを考慮し,患者の年齢,全身状態,不安の程度,疼痛の有無なども考え併せて総合的に判断する必要がある。必要以上にヘビーな鎮痛薬や鎮静薬の投与は,術中・術直後の重篤な偶発症発生につながる恐れがあることを忘れてはならない。

脊麻実施後に発症する血圧低下に対して,予防的にエフェドリンなどの昇圧薬を麻酔開始前に筋注することについては,現在では否定的である。

5. 準備すべき器具,材料,薬剤

① 脊麻用トレー

くも膜下腔穿刺操作が全て無菌的に実施できるように,使用器具をトレーにまとめて,あらかじめ高圧蒸気滅菌をしておくか,市販の脊麻用トレーセットの使用をすすめる。

② 全身麻酔器又は酸素による人工呼吸が可能な救急蘇生用具一式

血圧低下,呼吸抑制,その他の異常事態に備えて,純酸素による補助呼吸又は人工呼吸,酸素吸入などがいつでも直ちに実施できる用意が必須である。これらの準備なしに脊麻を実施すべきではない。

③ 気管挿管用具一式と経口又は経鼻エアウェイ

これらも必ず手元に準備しておくことを強くすすめる。

④ 吸引器と吸引用カテーテルを手元に準備しておくことを強くすすめる。

⑤ 薬剤

1) 昇圧薬:エフェドリン,エホチール®,メキサン®,ネオシネジン®,カルニゲン®,などがあるが,徐脈を助長し,心拍出量を低下させるネオシネジン®,メキサン®などより,脈拍数を増し,心拍出量を増加させるエフェドリンの使用が合目的的である。エフェドリン1 ml (40 mg)を生食9 mlで希釈(1 ml中エフェドリン4 mg含有)したものを注射器に吸っておき,いつでも直ちにエフェドリンが静注できるように準備しておくことを強くすすめる。

2) アトロピン:著しい徐脈の発生に備えて必ず手元に置いておくことを強くす

すめる。

3) 鎮静薬・鎮痛薬：ジアゼパム（ホリゾン®，セルシン®），ミダゾラム（ドルミカム®），ペンタゾシン（ソセゴン®，ペンタジン®），ハイドロキシジン（アタラックスP®）などが適宜投与できるように準備しておくことをすすめる。但し，これらの薬剤の投与は，呼吸抑制や舌根沈下による気道閉塞などの危険な偶発症を発生させる恐れがあるため，その使用に当たっては十分配慮が必要である。麻酔高（麻酔レベル）が高位（T_4以上）に及んでいる場合や，呼吸抑制，血圧低下が認められる場合，高齢者や全身衰弱の認められる場合などでは，投与を避けた方が無難である。なお，これらの薬剤は，麻酔高がだいたい固定してから後に投与することを強くすすめる。

4) 筋弛緩薬：緊急の気管挿管に備えて，サクシン®，マスキュラックス®などを用意しておくことをすすめる。

5) 静脈麻酔薬：緊急の気管挿管，鎮静に備えて，ラボナール®等を用意しておくことをすすめる。

6. モニター

① 血圧計

本モニターの装着は必須である。マンシェットを用いた聴診法でもよいが，人手の少ない施設や，夜間の緊急手術などでは，自動血圧計の使用を強くすすめる。なお，血圧自動記録があれば，それを残すことを強くすすめる。

② 心電図モニター

本モニターの装着は必須である。なお，異常事態発生時には，心電図記録を残すことをすすめる。

③ パルスオキシメータ

本モニターの装着は必須である。なお，本モニターでは，プレティスモグラフ（脈波）を描記できる機種の使用をすすめる。

④ 自動血圧計やパルスオキシメータを使用する際には，アラームの設定値を確認することを強くすすめる。なお，心電図モニターでは，心拍数の上限，下限値を確認しておくことをすすめる。

7. 静脈確保と術前輸液

① 麻酔開始前に，静脈内留置針で静脈を確保しておくことは必須である。

② 留置針は，急速輸液ができるように可及的太いサイズの針の使用をすすめる。成人の場合，20Gの太さの針でもよいが，できれば18Gの針の留置をすすめる。

③ 予定手術患者で，手術前日の晩より絶飲食している患者で，手術当日午後から手術を開始する場合は，当日午前中に10〜15 ml/kgの輸液を実施しておくことを強くすすめる。午前中に手術が開始される場合であっても，くも膜下腔に局所麻酔薬が注入される頃迄には，10 ml/kg程度の輸液が実施されていることをすすめる。

④ 虫垂切除術などで，術前12時間以上の絶飲食，発熱，嘔吐などが認められる場合には，たとえ緊急手術であっても，麻酔開始迄に最低限10 ml/kg以上の輸液を実施しておくことを強くすすめる。なお，小・中学生，高齢者，循環系に異常を認める患者，全身衰弱を認める患者，糖尿病患者などでは，輸液の速度，種類に十分に留意する必要がある。

8. 穿刺体位と穿刺部位

① 穿刺体位は手術部位，手術時体位，麻酔の必要範囲（目的とする麻酔高），局所麻酔薬の比重などによって，適宜決められる。通常は側臥位による穿刺が広く用いられているが，まれには坐位，腹臥位で穿刺する場合もある。

② 側臥位で穿刺する場合，手術台の傾斜の程度はとりあえず水平とし，脊柱が水平となるように調節する。さらに，穿刺部位，局所麻酔薬の比重や使用量，目的とする麻酔高などを考慮して再調節する。

③ 穿刺部位は，脊髄が馬尾神経となっている部位をすすめる。成人では脊髄の下端は腰椎 L_1-L_2 の高さで円椎として終わり，それ以下は馬尾となるため，第2腰椎以下の椎間で穿刺する。通常は L_3-L_4 間での穿刺が広く用いられているが，時には L_2-L_3 間，L_4-L_5 間で穿刺する場合もある。

④ 穿刺針の刺入点は，正中線上とする場合（正中法）と，正中線より0.5〜1.0 cm程度側方とする場合（傍正中法）とがある。傍正中法は，椎体の変形，高齢者で棘上靱帯が化骨している場合，棘間靱帯に石灰沈着がある場合など

で正中法では穿刺が困難な場合に用いられる。

9. 穿刺針のサイズと穿刺針の進め方

① 脊麻後頭痛発生率と，穿刺針の太さは相関するとされており，針が細い程，脊麻後頭痛の発生率は低い。そのため，穿刺針は25Gまたはそれ以下の細い針（27～29G）の使用をすすめる（25G針での頭痛の発生率は0.1％以下）。

② 25G針ではガイド針を使用しなくても針を真っ直ぐに刺入できるが，それより細い針ではガイド針を使用することがすすめられる。ガイド針を使用する場合は，まずガイド針を硬膜外腔まで刺入し，次いでその針の中を通して25G以下の細い針を刺入し，針先をくも膜下腔にまで到達させる。

③ 穿刺針の刺入点には，極細（27G）のディスポーザブル針を用いて，局所浸潤麻酔を行うことをすすめる。まず局所麻酔薬（プロカイン，リドカインなど）で皮内丘疹をつくり，次いで皮下組織から棘上靭帯周辺に局所麻酔薬を浸潤させる。

④ 穿刺針を刺入する際には，まず針を片手に持って，針先が棘間靭帯にまで到達して針が固定されるまで静かに直進させる。針が固定されたならば，一度横の方から針の刺入角度をチェックし，針が水平に刺入されていることを確認する。次いで針頭部を両手で持ち，さらにゆっくりと針を直進させる。この時，両脇をしっかりと締め，両手がハの字形に広がらないように留意する。針先がくも膜下腔に達したと思われるよりも少し手前で，一度穿刺針の内筒（マンドリン）を抜去し，脳脊髄液が未だ流出してこないことを確認した後内筒を元に戻して，さらに針をゆっくりと，かつ，少しずつ進める。このような操作を2～3回繰り返しているうちに，針先がくも膜下腔に到達し脳脊髄液の流出が認められる。どれ程穿刺に慣れた医師であっても，穿刺針を片手に持って，一気に針先をくも膜下腔にまで刺入するような穿刺手技は厳に慎むべきである。脳脊髄液の流出が認められても，針の切り口（開口部）全体がくも膜下腔に入っているか否かはわからないので，針を90～180°だけ左又は右に静かに回し（グルグルと360°回す必要はない）脳脊髄液が流出してくることを再確認した後，局所麻酔薬を注入する。

10. 脳脊髄液（髄液）の性状の確認

① 穿刺針より流出してくる髄液の性状の確認は必須である。

② 正常な髄液は水様透明である。髄液がキサントクロミー（黄色）を呈する場合は，古い脳内出血，くも膜下出血，脳・脊髄腫瘍などが疑われる。新鮮な出血の場合は色も同質性血性で，くも膜下出血にみられる所見である。

③ 流出してくる髄液に血液が混入する場合がある。穿刺の際に血管を損傷したために血液が混入した場合には，髄液は次第に（数滴から十数滴）水様透明となってくるのが普通である。いつ迄たっても血性である場合には，それが血性髄液なのか，純然たる血液なのかを鑑別する必要がある。通常は，流出してくる液体の色，粘稠度，流出速度などから肉眼的に鑑別は可能であることが多いと考えられるが，時には麻酔科医の前腕などに滴下させてみて鑑別する。

④ 穿刺の際の血管損傷による血液混入の場合は，不平等血性であり，遠心沈殿すると上清は透明である。真に血性の場合は平等に血性であり，遠心沈殿しても上清は多少とも黄色あるいは赤黄色を帯びる。血性髄液なのか，純然たる血液なのかを鑑別したい場合も，遠心沈殿したり，ヘマトクリット値，ヘモグロビン値，その他の成分を比較することにより鑑別可能である。

⑤ 穿刺針が直接血管を穿刺したために血液が逆流してきたと判断した場合には，直ちに穿刺針を抜去し，できれば新しい穿刺針を用いて再度穿刺を試みる。場合によっては，穿刺部位を変えたり，他の医師と交代することも考慮する必要がある。

⑥ 3回穿刺しても，4回穿刺しても血性の液体が流出してくる場合は，血性髄液であるか否かを鑑別すると同時に，くも膜下出血を疑わしめるような症状の有無を確認することを強くすすめる。

⑦ 髄液の性状に異常が認められる場合には，脊麻は中止して手術を実施するか否かを検討する。超緊急手術以外は原則的には手術を延期し，脳神経学的精査を優先させることを強くすすめる。

11. 使用局所麻酔薬と注入量，注入速度

① 使用される局所麻酔薬（局麻薬）としては，ジブカイン（ペルカミンS®，ネオペルカミンS®），テトラカイン（テトカイン®），リドカイン（キシロカイン

®)，メピバカイン（カルボカイン®），ブピバカイン（マーカイン®）などがあるが，本邦では，ペルカミンS®，テトカイン®，マーカイン®が広く用いられている。使用量は，患者の年齢，体重，身長，坐高，体格，手術部位，手術術式，手術時間，術者の能力，他の麻酔方法を併用するか否か，などを考慮して慎重に決定する必要がある。使用量を体重や身長から計算して公式化することは難しい。妊婦や力士のような超肥満者などでは，少量の局麻薬でも麻酔高が予想よりもはるか上方に迄及ぶことがあるので，注意が必要である。使用量を決定する際には，まず，どの高さまで麻酔を効かせるか（目標とする麻酔レベルはどこか）ということを，しっかりと念頭に置くことが肝要である。

② 注入速度は，通常局麻薬1 mlを約10秒かけて注入するが，目的とする麻酔高，局麻薬の使用量や比重，手術台の傾斜の具合なども考慮して，適宜調節する。なお，使用する薬液は2人の人間で確認することを強くすすめる。

③ 局麻薬注入後ただちに患者を仰臥位または腹臥位とする場合が多いが，時には穿刺体位を3〜5分間保持する場合もある（たとえば片側下肢の手術や，サドルブロックとしたい場合など）。特殊な体位に固定する場合には，麻酔高と麻酔効果を確認してから固定することをすすめる。

12. 脊椎麻酔の固定時間と麻酔高（麻酔レベル）のチェックおよび麻酔効果の判定

① 麻酔高に影響する因子としては，局麻薬の種類，濃度，量，比重，注入速度，穿刺部位，注入時と注入後の体位，手術台の傾斜の程度，穿刺針の切り口（bevel）の向き，barbotage（局麻薬の一部をくも膜下腔に注入した後，髄液を吸引し，再び注入を行い，終にその全部を注入する方法），髄液のpHや圧変化（せき，陣痛，深呼吸など）などが挙げられる。

② くも膜下腔に局麻薬が注入されてから，15〜20分経過すると，麻薬高はだいたい固定されてくるが，最終的に固定されるまでには，40〜50分かかるとされている。従って，麻薬高はかなり頻回にチェックすることが必要である。局麻薬注入後，5・10・15（できれば30・60）分，手術終了時，異常事態（著しい血圧低下や呼吸抑制など）発生時には必ずチェックすることを強くすすめる。手術部位の関係などで手術開始後の麻酔高のチェックが実施しづらい場合でも，麻酔

高の上限が T_4 レベルまで達しているか否かを頻回にチェックすることをすすめる。なお、血圧が急激に低下すること、麻酔高が短時間の間にかなり高位（T_4 以上）にまで達すること、呼吸抑制が発症しやすいことなどが予測されるような場合（例えば帝王切開、腹部巨大腫瘍、超肥満、小・中学生）には、局麻薬注入後3分以内に一度は麻酔高をチェックすることを強くすすめる。

③ 麻酔高のチェック方法として、通常はエタノールを浸した綿片で皮膚を擦過し、冷感の有無をみる（冷感消失域は交感神経遮断域にほぼ一致し、無痛域より2～数分節広い）か、注射針などで皮膚を軽く押し、圧痛の有無により無痛域を判定する（pin prick法）。麻酔高をチェックするときに留意すべきことは、当然のことながら、麻酔高の上限がどのレベルにあるかをしっかりと判定することである（上限がどのレベルであるかを確認しない場合がしばしば見受けられる）。

④ 麻酔高をチェックする場合には、同時に麻酔効果の判定を実施する必要がある。麻酔効果が不十分と判定した場合には、まず鎮痛薬の投与などで対処できそうか否かを判断し、それによっては再度脊麻を実施するか、あるいは他の麻酔方法（たとえば全身麻酔）に切り換えるかを慎重に検討する必要がある。開腹術などで脊麻の効果が不十分と判断した場合は、鎮痛薬の反復投与を試みるよりも、当初から全身麻酔に切り換えることを検討したほうが、後から後悔することが少ない場合が多い。なお、脊麻を実施する場合には、麻酔開始前に麻酔効果が不十分な場合の対策を立てておくことをすすめる。

13. 局所麻酔薬注入から手術開始までの時間

くも膜下腔に注入された局麻薬が神経線維に吸着され、麻酔効果を現すのには、注入後10～15分の時間が必要とされている。従って、手術開始までは、最低限10分、できれば15分間待つことを強くすすめる（超緊急の帝王切開時などは例外）。そして、この10～15分間は特に頻回にバイタルサインや麻酔高をチェックする時間帯と考えることが大切である。このことは、40年以上も前から繰り返し言われている事項であるにもかかわらず、なかなか守られていない場合が多々あるようである。

14. 麻酔中の血圧測定頻度，測定間隔

① 脊麻実施中の血圧測定の頻度あるいは測定間隔を，一律に規定することは難しい。しかしながら，「脊麻による重篤な合併症を未然に防ぐ」という観点から，血圧測定という医療行為を考えた場合，一定のルール（基準）を設けて，ある程度そのルールに従って血圧測定を実施するのが，より安全であり，「麻酔」というかなり危険な医療行為を実施する上での，「安全」というものの考え方に合致するのではないかと考えられる。以上のような事項を念頭に置いて，脊麻中の血圧測定を考えた場合，次のような測定基準（測定上のルール）を強くすすめる。
1) くも膜下腔に局麻薬を注入してから1分後に1度測定する。
2) それ以後14分間は，2分に1回は測定する（測定間隔が2分に設定されない自動血圧計を使用している場合には2.5分でもかまわない）。必要があれば（例えば血圧が急激に低下の傾向を示すような場合）連続的に測定する。
3) 局麻薬注入後15分以上経過した後は，2.5分～5分に1回測定する。
4) あくび，徐脈，嘔気などの血圧低下症状がみられた場合には，その都度測定する。
5) 昇圧薬を投与した時，体位を変換した時，呼吸抑制，意識レベルの低下や今までしゃべっていたのに急に無口になった時などにも測定する。
6) 手術終了時，帰棟時，及麻酔の効果が完全に消失するまでは30分に1回，それぞれ測定する。

15. 麻酔中の脈拍，呼吸，意識レベルのチェック

① 心拍数の減少（徐脈）は，血圧低下時，麻酔高が高位に及び，T_1～T_4の交感神経節前線維が麻痺し心臓促進神経が抑制されたとき，迷走神経反射，麻酔効果が不十分なのに手術を開始し患者に痛みを感じさせた時，著しい低酸素状態に陥った時，などにみられる危険なサインである。著しい徐脈が発現した場合は，手術を中断し，その原因を確かめると同時に，エフェドリン，アトロピンなどを適宜投与する，酸素を吸入させる，などの処置を早め早めに実施し，心拍数が40/分以下に減少しないようにする。
② 脊麻による著しい呼吸の抑制や停止の第一の原因は，重篤な血圧低下により脳幹部の酸素欠乏状態が発生し，二次的に延髄呼吸中枢の機能低下が発現するた

めと言われている。通常の脊麻で，局麻薬が高位に及んで直接脳幹部を抑制することはまずない。また，横隔膜が麻痺するほど局麻薬が異常上昇することもまれである。しかし，局麻薬が過量であったり，局麻薬注入直後の激しい体動や極端な head down position により，局麻薬が高位胸髄，頚髄にまで上昇し，肋間筋や横隔膜が麻痺する場合もあるので油断は禁物である。肋間筋（$T_1 \sim T_{12}$）の麻痺のみでは1回換気量や呼吸回数に変化はなく，著しい換気不全となることはないと言われているが，あくまでも case by case であり，患者は深呼吸がしずらくなり，不安感も加わって息苦しさを訴えることも多く要注意である。

③ 患者が「声が出しにくい」，「手指がしびれる」，などと訴えた場合は，麻酔高が高位に及んでいると判断し，麻酔高を確認すると同時に，呼吸抑制の発現に留意する必要がある。

④ 脊麻中の呼吸抑制は，過量の前投薬や，術中に投与した鎮静薬，鎮痛薬などによって発現する場合もあるので，十分注意が必要である。特に，高齢者，小児，全身衰弱の著しい患者，超肥満者などでは，塩酸モルヒネ®，オピスタン®，フェンタネスト®，ソセゴン®，ホリゾン®，ドルミカム®などを投与した場合には，呼吸抑制，舌根沈下による気道閉塞に留意する。

⑤ 脊麻中の意識レベルは，前投薬や術中に投与した鎮静・鎮痛薬，麻酔高（麻酔高が T_4 以上に上昇すると，意識レベルは低下の傾向を示す），血圧（低血圧に伴い，脳血流が低下する），低酸素症などの影響を受けて変化（低下）する。意識レベルの低下を見逃さないためには，患者に話しかけたり，絶えず表情を観察することが大切である。そのため，脊麻中に患者の顔面に覆布をかけるのは危険である。血圧，呼吸も安定し，麻酔高もそれ程上位には及んでおらず，麻酔効果も十分な状態のもとで，患者がいびきをかきながら眠っている時は，無理に覚醒させる必要は全くないが，高齢者などでホリゾン®，ドルミカム®などの投与後に，いびきをかいて眠り始めたような場合には，くれぐれも舌根沈下による気道閉塞・呼吸停止に注意しなければならない。

⑥ 一般に，麻酔効果が十分で，息苦しさや嘔気がないときは，前投薬の有無に拘わらず，患者は少し眠くなることが多く，むやみに鎮静薬を投与する必要はない。高齢者にホリゾン®，ドルミカム®などを投与する場合は，まず1mg投与してその効果を確認し，必要があればさらに1mgを追加して経過を観察するくら

いの慎重さが必要である。一度に 5 mg も投与するのは事故のもとである。
⑦　麻酔に専従する医師が不在の場合には，モニターを監視したりバイタルサインをチェックする係（看護婦）を特定しておくことを強くすすめる。

16. 血圧低下に対する処置

脊麻による血圧低下に対する基本的な処置は，昇圧薬の投与，急速輸液，下肢挙上，酸素投与，アトロピン投与，体位を仰臥位にもどす，などである。血圧がどの位低下した時点で，昇圧薬投与などの処置を開始するかについては，以前より多くの意見がある。以下，いくつかの意見を列挙してみる。

①　術前値の 25% を越える血圧下降は放置すべきでない。
②　収縮期圧が術前値の 70% にまで低下させてはならない。
③　術前値の 70% 程度の値で安定する場合は，治療の必要はない。
④　収縮期圧が麻酔前値の 2/3 近くに低下すれば，少量の昇圧薬を投与する。
⑤　収縮期圧が術前値の 80% に低下した時点で，少量のエフェドリン（5 mg 程度）を投与する。
⑥　最初の 2 分間に 10% も下降するときは，適当な対策を講ずるべきである。
⑦　いかなる場合も，収縮期圧が 100 mmHg 以下には低下しないようにする。

以上のように，いろいろの意見があるが，基本的なルールとしては，以下のように処置することをすすめる。

①　収縮期圧が麻酔前値（手術室入室時の血圧は，不安・緊張などのために，普段の血圧よりも多少上昇していることが多い）の 3/4 にまで低下した時点で，輸液の速度を速めると同時に，エフェドリン 4〜5 mg を静注する（エフェドリン 1 筒 40 mg・1 ml を 8〜10 倍に希釈したものを，麻酔開始前に必ず用意しておく）。昇圧薬としては，脈拍数を増し，心拍出量を増加させるエフェドリンの投与が合目的的である。

②　エフェドリン投与後 20〜30 秒経過した時点で血圧を測定し，血圧の上昇がみられない場合は，さらにエフェドリン 4〜5 mg を静注する。

以上のような処置を反復して，とにかく血圧がそれ以下に低下しないようにする。

③　血圧低下に脈拍数の減少（だいたいの目安として成人で 50/分以下。但し，

あくまでも麻酔前値との兼ね合い）を伴う場合は，アトロピン0.25〜0.5 mgの静注を考慮する。エフェドリンの投与で脈拍数増加がみられる場合は，様子をみる。脈拍数が40/分以下には減少しないように注意する。

④ 昇圧薬投与によっても血圧の上昇がみられない場合には，輸液の速度をさらに速める（三方活栓よりパンピングを行う），両下肢を挙上する，Trendelenburg体位とする（head down positionとすると，麻酔高がさらに上昇して（高比重の局麻薬を使用している場合）血圧がより低下するとの考えもあるが，麻酔高はせいぜい2〜3脊髄分節上昇するのみであるから，急いで静脈還流を増加させて血圧上昇を図りたい場合には，一時期head down positionとする。但し，あまり極端な頭低位は避ける），酸素吸入を開始する，などの処置を行う。

⑤ 仰臥位低血圧症候群の場合には，手術台を左傾させたり，妊娠子宮や腹腔内腫瘍を持ち上げて，下大静脈圧迫を緩和して，血圧上昇を図る。帝王切開時では，一刻も早く胎児を娩出させる必要がある場合もある。

⑥ 昇圧薬，輸液，その他の処置を施しても血圧がなかなか上昇してこない場合には，ドパミン（イノバン®）5〜10 γ/kg/分の持続投与を行う。

⑦ 以上のような処置で，通常の血圧低下に対しては十分に対応できる場合がほとんどであるが，著しい血圧低下や徐脈に気付くのが遅れたり，血圧低下に呼吸抑制，意識消失などを伴う場合には，短時間の内に心肺停止状態に陥ることもある。いわゆる腰麻ショック（spinal shock）とは，99%以上が，麻酔高の急速な上昇により，著明な循環抑制，呼吸抑制状態ないし心肺停止状態に陥ったものであり，アナフィラキシーによるものは極々希（脊麻100万回に1回あるかないかという程度）であると考えられている。但し，局麻薬を使用する際には，常にアナフィラキシーショックを頭の中に入れておく必要がある。

⑧ 心肺停止状態に陥ったと判断した場合には，低酸素性脳症の発生を予防するためにも，ただちに有効な心肺脳蘇生術を開始する必要がある。蘇生法の詳細は成書にゆずるが，基本は気道の開通（頭部後屈，下顎挙上による舌根沈下防止）・確保（気管挿管），人工呼吸（可及的高濃度の酸素吸入），循環維持（閉胸式心臓マッサージ，静脈確保），薬物投与，心室細動に対する電気的除細動などである（表1参照）。蘇生を成功させるためには，術前からの器具，薬剤の準備が必要であることを改めて強調したい。

17. 呼吸抑制に対する処置

① 脊麻中に「息苦しい」,「息がしにくい」,「胸が苦しい」,「声が出しにくい」などの訴えがあった場合には,直ちに血圧測定,麻酔高(上限)のチェック,深呼吸ができるか否かのチェックを行う。パルスオキシメータが装着されている場合は,その値(SaO_2)をチェックする。血圧低下がみられるときは,まず血圧上昇を図る。麻酔高がT_4以下であれば,患者に落ち着いてゆっくり深呼吸させてみる。深呼吸はしづらいが,一回換気量が十分に保たれているときは,あまり過呼吸にならないように,ゆっくりと静かに呼吸するように話す。麻酔高が急激に上昇してきたときは,麻酔高がT_4程度でもかなりの息苦しさを訴え,不安・恐怖感から不穏状態に陥り,首を左右に振ったりすることがある。このような場合には,大声で患者を叱ったりせず,落ち着くように話すと同時に,3l/分程度の酸素吸入を開始する。

② 麻酔高がT_2以上に上昇し,一回換気量も多少減少しているようであれば,「息苦しくても心配いりませんよ。本当に息ができなくなったら,こちらで人工呼吸しますから」と言って,まず患者を安心させることが大切である。次いで,酸素4〜6l/分を麻酔器に流し,マスクを顔面に当て,自発呼吸3回に1回程度吸気に合わせてバッグを軽く加圧し,補助換気を試みる。エアウェイは挿入する必要はない。麻酔高がT_1位にまで上昇しているときは,スムーズに換気できるはずである。但し,常日頃より,マスクとバッグによる人工呼吸の手技に慣れておかないと,自発呼吸に合わせての人工換気が上手にできないこともある。バッグは軽く加圧するのがコツで,決して力を入れすぎないようにする。補助換気を続けていると,患者の自発呼吸がほとんど止まってしまうこともあるが,このような場合には,10〜15回/分程度の人工換気を実施すればよい。気管挿管するための器具と薬剤は用意しておかなければならないが,マスクとバッグでスムーズに人工換気できる場合には,手術部位や術式にもよるが,あわてて気管挿管する必要はないことが多い。通常は20〜40分位で十分な自発呼吸が再開される。気管挿管が必要と判断した場合には,手術を中断し,必要な薬剤を投与し,落ち着いて挿管を行う。

③ 脊麻中,高齢者や全身衰弱の著しい患者などに不用意に麻薬・鎮静薬などを投与すると,いつの間にか,呼吸が停止していることがある。呼吸抑制や呼吸停

止は，血圧低下と同様に早期発見がなにより大切であり，気付いた時には既に著しいチアノーゼや徐脈，時には心停止などが発現しているようなことがあってはならない。このため，脊麻中はバイタルサインをチェックする係が患者の頭側に居て，絶えず患者の顔色，表情，呼吸様式などをチェックし，時々患者に話しかけて，その反応を観察し，麻酔専従医が不在の場合には，術者などに報告することを強くすすめる。

18. 麻酔記録の記載

麻酔記録の記載は必須である。記録は，手術室入室後，血圧計を装着し第1回目の血圧を測定した時点で開始することを強くすすめる。

19. 脊椎麻酔の合併症のまとめと安全指針の総括

表1は，脊麻の合併症をまとめたものである。当然のことながら，合併症はその発症を予防することが肝要であり，そのためには，脊麻に係る医師，看護婦は，脊麻の適応と禁忌，利点と欠点，起こりうる合併症とその予防・治療法を熟知しておかなければならない。表2は，安全指針を総括したものである。詳細は本文を参照されたい。なお，麻酔方法を選択する場合に考慮すべき事項についての記述は，本文中にはないが表2に記載されているような事項を考慮して，慎重に決定する必要がある。

20. ＜参考＞

安全・確実な脊麻を実施するために

① 脊麻実施時の基本的事項

1) 脊麻について，患者に十分に説明し，患者の理解，納得，協力を得ること。
2) 患者が脊麻下での手術に，心身共に耐えることができること。
3) 手術の術者が脊麻を十分に理解し，脊麻下での手術ができること。
4) 麻酔を実施する医師，手術室で働く看護婦が，脊麻について十分な知識を持っていること。
5) 麻酔を実施する医師が，確かな技量を有していること。
6) 重篤な合併症発症の予防並びに治療の準備が，十分になされていること。

表 1 脊椎麻酔による合併症とその処置

		血圧低下	呼吸抑制	神経障害	硬膜穿刺後頭痛	悪心・嘔吐	アナフィラキシーショック	その他
脊椎麻酔	症状	①あくび ②悪心・嘔吐 ③徐脈 ④顔面蒼白 ⑤意識レベル低下 ⑥呼吸・心停止	①息苦しい、呼吸ができない、深呼吸不能 ②声が小さくなる ③努力呼吸 ④チアノーゼ、意識レベル低下、呼吸・心停止	①複視 ②聴覚異常 ③下半身の知覚異常 ④下半身麻痺 ⑤排尿、排便障害	①前頭部、後頭部、頂部の痛み、立位、坐位で増悪、仰臥位で軽減	①悪心・嘔吐 ②無口になる	①喘鳴を伴う呼吸困難咽頭浮腫 ②全身の発赤、紅斑 ③気管支けいれん ④ショック状態、心停止	①心内性反応による徐脈、低血圧、嘔吐など：失神、冷汗、アトロピン、昇圧剤、鎮痛剤投与など適宜投与 ②尿閉：尿が貯留するが排尿できない 坐位で排尿を試みる、導尿 ③無菌性髄膜炎：消毒薬などが入って髄膜を刺激するのが原因。対症療法 ④細菌性脊髄炎：抗生物質投与、全身状態管理
	原因	①脱水、体位変換 ②末梢血管抵抗減少 ③血液のプーリングによる静脈還流減少 ④心臓促進神経の抑制	①血圧低下により脳血流減少、脳幹部がハイポキシアとなる ②肋間筋、横隔膜麻痺 ③精神的要因 ④舌根沈下	①脳脊髄圧低下に伴う脳神経麻痺 ②穿刺時の脊髄神経、馬尾神経、大前根神経の損傷 ③くも膜下腔、硬膜外腔出血、癒着	①硬膜穿刺部から脳脊髄液が漏れて頭蓋内圧が低下し、脳実質、血管がずれて神経、血管が牽引されることによる ②髄膜刺激	①血圧低下による脳血流量の減少 ②副交感神経優位による消化管の緊張、運動が亢進 ③迷走神経反射・不安	①局麻薬（特にエステル型）に対する即時型アレルギー反応、肥満細胞に結合している抗体と抗原（局麻薬）との間で発生した抗原抗体反応	
	治療	①昇圧剤投与（エフェドリン、その他） ②急速輸液 ③下肢挙上、頭低位 ④酸素吸入、人工呼吸 ⑤心マッサージ、蘇生術	①血圧管理 ②酸素吸入、落ち着いて大きな呼吸 ③マスク、挿管による補助呼吸、人工呼吸 ④気道確保	①硬膜穿刺後頭痛の治療に準ずる ②脊髄神経障害に対しては対症療法	①安静、臥床 ②十分な輸液 ③鎮痛剤投与 ④硬膜外自家血パッチ	①血圧管理 ②手術操作中断 ③アトロピン、鎮痛剤投与 ④話しかけて安心させる	①強力な新生術 ②ボスミン、気管支拡張剤、ステロイド剤などの投与	

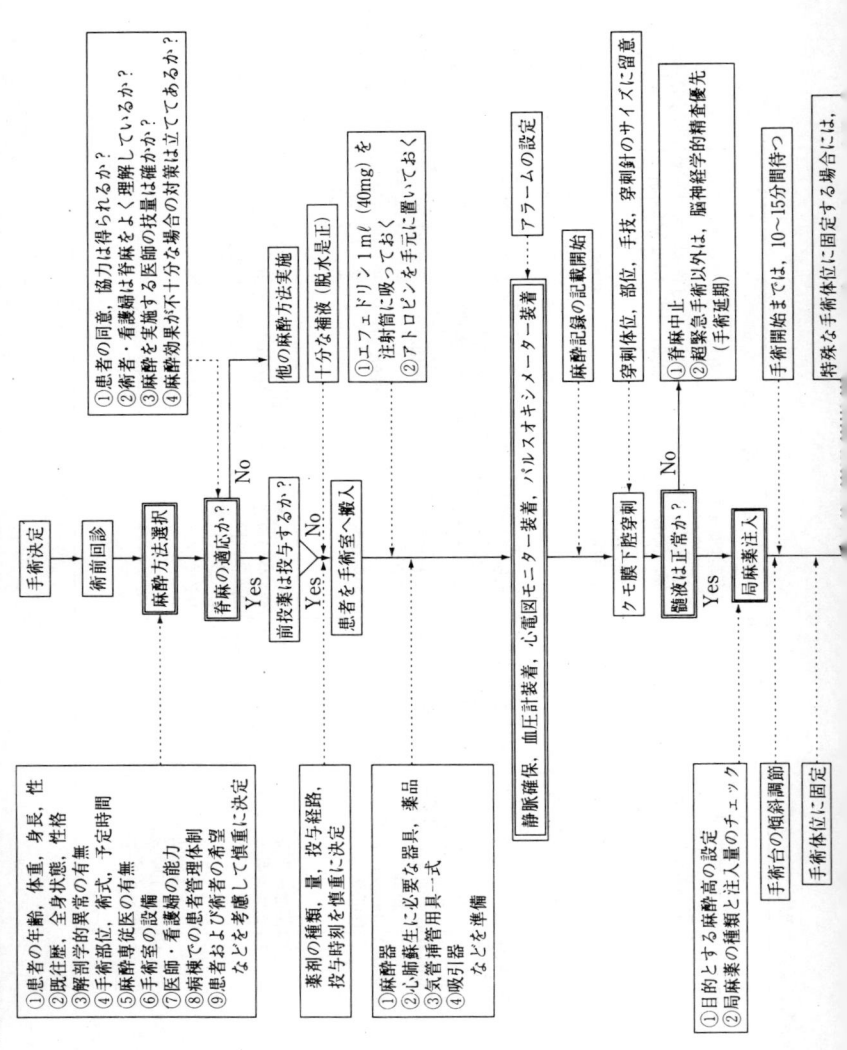

表 2　脊椎麻酔の安全指針・総括

```
手術決定
  ↓
術前回診 ──────────┬─────────────────┐
  ↓                                   │
麻酔方法選択 ←──── ①患者の年齢，体重，身長，性
  ↓                ②既往歴，全身状態，性格
                   ③解剖学的異常の有無
                   ④手術部位，術式，予定時間
                   ⑤麻酔専従医の有無
                   ⑥手術室の設備
                   ⑦医師・看護婦の能力
                   ⑧病棟での患者管理体制
                   ⑨患者および術者の希望
                     などを考慮して慎重に決定

脊麻の適応か？
  │Yes              No → 他の麻酔方法実施
  ↓
前投薬は投与するか？
  │Yes   No          ← 十分な補液（脱水是正）
  ↓
患者を手術室へ搬入   ← ①エフェドリン 1 mℓ（40 mg）を
                         注射器に吸っておく
                       ②アトロピンを手元に置いておく
  ↓
静脈確保，血圧計装着，心電図モニター装着，パルスオキシメーター装着
                                          ← アラームの設定
  ↓
麻酔記録の記載開始
  ↓
                        ← 穿刺体位，部位，手技，穿刺針のサイズに留意
クモ膜下腔穿刺
  ↓
髄液は正常か？
  │Yes   No → ①脊麻中止
  ↓           ②超緊急手術以外は，脳神経学的精査優先
                （手術延期）
局麻薬注入
  ↓           ← ①目的とする麻酔高の設定
手術台の傾斜調節    ②局麻薬の種類と注入量のチェック
  ↓
手術体位に固定
  ↓
手術開始までは，10〜15分間待つ
特殊な手術体位に固定する場合には，
```

薬剤投与経路
①薬剤の種類，量，投与経路，
　投与時刻と慎重に決定

①麻酔器
②心肺蘇生に必要な器具，薬品
③気管挿管用具一式
④吸引器
　などを準備

①術者の同意，協力は得られるか？
②術者・看護婦は脊麻をよく理解しているか？
③脊麻を実施する医師の技量は確かか？
④麻酔効果が不十分な場合の対策は立ててあるか？

293

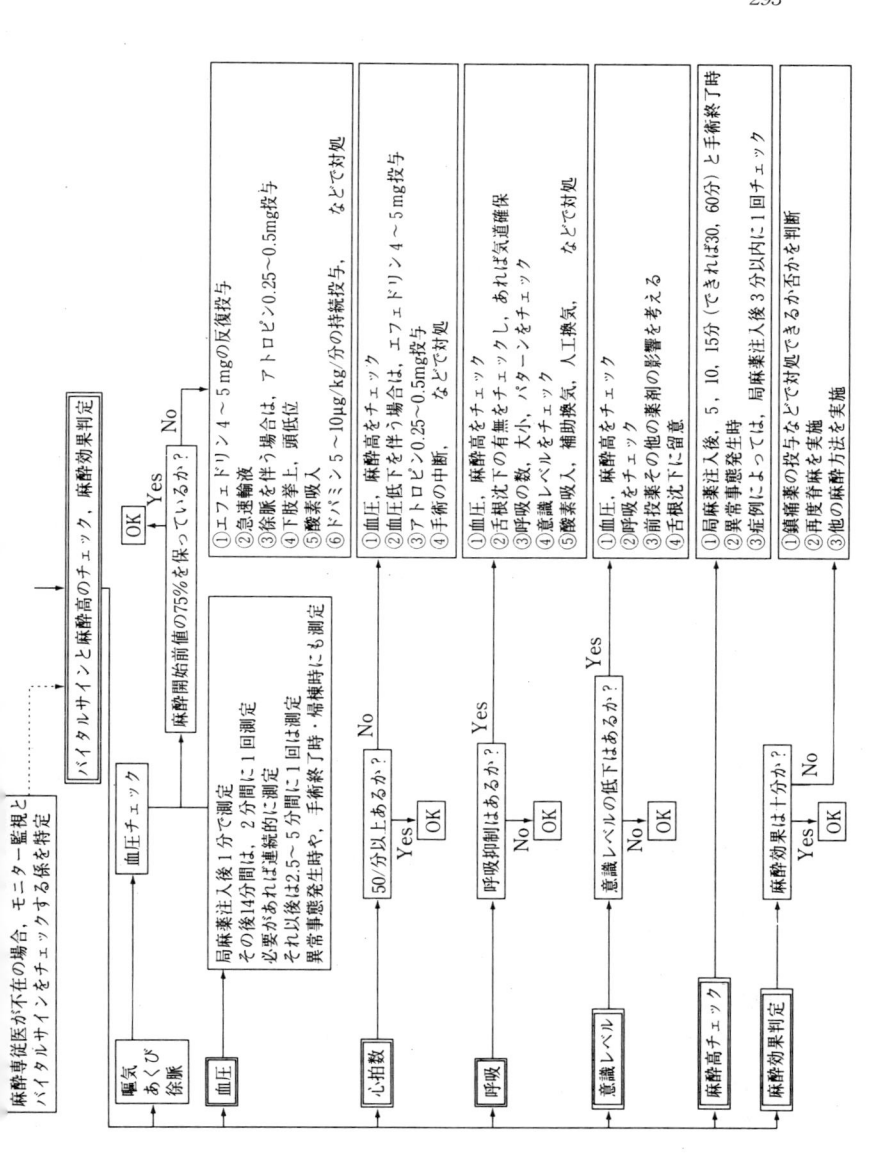

麻酔専従医が不在の場合、モニター監視とバイタルサインをチェックする係を特定

バイタルサインと麻酔高のチェック、麻酔効果判定

```
嘔気
あくび
徐脈
  │
  ▼
血圧チェック ── 血圧 ── 局麻薬注入後1分間は測定
                    その後14分間に1回測定
                    必要があれば連続的に測定
                    それ以後は2.5～5分間に1回は測定
                    異常事態発生時や、手術終了時・帰棟時にも測定
                    │
                    ▼
              麻酔開始前値の75%を保っているか？
                    │
              Yes ──→ OK
                    │
                    No
                    ▼
              ①エフェドリン4～5mgの反復投与
              ②急速輸液
              ③徐脈を伴う場合は、アトロピン0.25～0.5mg投与
              ④下肢挙上、頭低位
              ⑤酸素吸入
              ⑥ドパミン5～10μg/kg/分の持続投与　　などで対処

心拍数 ── 50/分以上あるか？
         │
    Yes → OK
         │
         No
         ▼
    ①血圧、麻酔高をチェック
    ②血圧低下を伴う場合は、エフェドリン4～5mg投与
    ③アトロピン0.25～0.5mg投与
    ④手術の中断、　　などで対処

呼吸 ── 呼吸抑制はあるか？
       │
    No → OK
       │
       Yes
       ▼
    ①血圧、麻酔高をチェック
    ②舌根沈下の有無をチェックし、あれば気道確保
    ③呼吸の数、大小、パターンをチェック
    ④意識レベルをチェック
    ⑤酸素吸入、補助換気、人工換気、　　などで対処

意識レベル ── 意識レベルの低下はあるか？
            │
        No → OK
            │
            Yes
            ▼
       ①血圧、麻酔高をチェック
       ②呼吸をチェック
       ③前投薬その他の薬剤の影響を考える
       ④舌根沈下に留意

麻酔高チェック ── ①局麻薬注入後、5、10、15分（できれば30、60分）と手術終了時
                ②異常事態発生時
                ③症例によっては、局麻薬注入後3分以内に1回チェック

麻酔効果判定 ── 麻酔効果は十分か？
              │
          Yes → OK
              │
              No
              ▼
         ①鎮痛薬の投与などで対処できるか否かを判断
         ②再度脊麻を実施
         ③他の麻酔方法を実施
```

7) 手術が短時間で終了しても，脊麻開始後1時間は，患者を手術室あるいは回復室に留め，全身状態を監視すること。

8) 人的，時間的に無理な手術予定は組まないこと。

9) 夜間，休日など，人手不足が予想される時にも手術を実施するのであれば，「実施できる態勢」を日頃から確立しておくこと。特にモニター類の整備が大切。

10) 麻酔記録を必ず記載すること。

② 脊麻による重篤な合併症発生症例に多々みられる共通事項

1) 虫垂切除術，鼠径ヘルニア根治術など，比較的簡単な手術（実際には簡単でないことも多いが）とされている症例に多発している。

2) 患者の年齢は10歳代（特に思春期）が多い。

3) 麻酔科医以外の医師が脊麻を実施し，同医師は，くも膜下腔に局麻薬（ネオペルカミンS®など）を注入した後，直ちに手洗いをして手術の術者あるいは助手を務めている。

4) 心電図モニターが装着されていない。

5) 術前に既往歴の聴取，検査，最後に飲食を行った時刻の確認などが不十分である。

6) 術前の全身管理が十分に行われていない。特に麻酔開始前の補液が不十分あるいは全く行われておらず，患者は軽度ないし中等度の脱水状態にあったと推測される。

7) 術中・術後の血圧，呼吸，意識レベルなどを責任もって監視している医師，看護婦がいない。

8) 脊麻実施後の血圧測定が頻回に（1〜2分毎）行われていない。

9) 呼吸停止，心停止に気付く5分前位から血圧・心拍数の測定や意識レベルの確認が全く行われていない。

10) 異常事態の発生に気付いた時点で，すでにチアノーゼ，呼吸停止，血圧測定不能ないし心停止の状態に陥っている。

11) くも膜下腔に局麻薬が注入されてから10分以内に手術が開始されている。

12) 麻酔レベル（麻酔高）の確認が頻回に行われていない（執刀直前の一回だけの確認のみの場合が多い）。

13) 異常事態発生に対する準備（人工呼吸や気管挿管の準備，各種薬剤の準備）

が不十分。
14) 蘇生術が迅速かつ正確に実施されていない。
15) 麻酔時間や手術時間に関係なく，手術終了後，直ちにストレッチャーへの移動，着衣，帰棟を行っている。
16) 麻酔記録が正確に記載されていない。

以上，全症例に1)～16)までの全項目が当てはまるわけではないが，大部分の症例では当てはまっていると思われる。これらの共通事項を参考にして脊麻を実施すれば自ら重篤な合併症発生防止につながることは自明の理であろう。

③ 麻酔事故（エラー・ミス）を誘発する環境・因子
1) 疲労
2) 機器の点検の不備
3) 手術室の不良な環境
   場所，照度，雰囲気，室温，騒音，ストレス，機器の配列
4) 不十分な連絡，連携
5) せわしさ
6) 不適当な臨床経験
7) 麻酔医不在，モニターを監視したりバイタルサインをチェックする係が特定されていない
8) モニター過信
9) 退屈

④ エラーを回避するために要求される能力
1) 注意力
2) 判断力
3) 集中力
4) 推察力
5) 行動力
6) 忍耐力
7) 決断力
8) 根気
9) 大局観

10) 協調性
11) 自省心

21. 参考文献

本稿は，以下の文献を参考とさせて頂きました。（順不同）

1) 青野一哉：脊椎麻酔．最新麻酔科学下巻．東京，克誠堂，1984；824-841
2) 北原哲夫，河口太平：実地医家のための麻酔．東京，南山堂，1971；44-50
3) 横山和子：脊椎麻酔．外科 MOOK 44 局所麻酔．東京，金原出版，1985；19-27
4) 芦沢直文：局所麻酔―脊椎麻酔．硬膜外麻酔，伝達麻酔合併症―．外科診療 1991；33：92-98
5) 黒須吉夫：麻酔と医療事故．臨床麻酔 8：281-287, 1984
6) 小林建一：麻酔事故とその対策．臨床麻酔 15：1125-1131, 1991
7) 山本 亨：麻酔学（第4版）．東京，医学書院，1974
8) 横山和子：脊椎麻酔・硬膜外麻酔のコツ．日本臨床麻酔学会誌 16：108-115, 1996
9) 星子直行，岩月賢一：新しい麻酔学入門．東京，金原出版，1952
10) 福田 保，他監修：麻酔学の実際．東京，医学書院，1956
11) 山村秀夫，中村光子，共訳：麻酔の実際．東京，協同医書出版，1957
12) 表で見る麻酔学の歩み，History of Anaesthesiology. バイエル社，1973

注) 表2は「日本醫事新報第3819号，p 46」より引用致しました。

医療の安全に関する研究会

名古屋市東区泉 1-1-35　ハイエスト久屋6階センター気付

TEL：052-951-3931, FAX：052-951-3932

索　引

(アルファベット順に配列，欧文，和文の順とし，和文は訓令式ローマ字による)

[A]

- AC バイパス術 …………………174
- airway ……………………………266
- α-遮断薬 ………………………32
- Argyle ……………………………183
- awake intubation …………23, 161
- axillary …………………………204
- アーガイル ………………………183
- アクチュエータ …………………182
- アミド型 …………………………266
- アミフィリン ……………………160
- アネキセート® …………………219
- アンギオカット …………………189
- 亜酸化窒素 ………………………25
- アチドーシス補正剤 ……………32
- アトロピン ………………17, 39, 266
- 圧外傷 ……………………………225
- 圧波形 ………………………199, 200

[B]

- Broncho-Cath ………………232, 233
- 馬尾症候群 ………………………268
- バイトブロック ………………39, 40
- 抜管 ………………………………175
- パッキング ……………………31, 156
- バランスガス ……………………227
- パラライム ………………………128
- バルビツレート …………………17, 109
- バセドー氏病 ……………………17
- ベクロニウム ……………………216
- 弁膜症手術 ………………………174
- ベラドンナ剤 ……………………17
- ベラパミル ………………………218
- 尾底神経叢 ………………………209
- ボスミン® ………………………145
- 分離肺換気 ………………………231
- ブピバカイン ……………………177
- ブプレノルフィン ………………172
- 病的骨折 …………………………140

[C]

- Ca^{++}拮抗薬 ……………………217
- caudal anesthesia ………………209
- central route ……………………189
- closing volume …………………271
- coronary steal …………………214
- cricoid pressure …………………24
- crush induction …………………24
- CVP の測定 ………………………179

[D]

- ダブルルーメンチューブ ………231
- 大動脈弁疾患 ……………………194
- 大伏在静脈 ………………………46
- 第1肋骨 …………………………184
- 大胸筋 ……………………………114
- 第2仙骨孔 ………………………209
- 大腿骨頸部骨折 …………………176
- 大腿静脈 …………………………179
- 第4脳室 …………………………173
- 蛇管 ………………………………73
- ダントロレン ……………………165
- ディプリバン® …………………221
- ドパミン …………………………32
- ドップラー聴診器 ………………149
- ドロペリドール ……………20, 266
- ドルミカム® ……………………217
- 努力性呼吸 ………………………267
- 瞳孔散大 …………………………259
- 動脈血酸素飽和度 ………………224
- 動脈内カニューレーション ……117
- 動脈内留置カテーテル …………40
- 導入 ………………………………19

[E]

- エアウェイ ………………………55
- エフェドリン ……………………266
- 栄養管理 …………………………267
- 腋窩動脈 …………………………114

腋窩静脈·················183
エンフルラテック·················126
塩化カルシウム·················266
塩酸ブピバカイン·················220
塩素移動·················272
延長チューブ·················194
エピネフリン ·················145, 266
エステル型·················266

〔**F**〕

fibrillation ·················266
Fick の式·················260
fighting ·················173
foot down position ·················24
full stomach·················16, 21, 38
フェンタニル·················172
フォーレン®·················214

〔**G**〕

gargoylism ·················84
ガイドワイヤー ·················197, 198
外頸静脈·················179
外筒·················186
顎関節脱臼·················129
顎関節の炎症 ·················84
ガムエラスティックブジー·················242
顔面骨折·················84
癌性疼痛·················172
ガス交換比·················273
外科的頸椎固定 ·················84
義歯·················136
誤嚥 ·················24
偶発的くも膜下腔穿刺·················171
偶発事故·················20
逆行性気管挿管（法）·················62, 168
逆流·················24, 34
仰臥位低血圧症候群·················139

〔**H**〕

head band ·················55
Henderson-Hasselbalch の式 ·················272
hyperalimentation ·················180
hypovolemia ·················193
肺動脈圧·················174
肺動脈圧楔入圧·················174
肺合併症·················268

肺破裂·················196
肺胞換気方程式·················272
排気弁·················127
肺高血圧症·················195
肺梗塞·················196
肺・胸郭コンプライアンス·················139
排尿困難·················173
ハイパーカプネア·················159
肺水腫·················193
発汗 ·················31
白血球（顆粒球）輸血·················268
発光スイレット·················244
反回神経·················203
ハロタン ·················20
ヘマトクリット ·················13
ヘモグロビン ·················261
扁桃腺肥大 ·················12
扁桃周囲膿瘍 ·················84
ヘパリン ·················32
ヘパリン加生食水·················197
ヘルベッサー® ·················218
ヘルペス後神経痛·················172
非脱分極性筋弛緩薬 ·················24
ヒドロキシジン ·················17
皮膚分節·················100
皮膚瘙痒感·················173
皮下気腫·················129
肥満 ·················15
貧血性無酸素症·················258
保存血·················268
補助呼吸 ·················22
腹臥位·················132, 209
副交感神経抑制薬 ·················32
腹膜灌流·················140
副腎皮質ホルモン ·················32, 165
フローメータ·················126
フローテック·················126
フルマゼニル·················219
不整脈 ·················145, 180

〔**I**〕

IC·················9
interscalene block ·················201
intravenous regional analgesia ·················206
異型輸血·················140
インフォームド・コンセント·················9

咽後膿瘍	84
咽頭反射	57
咽頭肉芽腫	33
イレウス	24
意識下気管挿管	62
イソフルラン	214
イソプレナリン	266
一側肺換気	235, 236

〔**J**〕

jugular notch	185
ジブカイン	176
ジフェンヒドラミン	32

〔**K**〕

KCl	33
下顎骨角	55
カフ	70, 72
回復室	40
開口器	132
開口障害	38
開胸術	172
拡張器セット	197
冠動脈疾患	194
簡易神経刺激装置	204
冠拡張薬	32
冠血流量	175
観血的動脈圧	174
間歇的陽圧呼吸	158, 266
感染	172, 180
完全静脈麻酔	222
緩徐導入	24
カプノグラム	224
カルシウムイオン拮抗薬	217
カルシウム薬	32
褐色細胞腫	12
カテコラミン	174
家族歴	11
過剰輸血	141, 193
経鼻エアウェイ	57
経鼻挿管	40, 61
頸部交感神経	204
頸部硬膜外麻酔	176
頸部腫瘍	84
経気管切開孔挿管	61
経口エアウェイ	57

経口摂取	12
経口挿管	61
頸切痕	185
頸神経叢	201
経食道心エコー	226
頸椎損傷	62
頸髄神経	201
経静脈ペースメーカ	188
血管抵抗	273
検温表	13
検査データ	13
血清電解質	13
血清K値	143
血栓性静脈炎	46, 180
血色素尿	140
血小板輸血	268
血漿輸血	268
血漿増量剤	168
ケタミン	20, 21, 23
血糖	38
血圧低下	98, 175
血圧上昇	175
血液ガス	38, 267
血液脳関門	172
気道確保	266
器械的死腔	33
気化器	126
気管異物	134
気管麻酔	7
気管挿管	175
気管内出血	134
気管切開	266
気管支ファイバースコープ	228
気管支拡張症	29
気管食道瘻	134
気胸	180
筋皮神経	114, 202
筋強直	174, 175
筋攣縮	21, 24
筋弛緩薬	35, 175
既往歴	12
起座呼吸	139
小口症	84
コハク酸ヒドロコルチゾン	160
コカイン	266
吸気/呼気酸素濃度差	224

呼気酸素濃度	224
呼気終末炭酸ガス濃度	225
呼吸停止期	259
呼吸中枢	173
呼吸中枢刺激剤	99
呼吸抑制	99, 173
鼓膜温	227
コンジット	182
骨粗鬆症	140
降圧薬	32
口蓋垂	167
抗凝固薬	32
広範囲外傷	192
高頻度陽圧換気	266
興奮期	24, 259
抗不整脈薬	32
高位脊麻	144
交換輸血	140
高カリウム血症	141
高血圧	83
硬膜外麻酔	7
硬膜外自家血パッチ法	171
高齢者	24
抗生物質	12
抗てんかん薬	12
喉頭蓋	67
喉頭痙攣	22, 34, 41
喉頭鏡	40
喉頭狭窄	84
喉頭肉芽腫	129
甲状軟骨	82
甲状輪状靱帯	169
甲状腺摘出術	176
駆動圧	273
矩形波電流	205
くも膜下腔	204
クッシング病	12
空気栓塞	140
クーレンカンプ原法	113
巨大血腫	188
虚血性心疾患	177
棘間靱帯	92
局麻薬中毒	210
局所浸潤麻酔	176
棘突起	91, 92
胸部大動脈瘤	134
胸壁聴診器	149
胸管	188
胸管損傷	180
胸骨頭	189
胸鎖関節	183
胸鎖乳突筋	189
胸鎖乳突筋三角	189
狭心症	12
強心薬	32
巨舌	84
救急蘇生術（法）	51, 266
吸入麻酔薬	81
急速導入	23

〔L〕

loss of resistance（法） 106, 211

〔M〕

Macintosh 喉頭鏡	78
MAO 阻害薬	12
マーカイン®	177, 220
慢性肺疾患	17
末梢静脈	174
麻酔ガス濃度	227
麻酔介助者	24, 55
麻酔の安全性	151
麻酔のリスク	122
麻酔深度	259
麻酔前投薬	12
マスク	51
マスク麻酔	8, 33
マスキュラックス®	216
麻薬拮抗薬	32
メディカット	183
迷走神経	203
メンデルソン症候群	130
メピバカイン	93, 176, 204
ミダゾラム	20, 217
ミオブロック®	24
モニター	30
モルフィン	17, 172
盲目的気管内挿管	62
盲端	209
無気肺	268
無酸素性無酸素症	258
無痛分娩	103, 209

無痛期 …………………………259	プロポフォール …………………20, 221
	プロスタグランジン E_1 …………218
〔N〕	プロスタンディン®500 …………218
NLA麻酔 …………………………266	プロタミン ………………………33
内頸静脈…………………………179	
内筒…………………………………186	〔R〕
ナロキソン ………………………32	Radfordのノモグラム ……………269
ネオスチグミン …………………39	rapid induction …………………23
ニフェジピン ………………32, 218	recurarization …………………41
ニカルジピン……………………218	ラリンジアルマスク……………236
ニトログリセリン…………32, 175, 177	ラリンジアルマスクファースト
脳圧下降薬 ………………………32	ラック……………………………242
脳圧亢進…………………………177	レペタン® ………………………172
脳浮腫 ……………………………38	レスピレータ……………………173
脳膜刺激症状……………………268	リドカイン………………………176
脳脊髄液 …………………………97	リドカインゼリー ………………57
脳脊髄膜炎………………………268	リークテスト……………………148
尿閉………………………………268	利尿剤（薬） ………………32, 140
尿量 ………………………………38	輪状軟骨 ………………24, 82, 202
乳酸リンゲル液…………………168	ロバートショウチューブ ………62
〔O〕	〔S〕
O_2-CO_2ダイアグラム …………270	SaO_2 ……………………………224
opiate receptor …………………172	short neck ………………………84
オキシグラム……………………224	slow induction …………………24
オックスフォードチューブ ……62	sniffing position ………………62
悪心………………………………173	Sorensonカテ……………………181
横隔膜神経………………………203	substance P ……………………172
嘔吐 ………………………………24	supraclavicular …………………204
	surgical risk ……………………14
〔P〕	Swan-Ganzカテーテル………174, 179
paradoxical breathing …………163	サーフロー針……………………189
PCWP ……………………………195	左房圧……………………………193
poor risk ……………………12, 21	サドルブロック…………………101
pop-offバルブ ……………………60	砕石位……………………………140
pre-tourniquet ischemia ………206	鎖骨………………………………183
パンクロニウム ………………21, 24	鎖骨下静脈 ………………179, 183
パルスオキシメータ……………224	鎖骨頭……………………………189
ペンタゾシン ………………17, 172	鎖骨上部腕神経叢ブロック……113
ペルジピン® ……………………218	三方コネクター…………………181
ペチジン……………………………17	酸素ボンベ………………………125
ポール針® ………………………205	酸素飽和度………………………261
ポルフィリン症 …………………12	酸素解離曲線……………………268
プレチスモグラフ………………226	酸素吸入……………………………99
プロカイン………………………266	酸素の運搬………………………261
プロメタジン………………………17	嗄声 …………………………12, 33

セボフレン®	214
セボフルラン	214
声門部	70
声門浮腫	87
声門痙攣	24, 163
精神的保護	17
静の逆流	41
正中肘静脈	181
正中神経	115, 116, 202
脊椎麻酔	176
脊髄後角部	172
脊髄節	100
赤血球濃厚液	268
仙尾靱帯	209
仙骨部硬膜外麻酔	209
仙骨角	209
仙骨裂孔	209, 210
先天性咽頭閉塞	84
先天性喉頭異常	84
先天性小顎症	84
酒石酸レバロルファン	32
歯牙変形	84
試験的穿刺	186
止血薬	12, 32
神経血管鞘	116
神経遮断薬	266
心拍出量	196
新鮮血	268
心疾患	192
心室性期外収縮	175
心タンポナーデ	180
心臓マッサージ	266
心臓手術	192
心臓停止	259
四肢麻痺	139
ソーダライム	266
組織中毒性無酸素症	258
僧帽弁疾患	193
挿管困難	15
水胸	180
スキサメトニウム	21, 24
スコポラミン	17
スパイラルチューブ	62
スタイレット	70
ストレッチャー	40
斜角筋間ブロック	201
尺骨神経	114, 115, 202
しゃっくり	31
ショック	24
食道挿管	76, 130
食道内聴診器	149
昇圧薬	32, 97
小鎖骨上窩	189
出血傾向	141
手術期	240
手術危険度	12, 14
手術侵襲	174

〔**T**〕

TEE	226
total spinal	102, 144
tourniquet	206
tracheal tug	163
Tuohy 針	104
TV	267
twitch	205, 206
体位	192
対光反射	31
体温	38
大量フェンタニル麻酔	174
大量輸液	41, 171
大量輸血	41
単独法	103
単硬針	104, 105
炭酸ガス解離曲線	269
炭酸ガス応答曲線	274
炭酸ガス蓄積	41
単収縮	205
テフロン針	189
停滞性無酸素症	258
低髄圧性頭痛	171
テトラカイン	266
鎮静薬	17
鎮痛薬	17, 173
チオペンタール	20, 23, 165
特殊体位	15, 41
トラキライト	244
トランスデューサ	117, 200
トレンデレンブルグ位	189
頭部屈曲位	129
凍結血漿	268
橈骨動脈	174

橈骨神経 …………………………115, 202	前斜角筋…………………………………183
等高シャントノモグラム………………270	前投薬 ……………………………………23
橈側皮静脈………………………………179	ゼロ点……………………………………193
椎弓板……………………………………110	絶縁電極注射針…………………………205
調節呼吸…………………………………22	ジアゼパム …………………………17, 175
肘窩部静脈………………………………46	自動血圧計………………………………225
中心静脈圧の測定………………………179	自発呼吸 ……………………………22, 61
中心静脈路………………………………179	腎不全……………………………………140
中枢刺激薬………………………………32	人工呼吸…………………………………266
中斜角筋…………………………………201	人工呼吸器 …………………………175, 192
	人工透析…………………………………140

〔U〕

右房………………………………………188	迅速導入 …………………………………24
右心不全…………………………………193	腎摘位……………………………………139
右室機能…………………………………194	ジルチアゼム……………………………218
	持続法……………………………………103

〔V〕

	持続的強制換気…………………………266
Valsalva 動作……………………………190	持続的陽圧呼吸…………………………266
V̇A/Q̇ 曲線………………………………270	髄液………………………………………211
VC…………………………………………267	頭痛………………………………………171
	ジャックナイフ姿位……………………139

〔W〕

	除細動……………………………………266
wet case …………………………………140	上大静脈…………………………………188
腕頭静脈…………………………………183	上後腸骨棘………………………………209
ワソラン®………………………………218	静脈確保…………………………………266
	静脈麻酔薬 ………………………………24

〔Y〕

	静脈内局所麻酔…………………………206
ヤコビー氏線 ……………………………92	静脈内留置針 ……………………………44
陽圧呼吸…………………………………188	静脈穿刺 …………………………………44
輸血………………………………………268	循環血液量………………………………192
	術後疼痛…………………………………172
	術前回診 ……………………………2, 23

〔Z〕

	縦隔気腫…………………………………129
坐位………………………………………112	重症筋無力症……………………………21
舌根沈下 ……………………………34, 41	重症熱傷…………………………………192
全脊麻 ………………………………102, 144	重炭酸ソーダ……………………………266
喘息 ……………………………24, 29, 159	

著者略歴

1964 年　日本医科大学卒業
1966 年　東京大学医学部麻酔学教室入局
1967 年　オークランド大学（ニュージーランド）に留学
1970 年　東京大学助手，医学部麻酔学教室
1972 年　日本麻酔学会指導医
1975 年　医学博士
1977 年　東京逓信病院麻酔科医長
1983 年　東京大学医学部講師（併任）
1986 年　東京逓信病院麻酔科部長

1979 年 9 月 10 日　　第 1 版第 1 刷発行
1984 年 4 月 15 日　　第 1 版第 5 刷発行
1985 年 6 月 24 日　　改訂第 2 版第 1 刷発行
1992 年 4 月 20 日　　改訂第 2 版第 5 刷発行
1994 年 3 月 25 日　　改訂第 3 版第 1 刷発行
1999 年 6 月 28 日　　改訂第 3 版第 3 刷発行
2001 年 11 月 15 日　　改訂第 4 版第 1 刷発行©

麻酔のコツとポイント―改訂第 4 版―

定価（本体 4,000 円＋税）

著　者　　芦　沢　直　文
発行者　　今　井　　　彰
印刷所　　明石印刷株式会社
発行所　　克誠堂出版株式会社
郵便番号　113-0033
東京都文京区本郷 3 丁目 23-5-202
電話　　　03（3811）0995 番
振替口座　00180-0-196804 番
ISBN 4-7719-0241-0 C 3047 ￥ 4000 E
Printed in Japan　© Naofumi ASHIZAWA, 1979
本書の複製権・翻訳権・上映権・譲渡権・公衆送信権（送信可能化権を含む）は克誠堂出版株式会社が保有します。
JCLS ＜㈳日本著作出版権管理システム委託出版物＞
本書の無断複写は著作権法上での例外を除き禁じられています．複写される場合は，そのつど事前に㈳日本著作出版権管理システム（電話 03-3817-5670, FAX 03-3815-8199）の許諾を得てください．